麻醉苏醒期病人的管理

主　编　钟泰迪

副主编　Robert W. M. Walker

　　　　陈庆廉　连庆泉　郭向阳

人民卫生出版社

图书在版编目（CIP）数据

麻醉苏醒期病人的管理/钟泰迪主编. －北京：
人民卫生出版社,2003
ISBN 7-117-05249-X

Ⅰ.麻… Ⅱ.钟… Ⅲ.①麻醉-并发症-预防
（卫生）②麻醉-并发症-处理 Ⅳ.R614

中国版本图书馆 CIP 数据核字（2002）第 092926 号

麻醉苏醒期病人的管理

主　　编：钟泰迪
出版发行：人民卫生出版社（中继线 67616688）
地　　址：（100078）北京市丰台区方庄芳群园 3 区 3 号楼
网　　址：http://www.pmph.com
E - mail：pmph @ pmph.com
印　　刷：三河市潮河印业有限公司
经　　销：新华书店
开　　本：850×1168　1/32　印张:14.75　插页:3
字　　数：353 千字
版　　次：2003 年 1 月第 1 版　2003 年 1 月第 1 版第 1 次印刷
标准书号：ISBN 7-117-05249-X/R·5250
定　　价：30.00 元

编　者

（以姓氏汉语拼音为序）

鲍军明　　陈　洁　　陈惠香　　陈庆廉
方　晓　　顾晓静　　郭向阳　　裘　燕
何非方　　连庆泉　　刘甬民　　郁丽娜
孙建良　　谢俊然　　章　岚　　姚永兴
徐　静　　严春燕　　徐笑益　　翁晓川
王祥和　　祝继洪　　王奎荣　　王　平
周景琳　　周海燕　　钟泰迪
Robert W. M. Walker

作者简介 ■ ■ ■

● 钟泰迪

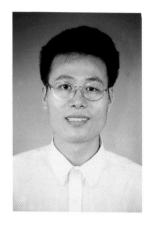

钟泰迪生于 1960 年 9 月，硕士导师。

1978~1983 年在浙江省温州医学院获医学学士学位，1988~1991 年在上海医科大学研究生院获医学硕士学位，2000~2001 年获得国家教育部出国留学奖学金赴英国剑桥大学留学一年。

发表论文 20 篇，正在培养硕士生 3 名。

编　者

（以姓氏汉语拼音为序）

鲍军明　　陈　洁　　陈惠香　　陈庆廉
方　晓　　顾晓静　　郭向阳　　裘　燕
何非方　　连庆泉　　刘甬民　　郁丽娜
孙建良　　谢俊然　　章　岚　　姚永兴
徐　静　　严春燕　　徐笑益　　翁晓川
王祥和　　祝继洪　　王奎荣　　王　平
周景琳　　周海燕　　钟泰迪
Robert W. M. Walker

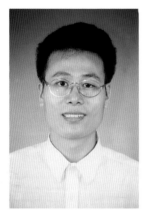

钟泰迪生于 1960 年 9 月，硕士导师。

1978~1983 年在浙江省温州医学院获医学学士学位，1988~1991 年在上海医科大学研究生院获医学硕士学位，2000~2001 年获得国家教育部出国留学奖学金赴英国剑桥大学留学一年。

发表论文 20 篇，正在培养硕士生 3 名。

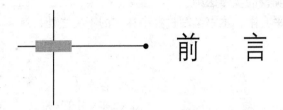

前　言

　　手术结束后数小时内，麻醉作用并未终止，各种保护反射尚未恢复，易发生呼吸、循环系统等并发症，需要在医护人员精心观察下，防止病人出现意外。对此欧美国家从 1863 年开始设立麻醉后恢复室（post anesthesia care unit，PACU），由受过良好培训的医护人员管理这些麻醉后苏醒期病人。由于PACU 医护人员卓有成效的工作，术后早期并发症及死亡率大为减少。更重要的是，临床积累的知识与经验丰富了人们对术后常见并发症的认识。

　　我国 PACU 的设立始于 50 年代末期，但仅全国的几家大医院设立，其规模小，管理也不规范。目前虽然各大医院相继建立了 PACU，但远未达到普及的程度，其设备和人员编制与欧美国家相比也存在一定的差距。

　　在国内关于麻醉后恢复期并发症的书籍相当少，本书作者都是较早在 PACU 进行麻醉后恢复期病人管理的医师，在临床实践和科研中积累了一定的经验，收集了国内外关于麻醉后恢复期病人管理的最新资料，编写了《麻醉苏醒期病人的管理》一书，详细介绍了麻醉苏醒期常见并发症以及预防和处理，目的是希望对我国 PACU 的发展，麻醉苏醒期病人管理有一定的帮助。

　　本书以从事麻醉专业的各级医师为对象，兼顾外科及 ICU 医师，以及医学院校的实习医师。

　　由于作者水平有限，本书编写过程中存在的不妥之处，恳请读者批评指正。

钟泰迪

2002 年 9 月于杭州

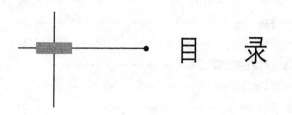

目 录

第一章

麻醉后病人苏醒与
麻醉后恢复室

　　手术结束后数小时内，麻醉作用并未终止，麻醉药、肌松药和神经阻滞药仍发挥一定的作用，各种保护反射尚未恢复，常易发生气道梗阻、通气不足、呕吐、误吸、循环功能不稳定、疼痛、寒战、认知障碍等并发症。需要在医护人员精心观察下，防止病人出现意外。根据一项对 18473 例 PACU 病人的回顾性研究表明，PACU 病人的并发症发生率高达 23.7％，其中需要气道支持的气道并发症占 30％，心血管并发症占 25％，恶心呕吐占 42％，精神状态改变占 3％（见图 1-1）。

　　其它并发症还包括低温寒战，药物过敏和疼痛。对此欧美国家从 1863 年开始设立麻醉后恢复室（post anesthesia care unit，PACU），由受过良好培训的医护人员管理麻醉后苏醒期病人。经过多年的临床实践证明，PACU 具有以下优势：

　　（1）迅速发现和处理呼吸问题。

　　（2）维持循环稳定。

　　（3）监测出血情况。

　　（4）安全有效地控制术后疼痛。

　　（5）增加手术室的利用效率。

　　（6）近年由于门诊手术的大量开展，PACU 又作为出院回

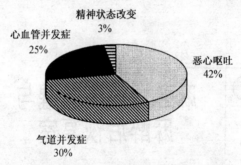

图 1-1　PACU 病人并发症的发生率占 **24%**,其中恶心呕吐最常见(42%),需要气道支持(30%),心血管并发症 **25%**,精神状态改变 **3%**

家前的过渡期。

第一节　PACU 的发展史和规则

一、历史

早在 1863 年,英国的一些医院开始建立起早期的 PACU,由 PACU 医护人员对麻醉恢复期病人进行监护和治疗。本世纪 30 年代,美国的部分医院也逐渐开始建立起 PACU。但直到第二次世界大战的爆发,由于外科手术病人的增多,建立 PACU 的医院数量迅速增加。到 1949 年,美国纽约医院手术室委员会已将 PACU 服务作为医院现代外科治疗的必要部分。进入 50 年代,由于外科手术的范围扩大,病人的病情较重,需要术后机械通气的病人数量激增,外科 ICU 不能满足快速增加的病人数量,此时有许多 PACU 暂且收治复杂的外科病人,进行机械通气和循环支持。因此 70 年代的 PACU 不但提供术后常规病人的监护,而且也提供重危病人的呼吸和循环支持。80 年代开始,由于门诊手术的开展,大量手术病人需要在手术结束后不经病房当天回家，PACU 为这些病人的安全和舒适提供了重要的帮助。由于 PACU 医护人员卓有成效的工作，术后早期并发症及死亡率大为减少。更重要的是，临床积累的知识与经验加深了人们对术后常见并发症的认识。

我国 PACU 的设立始于 50 年代末期，但仅全国的几家大医院设立，规模小且管理不规范。目前虽然各大医院相继建立了 PACU，但远未达到普及的程度，其设备和人员编制与欧美国家相比也存在一定的差距。本文的目的是希望对我国 PACU 的发展有一定的帮助。

二、PACU 的规则

1988 年，美国麻醉医师协会为 PACU 制定了一些规则，这些规则对我国 PACU 的运行有一定的参考作用。

1. 监护的病人　　所有接受全麻、区域阻滞和局麻监护的病人应送入 PACU，由 PACU 医护人员进行术后监护。

2. 病人的转运

（1）病人从手术室转运至 PACU 途中，必须由一名了解术中情况的麻醉医师陪同。

（2）病人从手术室转运至 PACU 的最长时间距离不应超过 5 分钟。

（3）转运途中吸氧可减少术后低氧血症的发生率。因此对有缺氧危险的病人途中应辅助给氧。

（4）为防止气道梗阻和胃内容物反流误吸，气管拔管后的病人转运途中及在 PACU，均须保持侧卧位，并定时左右翻身，直到病人完全清醒。

3. 麻醉医师的责任　　麻醉医师应向 PACU 护士口述病人的一般情况，如病人姓名、性别、年龄、手术名称，术中一般用药情况、术前用药、过敏反应、麻醉方法和药物，输血输液、失血、尿量、胃肠引流、术中并发症等情况。并对进入

PACU 的病人重新评估，进行书面记录后，才由护士完全接收该病人，进行术后监护（见表 1-1），但麻醉医师仍负责该病人的治疗。

第二节　PACU 的设计和护理人员配置

一、位置和大小

1. 位置　PACU 的位置应位于手术区附近，遇有紧急情况，有利于麻醉和外科医师迅速处理，如有必要，也便于将病人迅速退回手术室内进行外科处理。另外也应考虑到便于放射拍片、医院血库，以及临床化验服务区，由于有些医院的 ICU 和 PACU 护士属于同一科室，如果与重症监护病房（Intensive Care Unit，ICU）毗邻，则更有利于 PACU 护士管理病人。

2. 大小　PACU 的大小由外科手术病人的数量所决定。一

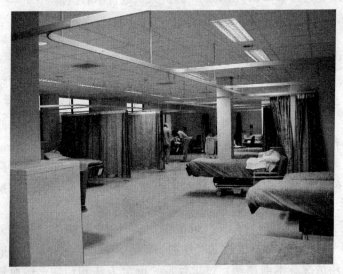

图 1-2　普通 PACU 的一个侧面

般来说，每一个手术室配置 1.5 个 PACU 床位。由于有些手术是污染伤口，容易引起交叉感染，还有一些严重免疫抑制的手术病人，因此至少应设置一张床位的隔离室。如果儿科手术病人较多，还应配置有分隔的小儿 PACU 床位（见图 1-2）。

二、房间布置和监测设备

1. 房间布置　PACU 要求光线明亮，环境温度可以调节。进出的门要高而宽敞，以便利于病人和治疗设备的转运。内设中央护士站，物品贮存室，以及污物处理室。每张床头配有中心供氧管道，压缩空气管道，可调式中心吸引装置，床旁有多个电插座，病人可随时吸氧和吸引（详见第 21 章）。

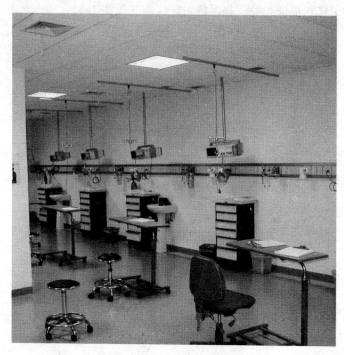

图 1-3　PACU 常规监测设备

2. 监测设备　每床配置一台带自动血压计、心电图、指脉搏氧饱和度的监护仪。其中数台监护仪中配有直接动静脉压、肺动脉压、肺动脉楔压、颅内压、呼吸末二氧化碳分压、温度监测装置（见图1-3）。

3. **紧急抢救车**　由于 PACU 内的病人心肺功能仍未完全恢复，容易发生各种气道梗阻、循环问题，因此必须备有可移动的紧急气管插管推车，包括各种型号的口鼻咽通气管、气管导管、气管切开管、喉镜、通气面罩及可正压通气的简易呼吸囊，同步除颤器及起搏器、起搏导线、肺动脉穿刺配件、换能器、连接管、冲洗装置、胸腔引流包、静脉切开包、气管切开包，所有这些以及配有心肺复苏的设备和药物的抢救车应放置在 PACU 最便利处，并保持完好状态（见图1-4）。

4. **其它物品**　每张床边配置一只带数个抽屉的床头柜，

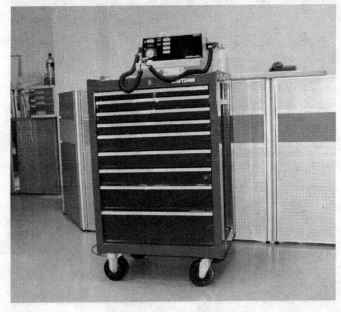

图1-4　心肺复苏抢救车

分类放置床边用品如各种型号消毒注射器、吸引管、手套、吸氧面罩、鼻导管、"T"管吸氧装置（见图1-5）。

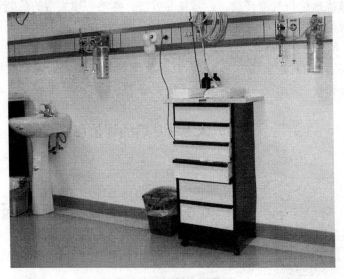

图1-5　PACU床头柜

三、工作人员

1. 体制　PACU在麻醉科的领导下，可设立一名护士长与分管主治医师一起共同管理。视不同医院手术数量及急诊手术多寡，PACU可24小时开放，也可日间开放，晚间急诊手术由ICU护士兼行PACU观察。

2. 医师　多数医院规定麻醉医师继续负责所麻醉的病人直到完全恢复。因此PACU病人仍由麻醉医师继续管理，最后决定病人转回原病房、出院回家或转ICU治疗。也有少数手术数量很大的医院，可设置1~2名不参加临床麻醉的麻醉医师，或受过专门培训的内科医师负责PACU病人管理。

3. 护士　PACU日常的监测和一般处理主要由护士执行。高质量的PACU必须配备有经验技术熟练的护士，他（她）

们除了有丰富的临床工作经验外，要求有一定的基础医学知识，了解麻醉药、肌松药和麻醉镇痛药。掌握各种监测方法，熟练地施行气道开放、心肺复苏方法，熟悉心律失常的诊断和常规治疗，并能正确地使用呼吸器。PACU护士的工作量大约1名护士护理3名病人，如果收入较危重的病人，其比例可调整为1∶2。在繁忙的PACU，有必要配备1名秘书处理日常事务和收费工作，另1名清洁工负责清洁卫生工作。

第三节　病人入PACU后的评估和监测

一、入室评估

病人由手术室转入PACU后，采用PACU(Aldrete)评分标准，根据肌力、呼吸、循环、指脉搏血氧饱和度、神志情况，对其进行入室评估(见表1-1)，范围从0(昏迷病人)到10分(完全清醒)。

表1-1　PACU评分标准

观察指标/评分	0	1	2
肌力	无肢体活动	能活动两个肢体有限的抬头	能活动四肢与抬头
呼吸	需辅助呼吸	保持呼吸道通畅	正常的呼吸与咳嗽
循环（与术前相比）	$> \pm 50$	$\pm 20 \sim 50$	± 20
SpO_2	辅助吸氧下 $<90\%$	辅助吸氧下 $>90\%$	吸空气下 $>92\%$
神志	无任何反应	嗜睡，对刺激有反应	清醒

由于本评分标准不能正确反映出病人的无尿、疼痛、严重恶心、呕吐或心律失常，因此这种评分仍然有一定的局限性，有待于进一步的改善。

病人在首次入室评估后，间隔15分钟重新评估并记录。

二、监测

病人在PACU，主要由PACU护士进行监护，其项目包括呼吸、循环、神经肌肉、体温、神志、疼痛、恶心、呕吐、引流管及出血量、肾功能、液体和电解质平衡（见表1-2）。

表1-2 PACU病人监测要点

常规监测	选择性监测
呼吸系统	体温
频率、气道、指脉搏氧饱和度	尿量
循环系统	引流管和出血量
脉率、心电图、血压	电解质平衡
神经肌肉功能	神经刺激器（神经肌肉阻滞病人）
生理监测	
神志	
疼痛	
恶心呕吐	

（一）呼吸系统

通常需要测定的呼吸项目及正常参考值（见表1-3）。

表1-3 PACU呼吸功能监测项目及正常参考值

项目	正常范围
听诊	双侧呼吸音对称
频率	10～35次/分
呼吸波形	规则
指脉搏氧饱和度	＞94%
呼吸末二氧化碳	＜40mmHg
潮气量	4～5ml/kg
吸入负压	－40cmH$_2$O
30%吸氧时动脉血气	PaO$_2$ 100mmHg，PaCO$_2$ 35～45mmHg

1. 听诊　仔细听诊双侧呼吸音是评估病人呼吸是否足够的第一步，听诊包括呼吸音、呼吸频率。观察呼吸形状、吸呼比率（正常吸呼比为1:3）。

2. 指脉搏氧饱和度　指脉搏氧饱和度对发现早期缺氧尤为重要，不仅卧位、麻醉恢复不佳者、睡眠呼吸暂停综合征、小儿病人需要应用，而且由于操作简单、数据精确（但寒颤、末梢循环不良、体温过低影响其精确性），目前已作为常规监测项目。

3. 呼吸末二氧化碳波形　对尚未拔管的未清醒病人连续呼吸末二氧化碳波形监测很有帮助。

4. 呼吸波形异常　对于呼吸波形异常的病人，如出现陈-施呼吸（Cheyne-Stokes respiration）、呼吸辅助肌费力、胸骨上窝凹陷，提示麻醉药残留过多或神经系统并发症、气道阻塞的可能。必须迅速通知麻醉医师，并立即通过托下颌、放置鼻咽或口咽通气管开放气道，必要时重新气管插管和辅助通气来确保病人的气道通畅。

5. 潮气量测定　对怀疑呼吸困难的气管插管病人，测定其潮气量是否足够（正常人每分通气量为5~6L），如不足者给予适当辅助通气。

6. 肺容量测定　苏醒期肺容量测定不仅能反映病人对指令的反应，而且能提供呼吸驱动力、胸壁和肺通气协调情况。

7. 吸入负压测定　通过单瓣将呼吸压力表与气管导管接口或闭合面罩相连，由于气道临时阻塞，此时产生的吸入压是负值，如果病人的吸入负压达到 $-20cmH_2O$，则基本上能产生有效的咳嗽，预防肺不张。

8. 血气分析　血气分析是测定病人通气是否足够的最佳指标，但分析结果时必须考虑到吸入氧浓度。

（二）循环系统

1. 血压、脉搏和心音　血压、脉搏和心音是估计循环是否充足的基本手段。

（1）血压较手术前升高或降低 25% 应报告麻醉医师进行处理。

（2）心肌抑制病人的心音下降，脉搏减弱。

2. 心电图

（1）术后连续心电图监测不仅提供可视放可听到的心率和心律，而且通过 ST 段的改变（偏离基线 1mm 以上）也能及时反映出心肌缺氧。

（2）血清电解质的改变，如低钾或高钾时，心电图 T 波可发生改变。但其精确性不及血清测定精确。

3. 中心静脉压　中心静脉压在一定程度上可显示出心肌功能和容量状态，尤其是那种连续上升或下降的趋势远比单一结果有意义。

4. 肺动脉压　有些病情较重的病人需放置 Swan-Ganz 导管测定肺动脉压、肺毛细血管楔压、心输出量，其结果远比中心静脉压有意义。麻醉恢复期循环测定正常范围见表 1-4。

表 1-4　麻醉恢复期循环测定正常范围

指　标	脉搏 （次/分）	血压 （mmHg）	中心静脉压 （mmHg）	右房压 （mmHg）	右室压 （mmHg）
正常范围	55～120	90/50～160/100	3～8	1～6	20/0～30/5

指　标	肺动脉压 （mmHg）	肺毛细血管压 （mmHg）	心输出量 （L/min）	心脏指数 （L/min/m^2）
正常范围	20/8～30/12	4～12	4～8	2.5～3.5

（三）神经肌肉功能监测

1. 生理监测　术后神经肌肉功能监测主要是生理监测，可通过测定病人抬头、握力、睁眼以及呼吸运动如潮气量、肺活量、每分通气量和吸气末负压来评估神经肌肉功能。

2. 神经刺激器监测　临床上监测麻醉术后肌松药残留作

用的最佳方法是使用神经刺激器，这是通过神经刺激器刺激周围神经干，诱发该神经支配肌群的收缩，根据收缩效应评估肌松药作用程度、时效与阻滞性质。

（1）Ⅱ相阻滞：由于反复或大剂量应用琥珀胆碱，非去极化肌松药如万库溴铵、阿屈库铵等残留引起的Ⅱ相阻滞，神经刺激器表现为强直刺激时，肌力不能维持，出现衰减，而强直刺激后短时间内给予单刺激，肌颤增强出现易化。四个成串刺激（Train-of four stimulation，简称 TOF）时，四个肌颤搐的幅度依次减弱。这种Ⅱ相阻滞可用新斯的明、腾喜龙拮抗，但必须考虑到其它延长神经肌肉阻滞的因素，如酸中毒、低温、吸入麻醉药（尤其是异氟醚）、抗生素（青霉素 G、庆大霉素、丁胺卡那霉素）、高镁、低钙、肾衰、呋塞米。

（2）Ⅰ相阻滞：Ⅰ相阻滞无强直后衰减，TOF 刺激 $T_4/T_1 > 0.9$。临床上Ⅰ相阻滞时间短暂，无需特殊药物拮抗。

（四）体温

由于手术期间病人的体温受到多种因素的影响而发生改变，其中主要表现为低温和寒战，少数儿科病人由于术中覆盖过多，环境过热也可出现术后体温升高。

1. 保持术后正常体温　保持术后正常体温对减少术后寒颤、缩短苏醒时间、增加病人舒适度和满意率很有帮助。术后采用热对流空气毯是较好的复温工具，主动复温能帮助病人恢复正常体温。

2. 术后低温的原因　术后低温的原因包括：输入未经加温的液体和血制品，病人暴露于温度过冷的手术室环境，手术野冷盐水冲洗，麻醉药物对体温调节中枢的抑制和引起外周血管扩张，使体温更容易丧失，这在小儿病人特别明显，低温降低病人的代谢，但由于低温所引发的寒颤使病人的氧耗量比原来增加 400%，病人可能出现低氧状态，这对于原有心血管系统疾病的病人非常危险。因此术后体温监测很重要。

3. 温度测定途径

（1）口腔温度容易测定，但受呼吸气流的影响，温度常常偏低。

（2）鼻咽温度是将温度探头放置于鼻咽深部，所测温度接近脑温，但也容易受呼吸气流的影响，容易鼻出血的病人避免鼻腔测温。

（3）直肠温度是将测温探头置入离肛门口约 5cm 内。主要反映腹腔脏器的温度。但直肠温度惰性较大，对循环容量变化很大的输血、输液病人，不能及时反映病人的体温变化，也容易受直肠内粪便的影响。

（4）食管温度：自口或鼻将测温探头送至食管下 1/3 处，相当于心脏后面进行监测，能较迅速可靠地反映中心温度，但一般清醒和半清醒病人难以接受，食管有损伤或食道静脉有曲张的病人，禁忌作食管测温。

（5）鼓膜温度：能精确反映脑温，但需要专用测温探头，并可能发生外耳道和鼓膜损伤。

（6）周围皮肤温度，尤其是拇指（或足趾）皮温是常用于评定周围循环状态的指标，适合于婴儿和血管阻塞病人肢体供血情况检查。

（五）神志

麻醉手术后病人，其中枢神经系统功能恢复的程度由病人的清醒程度来判断。

（1）目前采用 Aldrete 评分标准，根据病人的呼吸、睁眼、对指令的反应和运动功能进行定量评估（见表1-1）。

（2）脑外科术后病人，检查记录瞳孔大小、对光反射尤其重要。

（3）对苏醒困难的病人，脑电图测定对脑功能评估有一定的帮助。

（六）术后疼痛

由于术后疼痛影响呼吸、心血管、胃肠道和泌尿道等功能，损害肌肉代谢和功能，引起神经内分泌代谢改变，必须及时治疗，基本达到病人在回病房前无严重疼痛。

1. 呼吸　上腹部切口痛使呼气时腹部肌张力增加，横膈运动下降，这导致肺顺应性减退、肌强直、不能进行深呼吸和有效的咳嗽。有些病人可出现低氧和高碳酸血症、呼吸道分泌物滞留、肺不张和肺炎。病人害怕深吸气和咳嗽时加重切口痛更影响通气交换。

2. 心血管　疼痛刺激交感神经系统，引起心动过速，每搏输出量增加，心肌耗氧量增加，心肌缺血和心肌梗死的危险增加。由于害怕疼痛影响术后早期活动，血液在静脉滞留，以及术后血小板积聚，更容易产生血栓性静脉炎。

3. 胃肠道和泌尿道　术后产生肠胀气、恶心、呕吐与腹腔内脏和躯体的疼痛刺激有关。疼痛引起尿道和膀胱肌张力减弱，导致尿滞留。

4. 神经内分泌代谢改变　疼痛引起的皮层反射使交感神经活动增加，下丘脑刺激增加：儿茶酚胺、ACTH、ADH、GH、cAMP、胰高血糖素、肾素、血管紧张素Ⅱ增加；而胰岛素和睾丸素等下降。从而导致水钠滞留，血糖增加，游离脂肪酸、酮体和乳酸增加。

5. 精神　术后疼痛是住院病人害怕和焦虑的主要原因。长期的疼痛导致病人愤怒和对医生护士的不满。疼痛导致失眠，影响术后恢复。由此可见术后疼痛的治疗非常重要。

6. 术后疼痛评估　临床常采用视觉模拟评分法（Visual analogue scale，VAS）和 Prince-Henry 评分法来评估术后疼痛程度。

（1）视觉模拟评分法：在白纸上画一条粗直线，通常为10cm，在线两端分别附注字，一端为"无痛"，另一端为"最剧烈的疼痛"，病人根据自己所感受的疼痛程度，在直线上某一点作一记号，以表示疼痛的强度及心理上的冲击。不仅可用于衡量疼痛强度，也可作为多方位的疼痛评估及疼痛的缓解程度。

目前 VAS 多使用正面有 0~10 之间游动的标尺，背面有 0~10 数字的视觉模拟评分尺（见图 1-6），如果病人移动标尺，在自己疼痛的位置时，医生能够立即在尺的背面看到具体数字，可以精确到毫米。

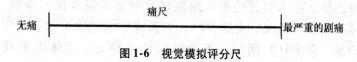

图 1-6　视觉模拟评分尺

优点

1）有效测定疼痛强度。

2）大多数病人认为 VAS 易于理解和使用。

3）评分分布均匀。

4）可重复使用。

5）与疼痛口述评分法（Verbal rating scale，VRS）和 McGill pain scale 相比，采用 VAS 评分疼痛治疗效果更加满意。

（2）Prince-Henry 评分法：多用于胸腹部手术后疼痛的测量。疼痛程度从 0~4 分：

0 分　咳嗽时无疼痛。

1 分　咳嗽时有疼痛发生。

2 分　深呼吸时即有疼痛发生，安静时无疼痛。

3 分　静息状态下即有疼痛，但较轻，可忍受。

4 分　静息状态下有剧烈疼痛，难以忍受。

（七）恶心呕吐

术后恶心呕吐与严重麻醉并发症密切相关，是引起术后病人情绪低落、增加 PACU 人力和物力的主要原因。尤其是门诊手术的广泛开展，术后恶心和呕吐已经成为延长病人留院时间的重要原因之一，因此积极的预防和有效的治疗术后恶心和呕吐是麻醉医师的任务之一（详见第八章术后恶心与呕吐）。

（八）肾功能

尿量是反映手术病人肾功能的最常用指标，必要时测定肌酐、尿素氮、尿比重、电解质和渗透压来评估肾脏功能。

（九）液体电解质平衡

病人转入 PACU 后，应根据病人的血压、心率、术中进出量、手术引起的第三间隙转移量、尿量及尿的颜色、球结膜水肿情况、皮肤弹性，重新评估术中输血输液的质和量。在 PACU 期间，务必做到循环稳定，液体电解质平衡。

普通术后病人不常规监测电解质，但遇下列手术后病人必须进行电解质测定。

（1）由于大量生理性液体的丢失，如术前严重腹泻和呕吐的病人。

（2）大量液体进入体内的经尿道前列腺切除术，以及烧伤术后病人。

（3）肠梗阻切除术后病人。

（4）术前长期应用利尿药，下丘脑病变导致的术前已存在电解质失调的病人。

（5）为降低术中颅内压，而应用大剂量脱水剂、利尿剂的颅脑外科病人。

对于术前患有糖尿病、血糖不稳定以及胰岛细胞瘤手术的病人，术中术后必须进行床边血糖监测。

第四节　PACU 记录

这里以国外 PACU 评估和记录单为例作一介绍。

一、PACU 评估记录单正面

PACU 护士入室评估记录单正面见图 1-7（插页）：

1. 一般项目　一般项目包括

（1）进 PACU 日期、入室时间、出室时间、清醒程度、过敏反应情况、术前血色素、术前血压情况。

（2）手术名称、麻醉方式：全麻、蛛网膜下腔阻滞、硬膜外腔阻滞、臂丛神经阻滞、局麻或其它方式。

2. 生命体征

（1）与麻醉记录单一样，每间隔十五分钟记录一次血压（收缩压、舒张压或平均压）、脉搏、呼吸和体温情况（麻醉记录单记录为间隔五分钟）。

（2）应用 Swan-Ganz 导管的病人：每间隔半小时记录一次中心静脉压、肺动脉压、肺动脉楔压。

（3）应用呼吸机的病人：记录通气模式，每间隔半小时记录一次吸入氧浓度、潮气量、频率、PEEP 压力等参数。

（4）自主呼吸病人：呼吸频率，左右肺及上下叶、段呼吸音，和深呼吸、咳嗽、呼吸道吸引等呼吸疗法的情况。

（5）四肢循环：左右桡动脉搏动、足背动脉搏动。根据脉搏强弱分强、弱、缺失。

（6）神志：完全清醒、清醒、无反应。

（7）瞳孔大小和对光反射：左右是否对称、大小是否正常、光反射是正常、减退、或固定。

（8）皮肤颜色：正常、苍白、发绀。

（9）疼痛情况：无痛、不舒服、严重疼痛。

（10）恶心呕吐：无、恶心、呕吐。

（11）腹部情况：腹软、腹肌紧张。

（12）膀胱：胀、空。

（13）尿颜色：红、粉红、浑浊、清。

（14）伤口敷料：干燥、需换或需加压包扎。

（15）静脉穿刺点：正常、发红、渗出。

（16）皮肤：正常、破损。

3. 区域阻滞麻醉后感觉阻滞范围　区域阻滞麻醉后感觉阻滞范围，用 C、T、L、S 标记，如胸$_{12}$-腰$_5$，可标以 T_{12}-L_5。

二、PACU 评估记录单背面

PACU 护士入室评估记录单背面见图 1-8（插页）：

1. PACU 的治疗　背面的空格主要记录病人入 PACU 后的一般治疗和发生其它特殊情况时的处理过程，如发生舌根后坠、上呼吸道梗阻、支气管痉挛、急性肺水肿、恶心呕吐、疼痛治疗、寒战、高血压、低血压等时，进行气道开放、口腔和气道分泌物的吸引、吸氧等，以及针对其它并发症的一般和特殊处理措施。

2. 出 PACU 小结　PACU 护士入室评估记录单背面的记录还包括出 PACU 小结，总结术中和 PACU 进出量，以及送病房时的重要生命体征，然后由麻醉医师和责任护士的同意签字。

第五节　常规 PACU 病人治疗小结

1. 辅助给氧　面罩、"T"管等吸氧装置辅助给氧。

2. 镇静镇痛和肌松药过量的拮抗

（1）苯二氮䓬类拮抗药氟马西尼只用于苯二氮䓬类引起的过度镇静、呼吸抑制。应用拮抗药后，应有足够长的观察时间，防止心肺抑制再发生。

（2）阿片类拮抗药纳洛酮不作为常规拮抗药，只用于呼吸抑制和过度镇静的病人。同样，应有足够长的观察时间，防止心肺抑制再发生。

（3）应用特殊肌松拮抗药拮抗残留肌松药。

3. 维持术后体温正常

（1）热对流空气毯（forced-air warming systems）复温效果最佳。

（2）首选哌替啶治疗术后寒战。

4. 恶心呕吐的预防和治疗

（1）对容易引起恶心呕吐的病人术前、术中预防性应用抗恶心呕吐药，如氟哌利多、甲氧氯普胺（胃复安）、地塞米松、东莨菪碱、恩丹西酮等。

（2）也可选用其它抗恶心呕吐药和非药物的方法预防和治疗恶心呕吐。

（3）联合用药优于单一用药。

5. 积极预防和治疗手术后急性疼痛　采用多模式镇静方法预防和治疗手术后急性疼痛。

第六节　病人出 PACU 标准

一、普通住院病人出 PACU 的标准

普通住院病人可以根据肌力、呼吸、循环、氧饱和度、神志共 5 个方面，以 0 分、1 分和 2 分对不同项目进行评估（见表 1-1）。

1. 肌力　能活动四肢与抬头

2. 呼吸　正常的呼吸与咳嗽

3. 循环　循环稳定，与术前相比波动 < ±20

4. SpO_2　吸空气下 >92%

5. 神志　神志清醒

最高分为 10 分时，说明病人术后恢复良好，一般 PACU 评分标准达 9 分，可以由 PACU 转入普通的病房。但同时对病

人的恶心呕吐、疼痛、体温等得到有效的控制。

二、特殊病人出 PACU 的标准

1. 门诊手术病人　详见第十九章门诊手术麻醉与麻醉后恢复，表19-5 PACU 评分标准，如果评分标准达9分，在家人陪伴下将病人安全运送到家中。其中：

（1）生命体征：血压和脉搏波动在术前基础值的 20% 之内。

（2）呼吸：功能足够，咳嗽有力。

（3）活动能力：步态稳定，无头晕，能完成一些与年龄相符的动作，使用拐杖病人能正确使用双拐。

（4）恶心呕吐轻微：口服药治疗症状缓解。

（5）疼痛：基本无疼，口服药治疗症状缓解。

（6）外科出血轻微：无需更换敷料。

（7）进食：能喝流质。

（8）排尿：能进行排尿。

其它还包括能正确使用滴眼剂和滴耳剂，病人和家庭护理人员应了解的注意事项：

（1）尽管在恢复室中已经很清醒并反应灵敏，但术后的24h 内体内还残留少量麻醉药，可能在术后第一天感到累并想睡觉。术后第一天，尽可能地多休息，最好家中有人照顾。

（2）术后的 12 ~ 24h 内应吃些清淡的东西，饮足够的水，然后恢复常规的平衡饮食，24h 内避免饮酒。

（3）24h 内可能会发生恶心和呕吐，迟发性的恶心、呕吐或疼痛可能与手术有关，发生时应侧卧位同时进行深呼吸。

（4）在麻醉后的24h 内不能驾驶机动车、不能进行机械操作或使用电器。

（5）在麻醉后的24h 内不要作任何重要的决定或签署法律性的文件。

2. 转重症病房的病人 对于那些 PACU 评分少于或等于 5 分，经治疗无改善迹象的病人，应转入重症病房。在运送这些气管插管、血流动力学和手术过程不平稳，以及存在多系统疾病病人的过程中，应继续进行重症监测护理。

（钟泰迪 Robert W. M. Walker）

参 考 文 献

1. Practice Guideline for Postanesthetic care: A Report by American society of Anesthesiologists Task Force on Postanesthetic care. Anesthesiology, 2002(96):742-52

2. Ronald D. Miller. Anesthesia. 3rd ed. New York, Churchill Livingstone. 1990

3. 刘俊杰，赵俊主编. 现代麻醉学. 第二版. 北京：人民卫生出版社，1997

第二章

全麻苏醒延迟

全麻苏醒的初始目标是恢复病人的自主呼吸和循环功能，然后恢复病人的神志、感觉和运动功能，并逐渐恢复至麻醉前的水平。现代麻醉技术能使大部分病人在手术结束停止麻醉后较短的时间内苏醒，只有少数病人在全麻停止 2 小时以后仍对唤醒无动作和语言反应，即苏醒延迟。极少数病人苏醒困难。本章将对影响麻醉后苏醒的因素进行分析，然后对吸入全麻的苏醒作进一步分析。

第一节　兴奋和抑制

一、网状激动系统

动物实验证实：在保留各种感觉上传特异性传导途径的情况下，单纯破坏中脑网状结构头端，动物即进入持久的昏迷状态；虽然此时感觉传入冲动完全可以沿特异性传导途径抵达大脑皮层，但各种感觉刺激都不能唤醒动物，脑电波不能由同步化慢波转化成同步化快波。经解剖发现：网状结构上行激动系统为多突触通路。巴比妥类药物早期抑制这一多突触通路。

一些与中枢神经系统抑制有关的代谢紊乱，如低血糖和低氧血症等，也抑制脑干网状结构。因此，一般认为：觉醒状态的维持是脑干网状结构上行激动系统的作用，由网状激动系统调解的传入刺激保持皮层觉醒和注意力集中。网状激动系统对特定麻醉药和代谢紊乱的选择性易损性可能与这一上升路径的多突触性质相关，其抑制的概率与这一通路上突触的数量成比例。

二、皮层神经通路

虽然网状激动系统的选择性抑制对全麻后苏醒有重要意义，但也不能排除其它皮层和皮层下神经通路的作用。研究证实：在实施临床麻醉过程中，乙醚早期抑制皮层，而氯胺酮反而兴奋皮层和皮层下水平。据此推断：全麻后苏醒的神经生理机制涉及皮层和皮层下水平与药物相关的神经兴奋和抑制。

三、皮层神经递质

皮层神经通路经突触以其所释放的神经递质相互联系。突触释放的神经递质包括乙酰胆碱、氨基酸、单胺等。突触易受药物的调控，所有这些递质都受麻醉药物的影响。

1. 乙酰胆碱　虽然乙酰胆碱不是最重要的皮层兴奋性神经递质，但上行性胆碱能唤醒系统可能在药理学上等同于网状激动系统。刺激实验动物位于中脑水平的胆碱能唤醒系统，引起皮层脑电激发和乙酰胆碱释放；将乙酰胆碱直接注入皮层乙酰胆碱敏感神经元，动物兴奋时间明显延长。这一作用被抗胆碱酯酶药物所加强，而被阿托品阻断。

在临床实践中发现，当应用大剂量阿托品后，病人苏醒延迟。有些接受常规剂量东莨菪碱作为术前用药的中老年病人，也发生全麻后苏醒延迟。研究证实这种中枢性抗胆碱能综合征与阿托品类药物抑制中枢神经系统相关。因此，可被抗胆碱酯酶药物拮抗。由于新斯的明具有一个四位胺基，不容易穿透血脑屏障，而毒扁豆碱容易透过血脑屏障，所以临床上选用毒扁豆碱作为胆碱能拮抗药，起到催醒作用。

2. γ-氨基丁酸　　γ-氨基丁酸是大脑中最重要的抑制性神经递质。它通过开放氯离子通道使神经超极化，从而减少兴奋性刺激引起去极化的可能性。每一个神经细胞膜蛋白包含一些γ-氨基丁酸识别位点、氯离子通道和一些药物识别位点。其中的药物识别位点之一是苯二氮䓬类药物受体，当其受体被安定结合后，将加强 γ-氨基丁酸调节的神经抑制功能，产生抗惊厥和镇静作用。由于作用于同一受体，苯二氮䓬类的特效拮抗剂氟马西尼，能够拮抗由苯二氮䓬类引起的过度镇静和呼吸抑制。

第二节　影响全麻苏醒的原因

以下三个原因与全麻后不能立即苏醒相关：麻醉药物作用延长；代谢性脑病；中枢神经损伤（见表2-1）。另外某些影响意识和运动的手术也可能影响全麻后苏醒（见表2-2）。

表2-1　以下原因影响全麻苏醒

延长的药物作用	代谢性脑病	中枢神经损伤
药物过量	肝、肾、内分泌和神经源性失常	脑缺血
中枢对麻醉药的敏感性增加	低氧和高碳酸血症	颅内出血
年龄	酸中毒	脑栓塞
生物差异	低血糖	低氧和脑水肿
代谢效应	高渗综合征	
蛋白结合率下降	电解质失调（钠、钙、镁）	
麻醉药物排泄缓慢	低温和高温	
麻醉药物重新分布	神经毒性药物	
肝代谢降低、药物相互作用、药物转化		

表 2-2　损伤意识和运动功能的手术

手　术	发生率（%）	机　制
白内障摘除	0.3~15.9	抗胆碱能药的应用，术前存在精神性或器质性脑疾病，感觉丧失
经尿道前列腺摘除	不等	灌洗液吸收引起的低钠血症
颈内动脉内膜剥脱术	1~4	血栓、脑低灌注状态、脑梗塞
心脏手术	28.9	组织碎片栓塞、气栓、脑低灌注状态
冠状动脉重建术	0.9~5.2	组织碎片栓塞、气栓、脑低灌注状态，脑梗塞，术前存在的脑血管疾病

一、麻醉药物作用延长

1. 药物过量

（1）全麻后苏醒延迟最常见的原因是麻醉药物过量。包括总剂量、单位时间内用量、相对剂量过大等，其中以相对剂量过大最为常见。如肝脏功能不全使药物代谢缓慢，肾功能下降使药物排泄减少，老年患者器官退行性改变，低体重和恶病质等病人，均对药物的耐受性差，即使接受了常规剂量的麻醉药物，也可出现过量效应。

（2）麻醉过程中不恰当地用药：①如肾上腺嗜铬细胞瘤病人手术期间，由于手术操作挤压瘤体组织，引起儿茶酚胺大量释放导致术中高血压，此时如不采用特定的血管扩张药和肾上腺素能阻滞剂，而应用大剂量镇静药，如巴比妥药物加深麻醉控制血压，将导致麻醉药过量和苏醒延迟。②极度肥胖病人，吸入全麻药超过 3 小时，由于其脂肪储备量大，挥发性麻醉药体内蓄积量也相应增多，停药后药物排除时间也相应延长。③心脏手术期间为预防应激反应，使用大剂量麻醉镇痛药，如芬太尼，术后常出现呼吸抑制和苏醒延迟。④氟碳氢类吸入麻醉药与 N_2O 合用时，前者 MAC 相应降低，二者合用时若不减少氟碳氢类吸入麻醉药浓度，术后病人苏醒延迟。

2. 中枢神经系统敏感性提高 全麻药物的麻醉作用持续时间不但与大脑中该药物的浓度成正比，而且与脑内受体结合药物的敏感性相关。其敏感性受生理和药物因素的影响。

(1) 生理因素：①昼夜节律影响动物对麻醉药的需求。在大鼠实验中，人为调控光亮度改变大鼠的生物钟，当大鼠处于不活跃阶段时，其最低肺泡有效浓度将降低 10% ~ 14%。②在人类同样存在着这种昼夜节律的周期性差异。③高龄、低温和甲低病人对麻醉药物的用量也将减少。上述因素的作用机制是由于中枢神经系统增强了对药物的敏感性。

(2) 药理因素：①服用利血平、甲基多巴、安非他明明显减少实验动物对麻醉药的需求量。②"差异性苏醒"(differential awakening) 现象：对这种现象的解释是灶性苏醒延迟。A. 由于病人存在脑部病变，麻醉药残留于受损部位或相对低流量灌注的区域。B. 受损脑组织对麻醉药的敏感性提高。C. 曾经受损的脑组织对麻醉药的排除依赖于损伤恢复后的继发通路，这一通路只有在病人完全清醒的状态下才起作用。

3. 血浆蛋白结合降低

(1) 药物进入血液循环后首先与血浆蛋白结合。酸性药物多与清蛋白结合，碱性药物多与 α-酸性糖蛋白结合；还有少数药物与球蛋白结合。当血浆蛋白减少（如肝硬化）或变质（如尿毒症）时，一方面由于血浆蛋白结合率下降，容易发生麻醉药过量。另一方面由于低蛋白血症病人运送麻醉药物至肝脏降解的能力下降，从而延长了麻醉药物的麻醉时效。一些与血浆蛋白改变相关的疾病列于表 2-3。

表 2-3 引起血浆蛋白浓度改变的疾病

白蛋白下降	α-酸性糖蛋白增加	α-酸性糖蛋白下降
烧伤	烧伤	新生儿
肾病	克隆氏病	口服避孕药
肝病	肾移植	妊娠
炎性疾病	感染	
肾病综合征	创伤	
心衰	慢性疼痛	
大手术后	心肌梗死	
营养不良	大手术后	
恶病质	恶病质	
新生儿	风湿性关节炎	
高龄	溃疡性结肠炎	

（2）一些与巴比妥类药物竞争共同结合位点的药物可以把巴比妥类药物从血浆蛋白中置换出来，从而增强巴比妥类药物的作用，延长其作用时间。例如醋碘苯酸钠（一种放射性造影剂）就是通过这一机制延长戊巴比妥的镇静作用。在预先服用磺胺二甲嘧啶（一种能与蛋白广泛结合的药物）后能明显提高硫喷妥钠静注后脑部和心脏的药物浓度。

4. 麻醉药物排泄减慢

（1）肾脏是静脉麻醉药物的主要排泄器官。游离的药物能通过肾小球过滤进入肾小管。在肾小管内，麻醉药物随着原尿水分的回吸收而浓度上升，当超过血浆浓度时，那些极性低、脂溶性大的麻醉药物反相向血浆扩散（再吸收），排泄较少也较慢。只有那些经过生物转化后极性高、水溶性的代谢物不再吸收而顺利排出。因此麻醉药物的溶解度直接和麻醉苏醒速度成正比。吸入麻醉药也是如此，有人曾用四倍不等通气量对氟烷、笑气和甲氧氟烷这三种溶解度不同的药物进行比较，观察其肺泡药物浓度的下降速度，结果表明增加通气对中溶解性的氟烷排出作用最大，而对笑气和甲氧氟烷的作用就差一些。

（2）由于心输出量减少，脑灌注压下降，影响麻醉药物从脑部的清除，苏醒早期的心输出量减少也会延缓麻醉苏醒。

5. 麻醉药物再分布　麻醉药物进入体内后，通过血液循环迅速向全身组织输送，首先分布到达血流丰富的器官，然后向血流量小的组织转移，这种现象称为再分布。如硫喷妥钠静脉注射后首先在血流丰富的脑中发挥麻醉效应，然后向脂肪等组织转移，经过一段时间后血药浓度趋于"稳定"，分布达到"平衡"。由于这种转移是双向的，当脑内血药浓度降低时，大量储存于脂肪等组织的硫喷妥钠缓慢向脑内转移，持续发挥麻醉效应，影响术后苏醒。事实上，所有临床应用的巴比妥类、安定、咪唑安定等，其麻醉作用的消除都受药物的再分布影响。

6. 肝脏代谢降低　微粒体酶形成和生物转化。

（1）实验证实，肝脏微粒体代谢的改变能影响甲氧氟烷的摄取与清除。虽然单胺氧化酶抑制剂加强镇痛药、巴比妥类药物和其他镇静剂作用的机制仍不清楚，但有一点可以确定：单胺氧化酶抑制剂抑制肝脏微粒体酶。因此，高龄、营养不良、低温、同时应用多种需肝脏解毒的药物（如乙醇和巴比妥类），都将使肝脏代谢功能下降，麻醉苏醒延迟。西米替丁和雷尼替丁：由于西米替丁和雷尼替丁损害肝脏微粒体系统对一些药物的氧化作用，因此当麻醉药物与其中任一个药物合用时，有可能使镇静剂和其他中枢抑制剂的作用加强或时间延长。氟烷：氟烷生物转化释放游离溴离子，这种游离溴离子造成病人术后嗜睡和无力。因此术前服用含溴药物、肝酶诱导药物和肾功能受损都将提高溴离子浓度使病人术后苏醒延迟。

（2）术中肝功能损害较大的手术（如肝切除、门静脉分流）将明显延长巴比妥类药物的麻醉时间。

二、代谢性脑病

全身代谢紊乱引起的中枢神经系统抑制称为代谢性脑病。代谢性脑病通常通过提高大脑对抑制性药物的敏感性而影响术后苏醒。由于这种代谢性脑病可发生在术后阶段，必须与麻醉药的残余影响相区别。

1. **肝脏疾病**　严重肝脏疾病和肝昏迷史的病人在应用小剂量吗啡后，发生脑电波变慢和中枢神经系统抑制，因此有人认为麻醉性镇痛药是导致肝昏迷的因素之一，对患有严重肝脏疾病的病人应用需特别小心。

2. **肾脏疾病**　由于血浆蛋白结合率下降、电解质紊乱、酸碱平衡紊乱，肾衰和氮质血症患者中枢神经系统对巴比妥类药物的敏感性提高，更重要的是尿毒症患者血脑屏障渗透性增加，不但对麻醉药物敏感性提高，而且麻醉药物进入脑部的量也增多，因此麻醉作用时间明显延长。

3. **内分泌紊乱**　甲状腺功能低下、严重肾上腺功能不足的病人，对麻醉药的需求降低。如常规剂量麻醉药应用于这些病人，麻醉后苏醒时间可能延长。

4. **低氧血症和高碳酸血症**

（1）术后肺通气量不足不仅导致呼吸性酸中毒和低氧血症，而且延缓了吸入性麻醉药的排出，导致麻醉苏醒延迟。

（2）在接受高浓度氧吸入的严重慢性肺部疾病患者，虽然不会发生低氧血症，但仍可发生二氧化碳昏迷。二氧化碳蓄积导致昏迷的主要原因是二氧化碳使脑组织酸中毒。

（3）临床上仍可发现有些病人虽然发生呼吸衰竭和昏迷，但并没有严重高碳酸血症。因此这种昏迷可能由低氧血症、药物作用和脑血管病变等引起。

5. **脑脊液酸中毒**

（1）临床研究表明：无论什么病因引起脑脊液酸中毒，

当脑脊液 pH 值降至 7.25 或更低时（H^+ 浓度 $> 56nmol/L$）时，病人将发生意识模糊、谵妄和昏迷。由于二氧化碳弥散至脑脊液的速度远比碳酸氢根离子穿透血脑屏障要快，因此急性高二氧化碳血症比慢性高二氧化碳血症引起的脑脊液酸中毒和中枢抑制要严重得多。

（2）急性呼衰伴慢性代碱病人，虽然动脉 pH 可能正常，但仍可造成严重的脑部酸中毒并发生昏迷。这里有一例典型的病例，患者为慢性肺部疾病伴肺炎继发昏迷，当时在 40% 吸入氧情况下机械通气，测定脑脊液 pH7.15（H^+ $71nmol/L$），动脉血 pH7.45（H^+ $36nmol/L$），动脉 PCO_2 72mmHg，PO_2 63mmHg。在增加通气后，病人的神志状况逐步改善，脑脊液 pH 值恢复到正常水平。而另一例糖尿病严重酮症酸中毒的患者，在给予碳酸氢钠治疗后，脑部酸中毒反而加重并伴神志进行性恶化。对于这种矛盾现象的合理解释是：虽然碳酸氢钠治疗提高了动脉 pH 值，但动脉 pH 值的升高反而通过化学感受器使肺泡通气量降低，这将升高动脉和脑部二氧化碳分压，从而导致脑部 pH 值降低而动脉 pH 值上升。

由此可见，测定脑脊液 pH 值是非常有帮助的。它能够解释为什么有些酸中毒病人是清醒的，而有些病人在相似的动脉 pH 值下却在术后出现昏迷。

6. 低血糖　小儿血糖 $<50mg/dl$、成人血糖 $<40mg/dl$ 时，即可出现意识不清。由于麻醉和手术刺激，围手术期病人的血糖常常升高，只有极少数的情况下会出现危险的低血糖。

（1）胰腺多发性胰岛细胞瘤或后腹膜肿瘤手术操作，使胰岛素大量释放。

（2）糖尿病患者术前胰岛素或氯磺丙脲过量，术后出现致命的低血糖昏迷。

（3）药物交互作用：一些特殊药物的相互作用也会造成低血糖，已知有降血糖作用的药物有水杨酸类、磺胺类和乙醇。甲苯磺丁脲和氯磺丙脲的降血糖作用因使用氯霉素而加强。曾有应用丙氧吩而发生严重低血糖而临床表现为轻偏瘫和神志模糊的报道。也有氯丙嗪和邻甲基苯海拉明两药合用后造成低血糖昏迷的报道。

（4）肝功能不全：由于糖异生减少，严重肝功能损害病人可发生低血糖。因此肝移植术可出现低血糖，继而发生低血压、意识丧失和代谢性酸中毒。

7. 高渗综合征　高渗综合征是指高渗、高糖、非酮症性昏迷。它是延长全麻后无意识的原因之一，由于死亡率高达40%～60%，因此早期发现和治疗极为重要。

（1）原因：①半数病人无糖尿病病史，但其中大多数病人存在脓毒血症、肺炎、胰腺炎、尿毒症、脑血管意外或大面积烧伤等严重的伴发疾病。②腹透、血透和心脏手术后，也可发生高渗状态。③一些易于提高血糖浓度的因素，如大剂量类固醇治疗和静脉注入葡萄糖，可能加重这一紊乱状态。④高渗性液体（如给予高营养溶液或甘露醇）的应用也会导致高渗状态。⑤外科手术和一些麻醉药物刺激机体使血糖升高。虽然高血糖本身不足以导致昏迷，但高血糖造成的渗透性利尿作用将加重病人的脱水，恶化高渗状态。

（2）诊断：血糖浓度 > 600mg/dl，血清渗透压升高而无酮症酸中毒的高渗、高血糖非酮症性昏迷为高渗综合征。血清渗透压主要反映血清中渗透活性物质的数量，其中钠（以及相伴的阴离子）、尿素和葡萄糖为最重要。由于尿素和糖渗透进入脑组织相对容易，因此钠离子浓度是外周高渗形成的重要物质。但也有少许高渗综合征病人的外周血清钠浓度并不增高。对这一现象的解释是：循环中的高血糖从细胞组织内吸收大量含钠少的液体，从而对循环中的血清钠进行稀释，导致血清钠浓度减少的假象。因此治疗时必须采用血糖对照来调节血清钠浓度：每当血糖浓度增 5.56mmol/L（100mg/dl），血清钠浓度应该乘以 1.3 到 1.6。

（3）临床过程：大部分高渗综合征病人的病情是几天内缓慢发展而成，但也有麻醉后急性暴发的病例报道。

（4）治疗：

1）50 单位常规胰岛素静脉注射被推荐为降低血糖的首选措施，然后根据血糖浓度调整胰岛素的用量。

2）高渗性综合征引起的昏迷是由脑细胞脱水所致，因此可采用大剂量 0.45% 的盐水来纠正脱水。低血容量休克可采用生理盐水和白蛋白纠正。在治疗过程中，由于葡萄糖利用增加钾向细胞内转移，因此必须及时补充钾。

3）胰岛素治疗后，出现细胞外葡萄糖浓度下降和细胞内山梨醇浓度的上升，使水呈渗透梯度向细胞内扩散，导致低容量性休克和脑水肿。因此治疗过程中必须注意：为防止脑水肿发生，降血糖不能过快。

8. 电解质失调　术后严重的电解质失调影响麻醉后苏醒。

（1）低钠血症：常常发生于经尿道前列腺手术的病人，由于灌洗液大量吸收导致稀释性低钠血症。也有少许病人因手术刺激产生应激反应，导致抗利尿激素不恰当分泌，从而造成水中毒和低钠血症。这些病人可发生昏迷、轻瘫和其他神经系统改变。由于快速纠正低钠血症会引起脑的损害，出现抽搐发作、呼吸窘迫，因此纠正低钠血症应逐步进行。

（2）严重的高血钙和高血镁也能引起中枢神经系统抑制而导致昏迷。

（3）由甲状旁腺功能减退引起的低血钙常伴随神志改变、广泛的脑电异常、颅内压升高。

9. 低温和高温

（1）低温不但使静脉麻醉药的生物转化率降低、吸入性麻醉药溶解度增加，而且可直接影响脑组织引起术后意识不清（低温麻醉）、苏醒延迟。实验证实：当体温从 38℃ 降至 28℃

时，实验动物对麻醉药物的需求将下降50%。

（2）高温（>40℃）也会导致意识丧失（高温休克）。

10. 神经毒性药物　　虽然化疗药物的神经毒性作用发生于麻醉苏醒期罕见，但必须加以鉴别。例如癌症化疗药物如左旋门冬酰胺酶和长春新碱，引起中枢神经系统的抑制和脑电图改变。蛛网膜下腔注入造影剂也与术后神经毒性有关。

三、中枢神经性损害

由脑缺血、出血或梗塞引起的中枢神经损害也可导致全麻后苏醒困难。

1. 脑缺血

（1）术中控制性低血压应用不当是造成脑缺血的原因之一。但一般来说，只要掌握得当，大多数无脑血管疾病的病人都能耐受控制性低血压。只有少数病例，术中控制性低血压仍可并发缺血性脑损伤，引起意识丧失延长。尤其对糖尿病、高血压和老年病人特别有害。研究表明：有颈动脉杂音（提示颈动脉狭窄）的病人行冠脉搭桥术，术后卒中和短暂性缺血发生率比无杂音的病人高四倍。

（2）在麻醉手术过程中，如果病人体位放置不当（如过度曲颈、伸颈和旋转）或颈动脉被牵开器或其他机械装置压迫，可造成椎动脉或颈内动脉循环受阻，发生脑缺血。

2. 颅内出血　　如果麻醉诱导期药物控制不当、喉镜放置和气管插管所引起的刺激可导致血压剧烈波动，少数病人因此而发生颅内出血。心脏手术长时间体外循环也有发生脑出血的可能。颅内出血形成幕上血肿可压迫脑干，造成脑疝而导致意识丧失。

3. 脑栓塞

（1）空气：心脏手术后意识恢复困难可能是由于脑气栓形成所致。因此对于患有右向左分流的，特别是先天性紫绀性心脏病的心脏手术病人，即使静脉注入少量空气也是十分危险的。由于在心脏手术期间，很多环节都有可能把空气带入循环，因此必须特别注意防止这一并发症的发生。

（2）微粒栓塞：心脏手术期间还有许多其它微粒栓子如来源于钙化二尖瓣和主动脉瓣的碎片、主动脉插管处的动脉粥样硬化斑块、左房或左室血栓和细菌性心内膜炎栓子都可以经循环到脑部引起脑栓塞。甚至由于间断灌洗桡动脉置管的套管针，也可将微粒栓子逆行流向肱动脉至脑内动脉，导致脑栓塞。因此为防止脑栓塞，动脉测压置管的套管针应采用肝素化液体持续灌洗的方法。如采用间断灌洗法，冲洗量控制在 1～2ml，并缓慢进行。

（3）脂肪栓塞引起的中枢神经系统抑制常发生于长骨骨折和大面积组织创伤后 12～48 小时，也可发生于骨科大手术如髋关节、膝关节置换手术。由于股骨髓腔内脂肪受手术操作的影响进入循环，栓塞于脑部，其症状有时正好出现在全麻苏醒期间，引起苏醒困难。

4. 脑缺氧　围手术期脑缺氧导致术后意识丧失、苏醒延迟仍有发生。无论循环或呼吸的抑制都会发生脑缺氧。

（1）临床上可以发现，当硬膜外腔或蛛网膜下腔阻滞清醒病人的收缩压低于 60mmHg 时，病人出现烦躁不安，低于 50mmHg 时，即可出现意识障碍；在患有脑动脉硬化的高血压患者，术中血压剧烈波动，更易导致术后苏醒延迟。

（2）术中出现过呼吸抑制、呼吸道梗阻，发生过慢性低氧如 $PaO_2 < 60mmHg$、SpO_2 下降至 75% 以下，可使脑组织发生缺氧和出现意识障碍。严重贫血患者（$Hb < 5g/dl$）也可出现意识障碍、苏醒延迟。

第三节　吸入全麻病人的苏醒

由于吸入麻醉药的苏醒有一定的特殊性，因此本节专题讨论。吸入麻醉药从体内的排出与药物的吸入量、吸药时间和药物的溶解性相关。

一、最低肺泡清醒浓度（MAC-Awake）

由于最低肺泡清醒浓度（MAC-Awake）与吸入麻醉后苏醒有一定的联系，有必要作一些介绍。

1. MAC-Awake 的定义

（1）MAC-Awake 是指 50% 病人对"睁开眼睛"这样简单命令起反应时的麻醉药物肺泡浓度。

（2）MAC-Awake 大约是 MAC 的一半。虽然临床不常规测定其数值，但每一吸入全麻病人苏醒时均经历 MAC-Awake。

2. MAC-Awake 时病人的特点

（1）病人在达到 MAC-Awake 时，能维持正常的气道、配合深呼吸的指令，因此是全麻苏醒的重要指标。而病人在亚 MAC-Awake 阶段时，虽然二氧化碳通气反应接近正常，但低氧通气反应仍处在抑制状态。

（2）在 MAC-Awake 或更低药物浓度阶段时，术前循环功能正常的病人其循环功能不受影响。但如果病人存在低血容量、循环压力感受器功能失调、心功能受损等，药物对循环功能仍有一定的抑制作用。

（3）除协调和平衡功能外，MAC-Awake 时的肌肉功能基本恢复正常。

3. 脑内和肺泡存在药物浓度差　由于苏醒期病人脑内麻醉药物浓度的下降滞后于肺泡药物浓度的快速排出，因此即使测得当时的 MAC-Awake 数值，也不能精确地判断病人的清醒时间，应允许有足够的时间逐步平衡脑和肺泡药物浓度。

4. 吸入麻醉药的苏醒与疼痛 麻醉苏醒过程中，疼痛的开始表明了病人的感觉恢复，恢复越快，疼痛越早。由于现代吸入麻醉药物溶解性低，苏醒迅速，对肝肾无毒性，在清醒期亚麻醉状态下无重要、持续的镇痛作用，因而病人经历早期疼痛是吸入麻醉药物的缺点。因此麻醉医师应正确掌握各种麻醉镇痛药的特点，在吸入麻醉药苏醒早期及早应用镇痛药止痛，或可以在手术中适当辅助给予镇痛药让病人苏醒稍慢但感受较轻的疼痛。实际上，只要阿片类和非甾体抗炎药剂量适当、时机恰当，病人不但感受不到术后疼痛或仅有轻微疼痛，而且也能迅速苏醒。当然也可联合应用神经阻滞的镇痛方法减轻或消除吸入麻醉药物苏醒后的疼痛而又不影响病人的清醒。

二、影响吸入麻醉药病人苏醒的原因

吸入麻醉药的最大优点是极大部分药物进出体内经过肺，只有少量药物经皮肤排泄，仅极少量经体内代谢。代谢部分药物除影响恢复期肺泡浓度下降外，对麻醉药停止吸入后的清醒恢复过程无任何其它影响。鉴于此麻醉医师常常利用肺泡吸入麻醉药浓度来调整病人的术后恢复时间，但正如上面所述在病人清醒过程中，脑内和肺泡存在药物浓度差，组织药物浓度远比呼吸末药物浓度高，如果仅凭呼吸末药物浓度来作为判断苏醒的指标，常常会过高估计病人的清醒程度、因此必须从下面几个方面进行详细分析。

1. 吸入麻醉药浓度

（1）吸入麻醉药溶解性

1）在麻醉苏醒期，溶解性低的吸入麻醉药如地氟醚、七氟醚从脱开吸入装置的数分钟内，大部分麻醉药能从肺部排出。这种溶解性低的吸入麻醉药血液和组织溶解低，肺内的迅速排出使肺泡浓度下降，这又促使药物从组织排出进入肺泡，然后从肺排出。

2）但当药物的溶解性增加后，药物在组织内的残留量也增加，一些高溶解性吸入麻醉药需要数小时甚至数天的时间从体内排出，但因其麻醉作用极其微弱，对病人影响很小。

（2）重复吸入影响肺泡吸入麻醉药浓度下降：当病人停止吸入麻醉药吸入后，由于呼出气的重复吸入、麻醉循环回路内的麻醉气体重新释放进入吸入气，因而影响苏醒期吸入麻醉药浓度下降。因此为缩短苏醒时间，对使用麻醉循环回路的病人，首先用新鲜气流排空循环回路中的高浓度麻醉气体，然后通过吸入新鲜气流量等于或超过病人的每分通气量预防呼出气的重复吸入。但对应用"T"管系统的病人，由于吸入气流的改变同时改变吸入麻醉药浓度，因此可采用2倍半的每分通气量，来预防呼出气的重复吸入。

（3）螺纹管：吸入麻醉药溶解于塑料螺纹管远比橡胶螺纹管少。低溶麻醉药少于高溶麻醉药。钠石灰、尤其颗粒干燥情况下更易吸收吸入麻醉药。但所有这些吸入麻醉药的释放仅轻度延缓麻醉苏醒。

2. 术后肺通气　术后肺通气影响病人的苏醒。

（1）吸入麻醉药通过呼出气排出体外，增加肺通气可加速肺内药物排出体外，因而加速术后病人的苏醒。

（2）由于吸入麻醉药从组织到肺的转运远慢于肺通气时由肺泡排出体外，因此恢复初期所有吸入麻醉药在肺泡内的浓度下降显著。但几分钟后，肺通气对吸入麻醉药在肺泡内的浓度下降的作用受药物的溶解性和麻醉时间所影响。对溶解性不高的麻醉药，即使很长时间的麻醉，病人的组织药物浓度仍很低，肺通气对恢复后期肺泡内麻醉药的浓度下降影响明显，辅助呼吸可加速吸入麻醉药的排出。但对溶解性高的麻醉药物，由于麻醉时间延长，组织内药物浓度很高，早期过度通气对麻醉药的排出作用不大。一般情况下，麻醉药物溶解性中等、麻醉时间一般的病人，在停止麻醉药吸入后 10~30 分钟内苏醒。

（3）在临床实践中，恢复期通气受吸入麻醉药、呼吸疼痛和镇痛药物抑制的影响。

3. 弥散性缺氧　当含有笑气的多种吸入麻醉药停止吸入后，会发生弥散性缺氧，影响病人的苏醒。

（1）由于笑气从血液向肺泡排出远比氧气的进入快，肺泡内的氧被笑气稀释而发生低氧血症。

（2）肺泡内二氧化碳的稀释影响呼吸的恢复，因而延缓麻醉的苏醒。

（3）对于低氧血症可采用增加吸入氧浓度预防，而对二氧化碳稀释引起的低通气可采用辅助通气预防。

4. 过度通气后的呼吸抑制　二氧化碳是调节呼吸运动的最重要的体液因子。每当动脉血中的二氧化碳分压增高时，即见呼吸运动加强，通气量增大；二氧化碳分压降低时，则表现相反效应，呼吸中枢活动下降，出现呼吸活动的减弱或暂停。麻醉期间如果呼吸控制不当，较长时间的过度通气可导致二氧化碳分压降低，而机体由于麻醉药对呼吸中枢的抑制，不能进行很好的代偿，使病人苏醒期的二氧化碳分压处在较低的水平，这种较低的二氧化碳分压抑制了病人苏醒期呼吸的恢复。对于这种情况，麻醉医师必须减少呼吸频率或减小潮气量，使动脉二氧化碳分压逐渐恢复到刺激肺通气的阈值。但减少的肺通气使麻醉药物排出减慢，影响术后苏醒。临床上可采用以下两种方法避免上述情况，其一是保持麻醉期间的动脉二氧化碳分压适当偏高的水平，其二是麻醉后期降低肺泡通气使二氧化碳分压恢复至正常水平。

5. 心输出量和组织灌注　由于心输出量下降后，组织血流减少，使组织内较高浓度的药物不能及时由组织转运到肺排出，影响病人的苏醒。因此，任何影响麻醉苏醒期组织血液灌注的心输出量下降，将延迟病人的苏醒。苏醒期适当增加心输出量，改善组织灌注，促进药物由组织转运至肺，然后适当增加肺通气可加速药物的排出，将有利于病人的苏醒。

但临床上，也有一些例外的情况：如一些休克病人虽然发生心输出量下降、存在过度通气，但脑灌注压接近正常，因此当病人停止麻醉药吸入后仍能很快地清醒。另外一些过度通气病人虽然心输出量正常，但由于二氧化碳分压下降，脑血管收缩，脑血流减少，从脑组织排出麻醉药的速度减慢，影响病人的清醒。

6. 通气/血流比例失调　肺内分流影响麻醉药肺内排出，尤其那些溶解性低的药物。

7. 麻醉药的溶解性　麻醉药的溶解性与麻醉的诱导和清醒成反比。

（1）新型低溶性吸入麻醉药如地氟醚、七氟醚，由于其血/气分配系数分别为 0.42 和 0.6，其组织浓度下降很快、肺泡浓度排出迅速，因而术后苏醒较快。

（2）低温可增加麻醉药的溶解性，因此延迟麻醉苏醒。

（3）病人对麻醉药的需求下降也使麻醉清醒延迟。如低温状态使 MAC-Awake 比常温时低，如果这种病人按常规剂量吸入，将造成药物浓度过高，影响术后病人的苏醒。因此对这种病人，应相应减少吸入麻醉药物的浓度。

8. 麻醉药的代谢　有些吸入麻醉药物的肺泡药物浓度下降速率受代谢的影响较大。

（1）如当氟烷的肺泡内浓度下降到 MAC 的 1/30 时，代谢成为消除氟烷的主要因素。由于氟烷溶解性中等（血/气分配系数为 2.3）、对代谢敏感，吸入 1～2 小时后，将有15%～20% 的药物发生代谢改变，因此对手术时间长的病人，氟烷的代谢将影响氟烷的消除。

（2）新型低溶性吸入麻醉药如地氟醚、七氟醚受代谢影响较小。

9. 麻醉时间　麻醉时间越长，各组织的药物浓度越接近肺泡药物浓度。因此麻醉时间越长，需要苏醒的时间也越久。中（如氟烷）和高溶解性的药物（如甲氧氟烷）这种作用特别明显，而地氟醚、七氟醚、笑气的影响较小，异氟醚介于二者之间。对于 2~3 小时的一般性手术，采用地氟醚、七氟醚连续麻醉，病人术后 2~5 分钟即可清醒，但同样病人如采用氟烷连续麻醉，10 分钟左右仅能对简单的指令起反应。

上述讨论的是单纯一种吸入麻醉药的恢复特征，但临床上往往是多种药物结合使用，因此麻醉苏醒不像上述讨论的那么单纯。当临床遇到吸入麻醉苏醒困难的病人难以用一般原理来解释时，必须仔细分析各种原因：

（1）术后肺通气是否足够排出吸入麻醉药？术中过度通气太久导致低碳酸血症？严重高碳酸血症？

（2）病人低氧血症？

（3）严重的酸、碱中毒？

（4）把药物从组织转运到肺或肝的心输出量和灌注是否足够？

（5）低温？

（6）术前是否应用过减少麻醉需求的药物，如锂、可乐定？

（7）是否应用中枢作用时间长的术前药，如抗胆碱能药、苯二氮䓬类、丁酰苯类？

（8）静脉与吸入麻醉药的合用产生了相加或协同作用？

（9）肌松药逆转是否足够？

（10）病人高龄？

（11）病人有糖尿病且接受胰岛素治疗？高血糖或低血糖？

（12）低钠、低钾、高钾、低镁、高镁、低磷？

（13）术中是否发生卒中？

第四节　苏醒延迟的临床检查和治疗

维持呼吸道通畅和血流动力学平稳，是处理各种原因所致苏醒延迟的基本原则。同时采用系统的临床检查方法，寻找苏醒延迟的原因，进行针对性的处理。

一、寻找病因

由于导致患者苏醒延迟的原因很多，系统地回顾病史和必要的临床检查将有助于及时发现病因。

1. 系统回顾病史　通过全面考虑病人的用药史、术前存在的疾病和手术过程的特点，常能让麻醉医师知道大概是什么原因引起的中枢神经系统抑制延长，然后采取正确的方法来确定或排除某一诊断。以下病例强调了术前全面了解病史和体检的重要性。一年轻、无其他健康问题的房缺病人，在行房间隔修补术后未能及时恢复意识，并且发现一侧瞳孔散大，因此怀疑发生术中脑栓塞或脑出血，但临床检查没有发现其他定位神经症状。最后病人未经特殊处理，仍在较合理的时间内苏醒。麻醉医师再仔细回顾检查病史，发现这一病人生来就存在瞳孔不等大。可见全面详细了解病人的病史和体检情况是何等重要。

2. 必要的临床检查

（1）评估通气和氧合状况：如果病人在麻醉后恢复室内难以苏醒，且没有特殊理由能够解释这种中枢神经抑制，此时必须首先仔细地评估通气和氧合状况。应该测定每分通气量、动脉血气、pH 值和血糖浓度。

（2）评估循环功能：应测量体温，评估循环功能以估测脑灌注情况。

（3）实验室检查：必要的实验室检查可能发现已存在而

未被诊断出的肝、肾或内分泌疾病。

（4）也应考虑测定血清电解质（包括钙和镁）的浓度和渗透压。

（5）脑电图检查：脑电图检查对预测苏醒的可能性有一定的帮助。

（6）定位性神经症状的分析：代谢性脑病会造成意识丧失，伴随或不伴随定位性神经症状。例如临床上仍可见到，有些术前注射胰岛素的糖尿病病人，麻醉苏醒期发生胰岛素性昏迷，并同时出现单侧上运动神经元性偏瘫，误诊为脑血管意外。而这种病人只要静脉给予葡萄糖就能很快苏醒，异常神经症状消失。因此对于一个患有代谢紊乱的病人，如果发生麻醉苏醒延迟同时伴随定位性神经症状，应具体分析是使用过的麻醉药还是代谢性因素对中枢神经系统的作用。

二、有效的拮抗

由麻醉镇痛药、镇静药和抗胆碱能药引起的中枢神经系统抑制可以用特定的拮抗剂来拮抗。

（1）因麻醉性镇痛药引起的苏醒延迟，可以滴注纳洛酮进行特异性拮抗。用生理盐水稀释 0.4mg 纳洛酮至 10ml，先静脉缓慢注射 0.2mg，然后根据病人的反应，追加一次。其缺点为镇痛作用同时被拮抗，因此病人苏醒后疼痛明显。

（2）由抗胆碱能药东莨菪碱引起的意识丧失，静脉给予与东莨菪碱相等剂量的毒扁豆碱，有时能产生惊人的催醒作用。这一剂量的毒扁豆碱一般极少引起其他副作用。如果发生因迷走神经兴奋性提高的心率减慢，可用阿托品治疗。

（3）氟马西尼能特异拮抗苯二氮䓬类引起的镇静和催眠作用。由于病人对苯二氮䓬类的敏感性存在巨大差异，当应用过苯二氮䓬类药物的全麻病人出现苏醒期中枢神经系统抑制，而又不能以其他原因解释时，应给予氟马西尼来治疗。氟马西尼0.1～0.2mg 静脉注射，逐渐增加至有效剂量。

(徐 静 章 岚 钟泰迪)

参 考 文 献

1. Jacobs JR, Reves JG, Marty J. Aging increases pharmacodynamic sensitivity to the hypnotic effects of midazolam. Anesth analg, 1995(80):143
2. Wood M. Plasma drug binding: implications for anesthesiologists. Anesth analg, 1986(65):786
3. Cucchiara RF. Differential awakening. Anesth analg, 1992(75):467
4. Daugirdas JT, Kronfol NO, Tzamaloukas AH, et al. Hyperosmolar coma: cellular dehydration and the serum sodium concentration. Ann Intern Med, 1989(110):855
5. Johnston KR, Vaughan RS. Delayed recovery from general anaesthesia. Anaesthesia 1988(43):1024
6. Karl HW, Talbott GA, Roberts TS. Intraoperative administration of radiologic contrast agents: potential neurotoxicity. Anesthesiology, 1994(81):1068
7. Nussmeier NA, Arlund C, slogoff S. Neuropsychiatric complications after cardiopulmonary bypass: cerebral protection by a barbiturate. Anesthesiology, 1986(64):165

第三章

术后情感障碍

早在 1834 年人们就发现病人手术后可出现认知、情感、个性行为的改变，如认知功能障碍、好斗、易激惹、压抑以及其它不正常的行为；最初认为这些改变可能是由于手术病人的精神过度紧张所致，随着研究的深入，并结合病因、临床症状及预后等方面的表现，人们逐渐意识到术后病人的情感障碍（或改变）是一个多因素的综合征，本章简要介绍术后情感障碍类型、主要临床表现、相关因素及防治等内容。

第一节 术后情感障碍的主要临床表现

一、临床表现

(一) 麻醉后兴奋状态

在术后苏醒期出现，通常表现为不安静、定向力障碍、意识清晰度下降、大声吼叫或胡言乱语、自控能力下降易激惹，其中较严重的表现为野蛮地拍打并伴大喊大叫。

(二) 精神方面的改变

精神方面的改变发生较迟，可出现痴呆、神经症样综合征和精神性行为的变化。常见的有：

1. 大脑综合征 大脑综合征表现为感觉丧失，定向障碍，记忆、判断和智力等能力的损害，幻觉以及情感的不稳定。如果这些症状是由药物毒性或代谢性因素等所引起，则一旦病因解除即可纠正。

2. 神经症样综合征 表现为焦虑、抑郁以及由焦虑所致的躯体化障碍。

3. 精神病性反应 常见的有抑郁并伴自杀企图、躁狂、精神分裂症样障碍、幻觉和许多反常的行为和情绪。这些症状通常能通过心理治疗、应用镇静剂以及纠正器官功能紊乱来得到控制，症状进一步加重并需要到精神病院住院接受治疗的情况很少见。

4. 孤僻 人格改变的另一种形式是少动、孤僻，多见于遭受重大创伤的病人，并常在手术后立即出现，且可持续相当长的一段时间。

二、术后情感障碍的发生及持续时间

术后情感障碍常发生在麻醉清醒过程中，或清醒后的24至48小时内，有的可持续数天至数周；表现的方式和严重程度因人而异，有些病人可能仅发生性格上的变化，如压抑、噩梦，儿童出现大小便失禁等，严重者可出现精神病性症状或表现，应引起足够的重视。

第二节 苏醒期情感改变

一、苏醒期情感改变的原因

（一）手术部位

　　手术部位影响苏醒期情感改变的发生率。扁桃体摘除术、甲状腺手术或包皮环切术后病人苏醒期情感改变的发生率高，呼吸道、乳房或生殖系统手术次之，然后为开胸和上腹部手术（表3-1）。

表 3-1　手术部位与苏醒期兴奋的关系

手　术	总人数	兴奋人数	发生率
扁桃体摘除	406	67	16.5
甲状腺	406	55	13.5
包皮环切	82	9	11.0
子宫切除	1157	90	7.8
会阴成形	299	21	7.0
腹壁	502	35	7.0
眼科	83	5	6.0
乳房	915	55	6.0
上腹部	1006	51	5.1
肢体	1055	50	4.7
颜面	737	29	3.9
胸部	608	23	3.8
经尿道手术	187	7	3.7
人流	2554	72	2.9
颈部	232	6	2.6
阑尾切除	119	4	3.4
牙科	303	7	2.3
颅内	181	3	1.7
脊柱	266	4	1.5
其它	1196	61	5.1

（二）麻醉药物

1. 吸入麻醉药

（1）环丙烷和乙醚是最容易引起苏醒期兴奋的吸入性麻醉药。有资料表明，环丙烷或乙醚全麻的病人，有 3%～5%

可发生明显的苏醒期情感改变；用巴比妥类、抗胆碱酯酶作为术前药、术中用乙醚麻醉的病人，术后谵妄发生率约为 2%；如术中采用环丙烷，术后谵妄发生率可达 4%；如果两者复合麻醉，其发生率降为 2.5%。有人观察一组吸入 20%～40% 的环丙烷持续麻醉 20 分钟，未行任何手术的健康志愿者，发现麻醉后出现多种精神症状并可持续至术后一周。

（2）虽然氟烷、安氟醚和异氟醚较少发生苏醒期兴奋，但氟烷麻醉 4.4～7.2 小时后的健康志愿者，出现短暂自言自语、轻度智力受损和情绪改变、烦躁不安、多言症状可持续 8 天以上，可能与氟烷的脂溶性较大、体内溴化物水平增高有关。

（3）同样情况下，如果采用硫喷妥钠和 N_2O 联合麻醉，仅 1% 的病人出现苏醒期兴奋，其发生率是最低的。

2. 氯胺酮

（1）氯胺酮麻醉后的病人发生情感改变的几率较高，约为 9%～40%，最常见的症状为噩梦。有人观察 50 例氯胺酮麻醉下进行人流的病人，结果术后 30 例出现噩梦。虽然氟哌利多和苯二氮䓬类药物能减少和减轻氯胺酮的某些副反应，但其中的 17 例在以后的其它手术中拒绝采用氯胺酮麻醉。

（2）但在烧伤后进行植皮术、接受小型骨科手术的氯胺酮麻醉病人，麻醉后发生做噩梦的比率较少，而且这些病人也愿意在以后的其它手术中接受氯胺酮进行麻醉。

（三）术中知晓和回忆

麻醉过浅，造成术中知晓和回忆可造成病人术后情感的改变；引起麻醉不全的相关因素见表 3-2。部分病人因浅麻醉深肌松，使病人术中听到手术过程中谈话和声音，但不能动弹和说话，由此导致术后精神上的创伤常使他们变得神情淡漠或缄默，但有时也表现为兴奋、幻觉、连续数日的噩梦和幻想等。

表 3-2　术中知晓和术后记忆的常见原因

1. 血流动力学不稳定影响麻醉药物的应用
2. 吸入性麻醉药未有效吸入，静脉用药没有进入中枢神经系统发挥作用
3. 使用大剂量的镇痛药而未用如巴比妥类，苯二氮䓬类等镇静药或辅助吸入性麻醉药与 N_2O 等
4. 存在脑内麻醉药浓度低的因素
　A. 肥胖
　B. 长期使用药物，使机体对麻醉药的耐受性与代谢受影响

（四）术前用药

1. 抗胆碱能药　无论是成人或儿童，将巴比妥类、抗胆碱能药（尤其东莨菪碱）作为术前用药，都将增加麻醉苏醒期兴奋、烦躁的发生率。临床剂量的阿托品可能使老年病人术后镇静过度和长时间定向障碍。这种由抗胆碱能药所造成的麻醉苏醒期情感改变，可采用 1～2mg 毒扁豆碱静脉注射进行拮抗，注射后可迅速逆转谵妄状态，甚至对东莨菪碱用药数小时后出现的谵妄、老年病人术后镇静过度和长时间定向障碍也有效。

2. 镇痛药　由于术后疼痛和因疼痛使病人不能活动也影响术后情感变化。如果术前用药或手术结束前加用麻醉镇痛药，都能使病人术后苏醒平稳和安静。

3. 酚噻嗪类　术前用酚噻嗪类药也能导致苏醒期兴奋和谵妄。

（五）年龄和性别

性别对术后谵妄无显著影响，但年龄影响明显。年轻力壮的病人更容易在苏醒期中发生兴奋，而老年病人则较少表现出兴奋。

（六）手术因素

手术治疗对术后情感的改变有明显的影响，甚至门诊短小手术后发生术后情感的改变也有增加的趋势。病人常常由于不

能承受死亡、截肢或者机体某部分感觉丧失的精神压力，出现精神症状或行为改变。这些行为改变可能表现为反复噩梦，注意力不集中，注意力集中时间减少，全身不适和大小便失禁等。部分症状可一直持续至手术后期，甚至出院之后。此外，急诊手术后的病人较易出现术后兴奋。

（七）其它因素

1. 药物成瘾　药物成瘾，特别是酒精依赖性的病人，可能其戒断症状正好出现于麻醉苏醒期。

2. 麻醉时间

表 3-3　引起术后意识障碍的器质性因素

脑	外伤：原发或继发（水肿、条件反射）
	去大脑皮质
	睡眠-清醒周期紊乱
呼吸	低氧和高碳酸血症（代偿性呼酸）
	失代偿性呼酸和呼碱
血流动力学	动脉血氧浓度降低（贫血或低氧血症）
	心输出量下降（低血容量、循环衰竭、心脏和血管灌注不足或肺栓塞）
	循环骤停（阿斯综合征、晕厥、心跳骤停、室颤）
感染（中毒性）	炎症
	内源性中毒（烧伤或肠梗阻）
	细菌内毒素、腹膜炎、肺水肿、或败血症
	外源性毒素
	医源性（麻醉药或其它药物）
代谢性	水中毒
	电解质紊乱
	酸碱平衡失调
	肝肾衰竭
	内分泌失调

（1）麻醉时间与苏醒期的兴奋也有关，如超过 4 小时的手术，术后发生谵妄的机会明显增加，这可能与术中液体转移

和非全麻病人术中焦虑有关。

（2）心脏手术病人容易发生苏醒期的兴奋，其原因可能与转流时间过长易造成麻醉过浅、导致术中知晓有关。

3. 低氧血症等　低氧血症、高碳酸血症、酸碱紊乱、电解质紊乱如低钠血症（好发于经尿道手术）、低氯血症（多见于胃肠引流病人）和高渗状态以及重要脏器的器质性改变都可能会引起术后行为的改变（见表3-3）。

4. 术前存在谵妄或脑部病变　术前存在谵妄或脑部病变的病人，术后也容易发生性格或情感方面的变化。

二、治疗

（一）足够的氧供和通气

对于PACU中出现的兴奋和谵妄状态，首先应保证病人有足够的通气和氧合。

（二）小剂量的镇痛药

静注小剂量的镇痛药，同时对病人进行必要的解释。

（三）毒扁豆碱

若考虑到可能为抗胆碱能药物的作用，则可给予毒扁豆碱1～2mg静脉注射。

（四）氟马西尼

氟马西尼能有效逆转苯二氮草类药物的作用。

（五）一定的约束固定

为了病人的安全，进行一定的约束带固定。

第三节　术后晚期出现的情感变化

尽管术后数天病人体内可能还残留较低浓度的麻醉药物，但因这些残留低浓度麻醉药物引起病人的定向力障碍、意识模糊和性格行为改变的理由不十分充分；因此如果术后24小时或更长时间后出现识别障碍和精神运动性的损害，应考虑其它可能的危险因素（见表3-4）。

表3-4 术后24小时或更长时间情感变化的危险因素

术前	围手术期
高龄	手术类型（如心脏手术）
药物滥用或酗酒	低血压或低动脉血氧浓度引起的
术前存在的神经疾患	脑供氧不足
原先有认知或精神方面的	低血糖或高血糖
损害	电解质紊乱
其它疾病（如卟啉症、先兆	麻醉药及辅助用药
子痫，多发性硬化症）	术中知晓

一、心脏手术

根据一系列研究发现，心脏手术后病人特别容易出现精神和情感方面的改变，其发生率高达30%～70%，可能的原因如下。

1. 栓塞、低氧和低灌注　心脏术后的神经性损害主要因脑栓塞、低氧和低灌注造成。术中长时间体外循环转流，尤其高流量、低压体外循环转流技术的采用，特别是灌注压<50mmHg，与术后谵妄和神经症状密切相关。心内手术如瓣膜置换、瓣膜修补、室壁瘤切除和心脏移植术，以及先天性心脏病纠治术中，空气可经打开的切口（尤以左室径路更甚）进入心脏，如果排气不全，心脏复跳后心腔内残留气体可引起脑栓塞，从而出现术后神经精神症状。

2. 冠脉搭桥术　冠脉搭桥术后的病人发生术后情感改变的比例较风湿性心脏手术病人小。但最近的研究发现，无论是冠脉搭桥术，还是风湿性心脏手术病人，术后谵妄的发生率都有很大的下降，这可能与手术技术日益改进、转流时间缩短及术后加强监护（ICU）有关。

3. 医患之间的沟通　培养 ICU 护士与病人的沟通能力，向病人解释手术过程、尽量保证病人白天清醒和晚上睡眠的规律、让病人知道时间和日期、有条件时可以提供电视和收音机，增加病人对 ICU 这一陌生环境的适应性，可以明显减少术后谵妄的发生率。术前向病人耐心解释，解除其对手术的恐惧对降低术后病人情感障碍的发生率也非常有帮助。

二、非心脏外科手术

普通外科术后 24 至 48 小时内最易出现性格变化的是老年病人、6 个月至 5 岁的小儿、原有情感改变的病人、药物成瘾或药物依赖的病人，以及缺少家庭及朋友关怀的病人。

（一）手术种类

手术的种类也与术后发生谵妄有关，有研究表明一些重大非心脏手术，如主动脉瘤切除手术的术后谵妄发生率为 9%。其它与术后谵妄有关的因素：年龄大于 70 岁、酗酒、认知能力较差、全身状况差，术前血钠、血钾或血糖水平明显异常，曾有非心脏的胸部或主动脉瘤手术病史（见表 3-5）。

（二）年龄

1. 老年病人　虽然 70 岁以上病人出现术后兴奋较少，但有部分病人术后常情绪低落，可能的原因包括：

（1）陌生环境的适应能力差。

（2）老年性心血管和呼吸系统改变，使其术后不能很好地维持机体的稳定状态。

（3）老年病人术后特别不能耐受不能移动肢体或身体的其它部分。

（4）镇静和镇痛剂的应用易使老年病人术后意识模糊和谵妄状态。

表3-5 术后发生谵妄的危险因素

危险因素	病人总数 N	有谵妄的 病人（%） N（%）	相关 危险性	P
年龄（岁）				
≥70	360	55（15）	3.4	<0.001
<70	516	23（4）		
酗酒				
有	40	8（20）	2.4	<0.01
无	828	70（8）		
认知功能评分				
<30	127	30（24）	3.7	<0.001
≥30	723	47（6）		
ASA 分级				
Ⅳ	70	12（17）	2.1	0.01
Ⅰ Ⅱ 或Ⅲ	802	65（8）		
术前钠、钾、糖水平				
至少有一项显著异常	34	8（24）	2.8	<0.002
无明显异常	842	70（8）		
白细胞计数				
$<12 \times 10^9/L$	41	8（20）	2.3	<0.02
$\leqslant 12 \times 10^9/L$	813	70（9）		
手术类型				
动脉瘤	35	16（46）	6.2	<0.001
其它非心脏手术	841	62（7）		
普胸手术	82	13（16）	1.9	<0.02

2. 小儿

（1）儿童，尤其6个月至4岁的小儿容易发生住院后或术后性格的改变，常见的症状有噩梦、尿床、害怕陌生人、怕黑、脾气暴躁、攻击性行为和害怕独处等。

（2）术前应用抗焦虑的药物，如镇痛药和巴比妥药合用或咪唑安定 0.5mg/kg 口服；麻醉科医生和家长对小儿进行精心的心理准备；麻醉诱导采用超短效巴比妥类药、异丙酚，使诱导平稳迅速；减少住院时间等措施也有助于预防或减少小儿手术后的情感障碍。

3. 其它引起术后情感变化的因素

（1）老年人对术后不能活动的耐受性极差，但许多骨科手术后又必须采用各种固定，因此易导致老年骨科术后情感变化。

（2）对手术未能纠正原有问题的失望，如某些整形、肿瘤、眼科等手术后的病人易出现情感障碍。

（3）术后注射哌替啶的病人谵妄发生率几乎是应用其它镇痛药病人的两倍；长效苯二氮䓬类如安定、利眠宁比短效镇静药更易产生谵妄。

第四节　术前存在的情感问题

一、好发人群及可能原因

有人术前研究了一组经济能力差，其中许多来自于离婚家庭的手术病人，结果发现：86% 的病人术前存在一定程度的、可以诊断为精神疾患的精神症状或行为失常，主要与病人的自身原因有关。如酗酒病人、不能活动的老年病人、高龄、独处的老年病人、癌症患者、离婚家庭的手术病人，术后容易发生精神失常（见表 3-6），因此家庭、朋友及医务人员的关心和情感支持对预防术后出现精神改变有重要作用。

表3-6　病人自身因素与术后精神改变

因素	无谵妄(60 例) 例（%）	谵妄(57 例) 例（%）
酗酒	2（3）	15（26）
抑郁	6（10）	35（61）
有家族精神病史	1（2）	7（12）
胃肠道功能紊乱	13（22）	24（42）
失眠	7（12）	19（33）

二、预防和治疗

（一）术前适度的焦虑

术前一定程度的焦虑和紧张可以增加病人的精神防线，对术后精神状态的稳定有帮助；如果病人在重大手术前没有焦虑、或没有足够的时间表现出焦虑，如急诊手术的病人，术后更容易出现谵妄。

（二）术前访视

术前针对性地进行心理上的准备能显著降低术后病人情感改变的发生率。因此麻醉科医生进行术前访视时，不但要了解病人目前的全身状况，还应了解病人的心理状态。

1. 详细解释

（1）直接解答病人的问题很重要，大多数病人关心麻醉的方式（全麻、椎管内麻醉或其它麻醉方法）；向其介绍麻醉的过程，疼痛的程度和缓解疼痛的方法，清醒的状态等。

（2）对术后特别容易发生情感改变的病人，鼓励他们表达自己的恐惧和关心的问题，纠正对麻醉特别是麻醉苏醒的错误认识。

（3）向病人详细解释术中所进行的机械通气及各种监测，解除病人过度的焦虑和不安。

（4）其他应介绍的一些细节包括静脉置管、手术过程中的有关人员、麻醉苏醒时的情况、吸氧和 PACU 的情况等。

2. 儿童病人　对 5～7 岁的儿童，术前访视及麻醉前应认真详细地解释麻醉诱导前和手术的各种细节，以取得他们的理解和配合。儿童若采用吸入麻醉诱导，极少出现哭闹和其它挣扎，且术后恢复也较静脉诱导更平稳，值得推荐。

3. 成年病人　术前与病人讨论有关病情、手术时间和麻醉过程，告诉病人术后第一天将会发生的情况，可减少术前镇静药的用量；向病人详细介绍术后各种缓解疼痛的方法也可在一定程度上减少病人对吗啡等麻醉性镇痛药的需要量。

　　　　　　　　　　（章　岚　孙建良　钟泰迪）

参 考 文 献

1. Marcantonio ER, Goldman L, Mangione CM. A clinical prediction rule for delirium after elective noncardiac surgery. JAMA, 1994(271)：134

2. Flatt JR, Burnell PC, Hobbes A. Effects of anaesthesia on some aspects of mental functioning of surgical patients. Anaesth Intensive Care, 1984 (12)：315

3. Milar HR. Psychiatric morbidity in elderly surgical patients. Br J Psychiatry, 1981(138)：17

4. Nussmeier NA, Arlund C, Slogoff S. Neuropsychiatric complications after cardiopulmonary bypass：cerebral protection by a barbiturate. Anesthesiology, 1986(64)：165

第四章
麻醉手术后呼吸系统并发症及治疗

术后最常见的呼吸道并发症是气道梗阻、低氧血症、高碳酸血症和胃内容物反流误吸，迅速发现和有效地处理这些并发症有时能挽救病人的生命。

第一节　呼吸道梗阻

一、舌根后坠阻塞咽喉部

1. 原因　由于全麻后病人尚处于苏醒时期，舌肌肉缺乏张力，容易舌根后坠阻塞咽喉部，造成气道梗阻，导致术后通气不足，这是最常见的气道梗阻原因（见图4-1）。

2. 临床表现　典型的上呼吸道梗阻征象为腹式呼吸亢进，肋间和锁骨上凹向内凹进，听诊无呼吸音。

3. 治疗

（1）侧卧位：上呼吸道梗阻病人的首先处理是让病人侧卧位（见图4-2），以便使口中分泌物排出，避免误吸。

（2）头后仰托下颌法和提颏法：咽喉部阻塞造成的术后气道梗阻，在呼吸道分泌物和异物清除后，最有效的处

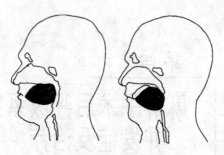

图 4-1　舌根后坠阻塞咽喉部
造成术后气道梗阻
（左图为开放的气道，
右图为梗阻气道）

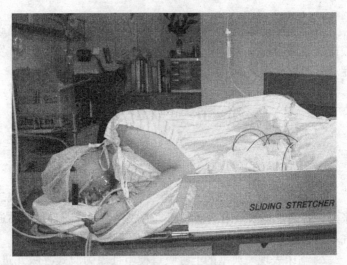

图 4-2　侧卧位

理方法是头后仰托下颌法（见图 4-3）；头后仰提颏法（见图 4-4）。

（3）放置口咽通气道或鼻咽通气道：如果上述措施仍不能解除梗阻，则需放置口咽通气道或鼻咽通气道（见图 4-5）。由于口咽通气道可致呕吐和喉痉挛，全麻苏醒后病人往往更容

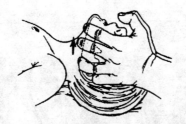

图4-3 头后仰托下颌法

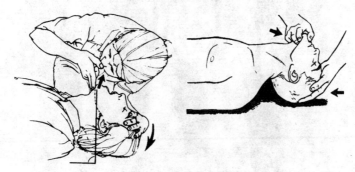

图4-4 头后仰提颏法

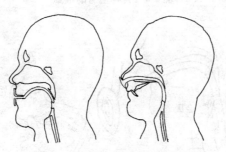

图4-5 口咽和鼻咽通气管放置

易耐受鼻咽通气道。

（4）喉罩放置：严重呼吸道梗阻，上述方法又不足以解决梗阻，可直接或喉镜直视下经口放置喉罩，图4-6 为各种型号的喉罩，图4-7 为喉罩的放置过程。

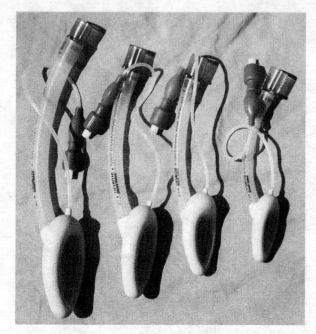

图4-6 各种型号的喉罩

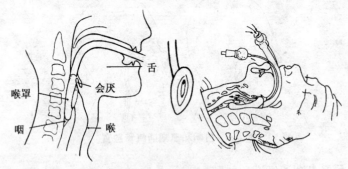

图4-7 喉罩的放置位置

（5）气管插管：有些病人需经口或鼻气管插管，气管插管常用喉镜见图4-8、帮助气管插管的插管钳见图4-9、各种型号的气管导管见图 4-10 和图 4-11、弯（A）和直（B）喉镜的放置位置见图 4-12，以及经口暴露声门的过程见图 4-13，暴露后的声门见图 4-14，鼻气管插管方法见图 4-15，颈椎损伤病人气管插管方法见图 4-16。

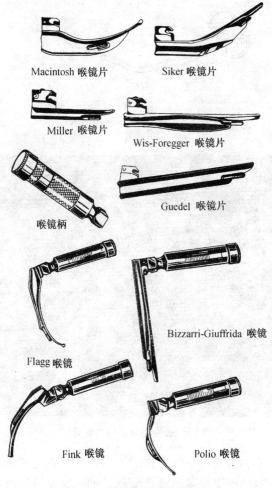

Macintosh 喉镜片　　　Siker 喉镜片

Miller 喉镜片

Wis-Foregger 喉镜片

喉镜柄　　　Guedel 喉镜片

Bizzarri-Giuffrida 喉镜

Flagg 喉镜

Fink 喉镜　　　Polio 喉镜

图 4-8　气管插管常用的喉镜

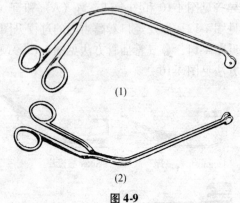

图 4-9

（1）Rovenstine 和（2）Magil 式
气管插管钳

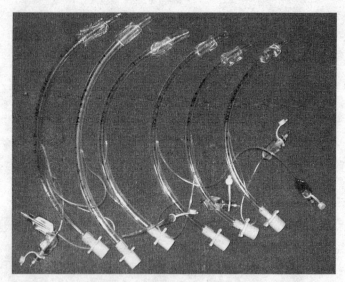

图 4-10   各种型号普通气管导管

（6）极少数情况下气管插管非常困难，在这种紧急情况
下，可采用经环甲膜紧急插入套管针的氧合、通气方法（见
图 4-17）：

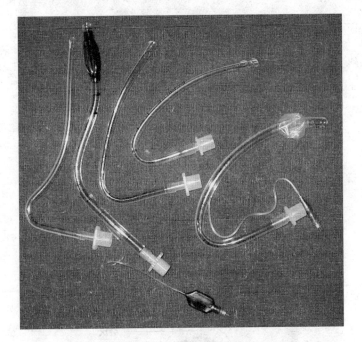

图 4-11 特殊型号气管导管

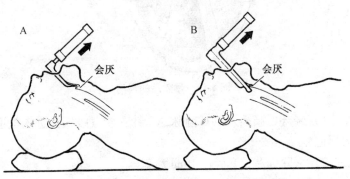

**图 4-12 弯（A）和直（B）喉镜的
放置位置**

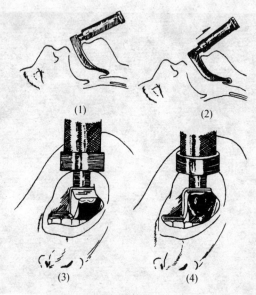

图 4-13 声门暴露的过程

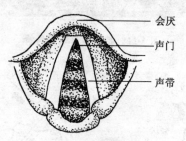

图 4-14 暴露后的声门

1）经环甲膜插入 14G 静脉套管针（空气吸入为进入气道的标记）。

2）去除针芯，套管接 10ml 注射器。

3）选择合适的气管导管插入 10ml 注射器套，气囊充气，气管导管接氧气。

4）如果声门开放，给予高流量氧吸入促进二氧化碳

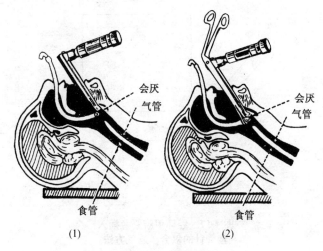

图 4-15 鼻插管

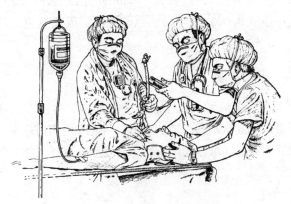

图 4-16 颈椎损伤病人气管插管
（其中一助手固定头颈部）

排出。

5）如果声门闭合，给予低流量氧维持氧合，同时进行气管切开。

由于气道完全梗阻病人的开始几分钟内，$PaCO_2$ 将以

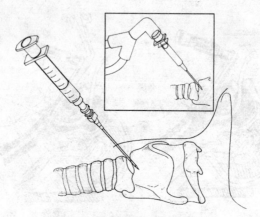

**图 4-17　经环甲膜紧急插入
套管针的氧合、通气方法**

6mmHg（第一分钟），然后 3 ~ 4mmHg/分钟上升，PaO_2 由于肺泡氧分压（P_AO_2）的下降而急剧下降，因此迅速解除气道梗阻是病人转危为安的关键。

二、喉痉挛

1. 原因　浅麻醉情况下，由于分泌物、血液或上呼吸道操作刺激声门或口咽通气道的刺激，引起喉内肌肉痉挛，导致声带像开关一样间歇性关闭，结果出现吸气或呼气时的气道不完全梗阻。

2. 治疗

（1）停止任何刺激。

（2）清除口咽部任何刺激物，如分泌物、血液、或过长的口咽通气道。

（3）简易呼吸器，100% 纯氧加压面罩吸氧（见图 4-18）。

（4）提下颏或托下颌角开放气道。

（5）必要时给小剂量的琥珀胆碱（10 ~ 20mg）；应用琥珀

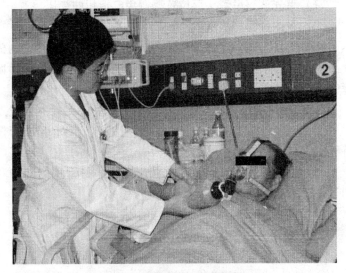

图 4-18 简易呼吸器加压面罩
100% 吸氧正压通气

胆碱后的病人,即使气道已经开放,应至少连续辅助通气 5~10 分钟。

三、喉水肿

拔管后喉水肿,更确切地说,是声门下水肿,临床可出现喘鸣症状。

1. 原因 造成喉水肿的原因包括:外科操作、创伤或反复插管、插管时剧烈咳嗽。

2. 临床表现和诊断 拔管后喉水肿出现喘鸣的症状通常发生在拔管后 30 分钟内,6~8 小时是发展的高峰期,一般在随后的 24 小时缓解。诊断依据是喘鸣、胸廓凹陷、声嘶、犬吠样咳嗽及不同程度的呼吸困难。声带麻痹也可引起喘鸣样呼吸。

3. 治疗

（1）首先调整患者头部位置，避免气道扭曲受压。

（2）吸入湿化的氧气。

（3）将 0.5mg 肾上腺素用蒸馏水或盐水以 1:4 的比例稀释至 4ml 放入雾化器内，15 分钟内雾化吸入，使局部粘膜血管收缩。

（4）重新插管：如果症状在 30 分钟内得不到控制，且发生通气不足并伴随 $PaCO_2$ 升高，表现迟钝时，需重新插管保持气道通畅。

（5）治疗中类固醇的使用仍然有争议，最常用的药物和剂量是地塞米松 $0.2 \sim 0.5mg/kg$。

四、支气管痉挛

1. 易发生支气管痉挛的病人

（1）慢性支气管炎和支气管哮喘：由于慢性支气管炎和支气管哮喘病人的气道对各种刺激（生理、药理及化学）特别敏感，麻醉医师应特别重视对这类病人的管理；这类病人常有长期的吸烟、呼吸急促、慢性咳嗽病史；胸片检查两肺过度充气，出现肺大泡，膈肌平坦，肺不张或其它并发症；运动耐受常受限；术前肺功能较差。

（2）诱发因素：对于哮喘病人，应特别注意其诱发因素，以及治疗的药物和对药物的敏感性，住院的次数和频率；规则服用茶碱的哮喘病人，应检测血药浓度，使其达到 $10 \sim 20\mu g/ml$ 的有效浓度；长期服用类固醇的病人，术前不能停服；据报道，哮喘病人由于气道操作，气管插管引起支气管痉挛较无哮喘病史的病人高 6 倍，因此气道操作必须轻柔。

2. 临床表现和诊断　支气管痉挛病人的气道阻力增加，因此呼吸困难，听诊两肺布满哮鸣音，有时 SaO_2 下降。

3. 治疗　在消除诱因如气道分泌物、气道刺激的同时，气道内吸入沙丁胺醇或治喘灵，并屏气数秒钟使气雾到达小气道；两药比较，沙丁胺醇心血管副作用比治喘灵小，因此可优先考虑；也可选用其它支气管扩张气雾剂（见表4-1）。

表4-1 支气管扩张药比较

药 物		浓度/每次吸入
特普他林	（Terbutaline）	200μg
沙丁胺醇	（Albuterol）	90μg
二氧苯异丙氨基乙醇	（Metaproterenol）	650μg
异丙二基去甲肾上腺素	（Isoetharine）	340μg
治喘灵	（Isoproterenol）	130μg
间羟肾上腺素	（Phenylephrine）	240μg
肾上腺素	（Epinephrine）	160μg
溴化异丙托品	（Ipratropium）	18μg

类固醇有时也可用于治疗支气管痉挛，倍氯米松可以吸入应用，甲基强的松龙为静脉用药。在治疗支气管痉挛时需时常进行肺部听诊以评估治疗是否有效。

第二节 术后低氧血症

术后低氧血症是全麻后常见的并发症之一，在将麻醉后病人由手术室转运到PACU的途中，行指脉搏氧饱和度仪监测发现，如果不进行辅助给氧，大约1/3的病人发展成低氧血症；常见原因为肺内右向左分流增加，通气/血流比例下降，术后低肺通气，吸入氧浓度过低等；成人术后低氧血症与年龄、肥胖、手术部位、手术时间和病人的术前健康状况有关；高龄、术前长期吸烟、术后寒战、低心输出量将加重术后低氧血症。偶尔，第二气体浓度过高也会降低肺泡氧分压（P_AO_2），甚至造成缺氧。

一、肺内右向左分流增加

肺内右向左分流增加是术后低氧血症的最常见原因。

1. 术后肺不张

（1）分泌物堵塞支气管：造成肺内右向左分流增加的主要原因是术后肺不张，肺不张常由于分泌物或血块堵塞支气管，造成肺叶、段萎陷，由此造成肺的通气/血流比例失调。无论是灌流好的地方通气不足，还是通气好的地方灌流不足，都会造成肺的通气/血流比例失调。通过吸入气体湿化、定时的深吸气、咳嗽、体位引流可以减轻或减少这一并发症的发生。

（2）气管导管过深进入支气管：由于气管导管过深进入支气管，如果没有及时发现，可造成对侧肺萎陷，肺不张，引起术后低氧血症，发现后必须立刻将气管导管退至气管内，重新扩张不张肺，对已经气管拔管的病人，反复加压面罩正压通气、深呼吸咳嗽可使不张肺重新扩张。

（3）气胸：气胸可发生于颈内和锁骨下静脉穿刺、颈部手术、乳房切除术、肾切除术和神经阻滞麻醉、气道的直接损伤、肋骨骨折后，由于损伤脏层和壁层胸膜，造成气胸、肺不张、肺内分流（见图4-19，图4-20），导致术后低氧血症。

机械通气造成的气胸非常少见，只发生于原有肺大泡或通气压力太高的情况下（见图4-21）。根据病人的情况和气胸的严重程度治疗有所不同，气胸在10% ~ 20%的自主呼吸病人，可在定时直立位胸片观察下，保守治疗；气胸大于20%的自主呼吸病人，或机械通气病人，必须在锁骨中线第二肋间放置胸腔引流管，行胸腔内负压吸引。

张力性气胸病人由于胸腔受压、纵隔移位，循环系统受到严重影响，必须立刻在锁骨中线第二肋间置入14G套管针进行减压，然后放置胸腔引流管。

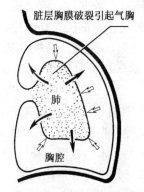

图 4-19 脏层胸膜破裂
引起气胸

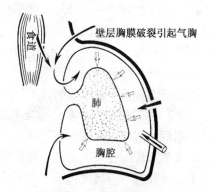

图 4-20 壁层胸膜破裂
引起气胸

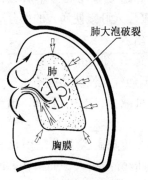

图 4-21 肺大泡破裂
引起气胸

（4）小气道弥散性萎陷：有些术后低氧血症病人的放射胸片无异常，但可能由于一些小气道弥散性萎陷，造成肺内闭合容量超过功能残气量，肺内右向左分流增加。闭合容量增加常见于高龄，功能残气量下降见于肺水肿、感染、误吸、肥胖病人。

2. 术后肺水肿 术后肺水肿是术后低氧血症另一原因，但目前对术后肺水肿的仍然研究较少，从出现术后肺水肿的病人来看，发生术后肺水肿的 50% 病人术前存在心血管疾病，好发于手术后 60 分钟之内，发生肺水肿之前出现一段时间的高血压，双肺听诊发现哮鸣音，这些病人可能不出现颈静脉扩张和中心静脉压增高，但气道阻力增加。肺水肿病人肺毛细血管静水压增加，液体从毛细血管渗出。这种术后的治疗与其它肺水肿的治疗一样，在满足重要组织器官供血的情况下，降低肺毛细血管静水压，措施包括利尿、液体限制、人工降压，如果出现肾衰，需进行血液透析；严重低氧血症和呼吸性酸中毒的病人必须进行正压通气治疗，由于呼吸末正压通气治疗通过增加肺容量改善病人的氧合状况，对肺水的减少没有作用。置入肺动脉导管对监测左心功能、肺血管阻力很有帮助。

3. 术后肺栓塞　术后肺栓塞可导致严重的术后低氧血症。如术后清醒病人突然出现胸痛、呼吸急促、胸膜渗出，应该怀疑发生术后肺栓塞，尤其术前长期卧床的手术病人更容易发生术后肺栓塞，应高度怀疑。由于肺栓塞必须进行肝素化抗凝治疗，而手术后又不希望进行不必要的抗凝治疗，因此立刻进一步检查非常必要，巨大肺栓塞病人出现低血压、肺动脉高压和中心静脉压升高，但只有通过肺动脉造影才能确诊术后肺栓塞。一旦确诊后立刻通过微量注射泵注入肝素使病人的部分凝血酶原时间保持在对照值的 $2 \sim 2.5$ 倍。

4. 术后低通气　手术期间过度通气病人由于术中二氧化碳排出过多，术后一段时间可出现低通气以恢复动脉中正常二氧化碳分压，这种低通气使吸入氧量减少，P_AO_2 下降，出现低氧血症。

5. 弥散性低氧血症　弥散性低氧血症在手术室中比在 PACU 中更常见，常发生于氧化亚氮麻醉的病人，如果在麻醉结束后用空气替换氧化亚氮，由于氧化亚氮的弥散能力比空气中的氮气强 31 倍，血中大量的氧化亚氮弥散入肺泡，从而稀释了其中的氧气和其它气体，短期内将发生吸入空气被氧化亚氮稀释，P_AO_2 下降，出现低氧血症。如果同时发生由于手术期间过度通气引起的术后低通气，将加重术后低氧血症。假如此时让病人吸入 100% 氧气 $5 \sim 10$ 分钟，那么可以预防过度通气后低氧血症和弥散性低氧血症的发生或减轻其严重程度（见图 4-22）。

6. 心肌梗死　术后心肌梗死的发生率约为 0.1%，由于心

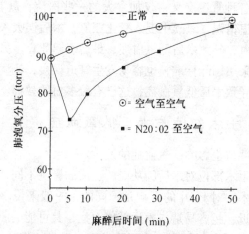

图4-22　术后低通气和弥散性低氧血症
虚线表示呼吸空气情况下的正常肺泡氧分压；圈点线
表示术中通气过度造成的术后低通气性低氧血症；点
线表示术后低通气性结合弥散性低氧血症

肌梗死引起肺水肿，以及肺闭合容量（closing capacity，CC）
增加，导致低氧血症。由于心肌梗死引起的低氧血症，其治疗
有所不同，必须加以鉴别。

7. 肺误吸　围手术期肺误吸，由于肺不张和肺水肿，可
导致术后低氧血症。

8. 心输出量下降　术后心输出量下降将增加氧含量低的
混合静脉血通过右向左分流直接进入体循环，明显降低已存在
肺内分流病人的 PaO_2。

9. 术后寒战　术后寒战将明显增加病人的耗氧量（400～
500倍），同样降低已存在肺内分流病人的 PaO_2。

二、吸入氧浓度过低

虽然低于21%氧浓度吸入的情况发生较少，但由于现代
化医院配备的中心供气系统（氧、氧化亚氮、压缩空气、吸

引装置）各种管道交叉，仅加拿大的一些医院，就有 30 多例病人因管道错误，氧气中混入氧化亚氮，术后误吸入当作氧气的氧化亚氮，导致术后低氧血症，最后引起死亡。另外管道接口如果不采用国际标准，也容易发生管道误接，让病人吸入低氧气体，导致术后低氧血症，这已有较多血的教训。

三、手术部位与术后低氧血症

手术部位也影响低氧血症的发生。

由于手术部位对术后肺功能所造成的影响不同，因此不同部位的手术，对 PaO_2 的影响是不同的，一般来说，手术部位与膈肌越近，越容易造成术后低氧血症，其可能的原因如下。

1. 功能残气量下降　腹部手术后由于腹部伤口包扎过紧、气腹、腹带约束、胃肠胀气将膈肌推向胸腔，术后疼痛和反射性腹部肌张力增加，使功能残气量比术前下降 20%，并可持续 12 天，上腹部手术比下腹部明显，远离胸腹腔的四肢手术影响最小。

2. 肺活量下降　腹部手术后肺活量明显下降，并且持续影响达 12 天之久，上腹部手术后降至术前的 45%，下腹部手术后降至术前的 60%，时间肺活量也同样下降。

3. 潮气量下降　上腹部手术后潮气量降至术前的 80%，但腹股沟斜疝修补术后几乎不受影响。

4. 呼吸频率增加　上腹部手术后第二天，呼吸频率增加50%，但腹股沟斜疝修补术后仅增加 10%。

四、术后低氧血症的预防和治疗

（一）预防

1. 常规面罩吸氧　由于转运病人时有可能发生低氧血症，因此术后病人常规面罩吸氧可以减少低氧血症发生率或减轻其症状的严重性。

2. 指脉搏氧饱和度仪监测 由于血红蛋白浓度下降病人，低氧血症时并不出现外周发绀；老年病人的循环和呼吸系统缺乏对低氧血症的反应，因此必须时刻注意术后低氧血症的发生。在病人转运回病房前仍有可能发生低氧血症。到目前为止，指脉搏氧饱和度仪是发现低氧血症最有用的工具，与动脉血气测定比较相关性很好，可以连续提供有价值的动脉血氧情况，早期发现术后低氧血症，为及时治疗、防止低氧造成的进一步损害争取了宝贵的时间。

（二）氧治疗

术后未插管的病人常规给予辅助氧气吸入，有多种氧疗模式可以选择，不同的氧疗模式其吸入氧的浓度、湿度、病人的舒适程度有所不同，可根据病人的不同情况选择适合于病人的氧疗模式，表4-2列出了不同氧疗模式的氧流量和氧浓度。

表4-2 非插管病人的不同氧疗模式

模式	氧流量（L/min）	吸入氧浓度
鼻导管	1~6	0.25~0.55
普通面罩	6~12	0.35~0.65
面罩/联合鼻导管	6~12/6	0.44~0.85
面帐	8~10	0.21~0.55
储氧面罩	8~10	0.60~0.80
文丘里面罩	4~12	0.24,0.28,0.31,0.35,0.40

1. 鼻导管

（1）由于氧气通过两根软塑料孔送入病人的鼻孔，因此鼻导管吸氧通常可被术后病人很好耐受（见图4-23）。

（2）病人吸氧浓度取决于氧流量（L/min）和病人的每分钟通气量。过度通气病人由于吸入的气流速度超过了氧流速度，这样病人除了吸氧还吸入了空气，因此吸入氧浓度较低。相反，低通气病人的吸入氧浓度较高。

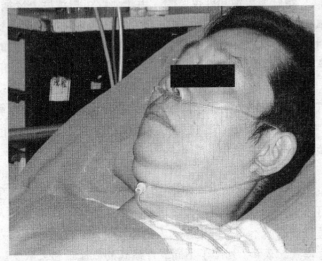

图 4-23　鼻导管吸氧

（3）在氧流量 1 ~ 6L/min 范围内，当氧流量逐渐增加时，吸入氧浓度也逐渐增高，但大于 6L/min，则氧浓度不再增加。

（4）鼻导管几乎没有湿润作用，吸入长时间高流量的氧使鼻粘膜干燥。

2. 普通面罩　普通面罩吸氧能提高大部分病人的 PaO_2，当吸入氧浓度（FiO_2）由空气增加到 100% 吸氧后，对肺内分流小的低氧血症病人，PaO_2 将明显增加（见图 4-24）；但对肺内分流很大的低氧血症病人，增加 FiO_2 对提高 PaO_2 几乎无反应。如果增加 FiO_2 不能增加病人的 PaO_2，PaO_2 持续小于 60%，应立刻开放气道、清除分泌物、加压面罩、简易呼吸器、高浓度氧辅助呼吸，待 PaO_2 有所改善（如果循环正常，大部分病人的 SaO_2 可达到 95% 左右）；行气管插管和机械通气，适量 PEEP 将明显增加这类病人的功能残气量，改善动脉氧合状况。

3. 储氧面罩（部分重复吸入面罩）　储氧面罩包括一个面

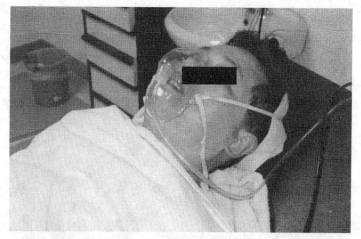

图 4-24　普通面罩吸氧

罩和氧气储存袋，病人呼出气体的开始部分（几乎没有二氧化碳）和储存袋中的氧一起作为第二次吸入气体。由于储存袋满了之后压力增加，因此病人呼出气体的后面部分（含二氧化碳）从面罩侧面的小孔中流出（见图 4-25）。

4. 无重复吸入面罩　无重复吸入面罩包括一个普通面罩、一个氧气储存袋和一个单相活瓣阻止呼出气体的重新吸入。呼出的气体通过面罩边上的小孔流出。用这种面罩吸氧可以达到100%的氧浓度。

5. 文丘里面罩　文丘里面罩可以提供精确的吸入氧浓度，不受每分钟通气量影响。通过调节可变刻度的空气控制器来调节吸入氧浓度，这种面罩可阻止二氧化碳的重复吸入（见图4-26）。

6. 气管造口面罩　这种面罩是为气管造口术后的病人提供潮湿的氧气而设计的（见图4-27），有成人和儿童两种型号。

7. 氧气帐　氧气帐通常为儿童设计，提供氧、温暖、湿

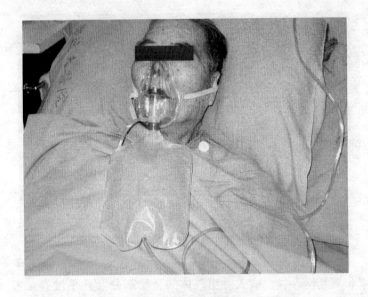

图 4-25　储氧面罩吸氧

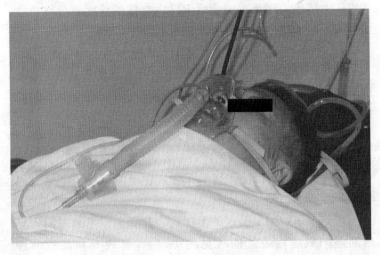

图 4-26　文丘里面罩吸氧

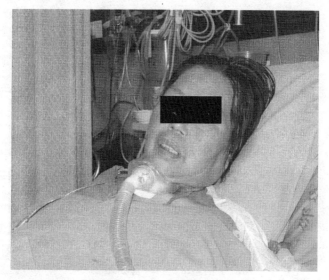

图 4-27　气管造口面罩吸氧

润的呼吸环境。它通常可以提供的最大氧浓度为 50%。

8. "T"管吸氧　术后带气管导管的自发呼吸病人,可给予"T"管吸氧(见图 4-28)。

（三）吸入气湿化

1. 蒸汽加湿　气体通过加热的水后被水蒸气饱和,气体流出时温度越高,携带的水分越多。相反,被水蒸气饱和的气体经过呼吸道时会遇冷凝聚。在湿化装置中水温必须控制在 38～40℃,并在被吸入之前进行监测,以防止气道烧伤。

2. 雾化加湿　在吸气管道中连接一雾化器,利用射流原理将水滴撞击成微小颗粒,悬浮在吸入气流中输入呼吸道,达到湿化的目的;在同样气流条件下,雾化器产生雾滴的量和平均直径的大小,随雾化器种类不同;2～10μm 直径的雾滴沉积在较小气道内,产生较强的湿化作用。

3. 超声雾化器　超声雾化器是利用超声波将水滴击散为

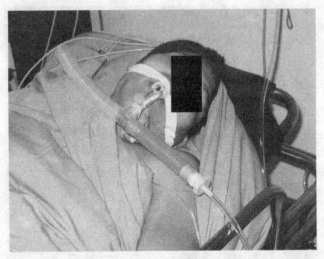

图 4-28 "T"管吸氧

雾滴，具有雾滴大小均匀，有效颗粒密度高，没有噪声，附有鼓风器可调流量等优点。

湿化气体产生的副作用是细菌污染，如果气体温度太高还可致气道粘膜烧伤，必须注意监测。

（四）机械通气

术后严重低氧血症的自主呼吸病人，辅助吸氧不能纠正低氧血症，此时可采用呼吸末正压（positive end-expiratory pressure，PEEP）或持续气道正压（continus positive airway pressure，CAPA）下自主呼吸来改善病人的氧合状态；由于 PEEP 和 CPAP 面罩很不舒服，因此 PEEP 和 CPAP 只适合于清醒合作、无严重的呼吸抑制、只要求 80% 以上吸入氧浓度能维持 PaO_2 60mmHg 以上、短期能纠正的低氧血症的病人。少数严重低氧血症的病人只有通过气管插管，机械通气来进行治疗，常用机械通气如下。

1. 间歇正压通气　间歇正压通气（intermittent positive

pressure ventilation，IPPV）：呼吸机不管病人自主呼吸的情况如何，均按预设的通气参数为病人间歇正压通气，适用于无自主呼吸的病人。

2. 间歇指令性通气 间歇指令性通气（intermitent mandatory ventilation，IMV）：在病人自主呼吸的同时，间断给予IPPV通气，即自主呼吸 + IPPV。自主呼吸的气流由呼吸机稳定持续地大流量供给（70～90L/min）。

3. 呼吸机设置 在PACU的设置通常和手术室相同。呼吸频率为8～12次/min，潮气量10～15ml/kg，吸入氧浓度为30%～50%。这些参数可根据病人血气分析结果调整。正常的血气值是：PH 7.35～7.45，PaO_2 80～100mmHg。

4. PEEP的应用 机械通气病人给予一定量的PEEP可以：

（1）防止呼气末肺泡萎陷，使通气不好的肺泡重新张开，改善通气/血流比例；

（2）增加功能残气量（FRC）；

（3）增加肺的顺应性；

（4）增加动脉氧合。

最佳PEEP值为对循环无不良影响而达到最大的肺顺应性、最小的肺内分流、最高的氧运输、最低的FiO_2时的PEEP值。一般从2.5cmH$_2$O开始，逐步增加至有效改善血气状态（$FiO_2 \leqslant 0.5～0.6$，$PaO_2 > 70$mmHg），而动脉压、心排量无明显减少，中心静脉压稍上升为止。

5. 高频通气的应用 通气频率超过正常呼吸频率4倍的机械通气，称为高频通气（high frequency ventilation，HFV）。它的特点是潮气量小、频率高。HFV分为四类：高频正压通气、高频喷射通气、高频振荡通气、双相高频通气。

（1）高频正压通气（high frequency positive pressure ventilation，HFPPV）：60～150次/min，HFPPV不受气道阻力和肺顺应性的影响。在小潮气量的吸气过程中，平均气道正压较低，因此发生气道气压伤的几率较少。

（2）高频喷射通气（high frequency jet ventilation, HFJV）：100～660 次/min，HFJV 通过一个小的喷射孔提供低潮气量、高流速的气流进入病人气道和肺内。

（3）高频振荡通气（high frequency oscillating ventilation, HFOV）：以 500～3600 次/min 的高频活塞泵运动，将少量气体（20%～80% 解剖死腔量）送入和抽出气道，可以满足肺气体交换的需要。这种方法可以加速气体的运动，完成机体的氧供，但二氧化碳排出有一定的困难，常采用侧枝气流促进呼出气的排出，也可用钠石灰来吸收二氧化碳。

（4）双相 HFJV：是针对 HFJV 易发二氧化碳滞留而改进的方法。由于有两个高频气流，一个向肺内行 HFJV，另一个在 HFJV 的呼气期，从气道开口处或更深处反向大气给予高频喷射气流，促进呼出气的排出，利于降低 $PaCO_2$。

6. 气管导管拔管指征　一定时间的通气治疗后，病人的低氧血症状况得到纠正，全身情况好转，此时可考虑气管拔管，气管导管拔管指征包括以下几条：

（1）潮气量 >10～15ml/kg

（2）吸气负压 ≥ −20cmH₂O

（3）FiO_2 >0.4，PaO_2 >80mmHg pH 正常时

（4）血流动力学稳定

（5）无残留的肌松作用

（6）气道保护反射完整（咳嗽、吞咽反射正常），足以保护气道，廓清分泌物。

须完全清醒后才能拔管的病人包括：麻醉前饱胃的病人、下颌骨用绷带或铁丝固定的病人、困难插管的病人以及有睡眠呼吸暂停综合征的儿童。

第三节 术后高碳酸血症

术后高碳酸血症是由于术后肺泡换气减少，导致 $PaCO_2 >$ 44mmHg。

一、术后高碳酸血症的原因

术后高碳酸血症常见于中枢性呼吸抑制、上呼吸道阻力增加、肺顺应性降低、呼吸肌功能减退、二氧化碳产生超过排出、急或慢性肺疾患。

1. 中枢性呼吸抑制

（1）麻醉后的一定时期内，由于麻醉药的残留作用，仍有一定程度的中枢呼吸抑制，呼吸中枢对高碳酸和脑脊液酸中毒的反应降低，二氧化碳反应曲线向下和向右移位（降低病人对 CO_2 的敏感性），病人常出现一定程度的酸中毒。

（2）神经安定镇痛麻醉（NLA）产生双阶段呼吸抑制，第一相发生在术中，可暂时性地被拔管反应所逆转，送至 PACU 后，外界刺激减少，呼吸抑制可再出现，因此术中使用对呼吸抑制药物的时间、量以及给药途径必须详细记录。

（3）由于调节交感神经活动的脑干功能也受到一定程度的抑制，有时高碳酸血症时并不伴明显的高血压、心动过速、心律失常、躁动和其它常见的交感神经对酸血症的反应，因此高碳酸血症常不易发现。

（4）由于镇静药有时也直接抑制或者与镇痛药协同，抑制有意识的呼吸，因此在控制术后躁动和疼痛时应考虑到病人的呼吸状况。

（5）伤害性刺激的突然消除，如气管插管的拔除，可能会打破药物的抑制和伤害性刺激作用之间的平衡，导致刺激消除后严重的呼吸抑制。

（6）创伤和外科操作有时会直接损伤呼吸中枢或呼吸反射通路：颅后窝手术后的出血或水肿影响呼吸中枢引起病人窒息。双侧颈动脉内膜剥脱术损伤外周对低氧血症的敏感性。

2. 气道阻力的增加　气道阻力的增加不但增加呼吸做功和 CO_2 的产生，而且如果呼吸肌不能产生足够的压力梯度以克服气道阻力，或者肺泡通气不能充分排出 CO_2，进行性的呼吸性酸中毒和呼吸衰竭就无法避免。

（1）由于层流时阻力与直径的四次方成反比，而湍流时与直径的五次方成反比，病人在气管镜或气管插管后所引起的声带、气管粘膜和声门下结构的水肿缩小了气管内径，增加了气道阻力。

（2）伴有活动性气道疾病或肺气肿的吸烟病人，可因广泛支气管痉挛或管壁的水肿而使直径减小，小气道横断面的减少会明显增加气道阻力。

（3）COPD 或者肥胖、外科操作、疼痛限制了肺的扩张或肺内液体过多等导致的肺容量的减少，都会导致有效横截面积的减少。

（4）喉、气管、隆突等部位受分泌物刺激或吸引刺激，常引起平滑肌张力的增加，有时使肌肉收缩，声带处于紧闭位，即喉痉挛。尤其是在吸入麻醉药的支气管扩张效应消除后。

（5）药物或者过敏反应引起的组胺释放也增加平滑肌的张力。

（6）术后机械通气时间的延长也会使小气道流速增加、正常低阻力的层流变为高阻力的湍流而增加了气道阻力。

（7）气道阻力增加的表现与肺顺应性下降时的表现相似。自主呼吸的病人表现为呼吸做功的增加、呼吸费力和辅助呼吸肌参与呼吸，机械通气病人表现为潮气量一定时吸气峰压的增加。

3. 肺顺应性的降低　肺顺应性是指在外力作用下，肺组织的可扩张性。容易扩张者，顺应性大，不容易扩张者，顺应性小。任何降低肺顺应性的因素都会增加胸腔作功，引起肺泡通气不足，导致进行性的呼酸发生。术后肺顺应性高低在一定程度上与病人的术前状态有关。

（1）肥胖病人因腹部脂肪引起腹内压增加，妨碍膈肌的运动、降低功能残气量、促进小气道的关闭和末梢肺组织的塌陷，明显降低肺顺应性，尤其以仰卧位为甚（因仰卧位时脂肪组织易压迫胸腔）。肥胖病人需要额外作功使小气道重新开放、不张的肺实质重新张开。

（2）腹内巨大肿瘤、腹水、肠梗阻、腹腔内出血和妊娠所降低的肺顺应性类似于肥胖病人。

（3）胸部和上腹部的创伤引起的肺挫伤、肺不张、肺实变或者肺出血都会干扰肺的扩张，降低肺顺应性和加强呼吸作功。

（4）限制性肺病、神经肌肉疾病、肺炎、胸腔肿瘤、胸主动脉瘤和严重的心脏扩大均可引起肺顺应性的明显下降。

（5）张力性血或气胸压迫肺组织也降低肺顺应性。

（6）胸壁或上腹部包扎过紧、胸壁或上腹部广泛疤痕、严重蜂窝组织炎或其它限制性疾病降低肺顺应性和阻碍通气。

4. 呼吸肌功能减退

（1）由于肌松药拮抗不完全、氨基糖甙类抗生素潜在的肌松作用、呼吸性酸中毒、低钾、高镁或低温妨碍拮抗药物到达神经肌接头引起术后肌松药残留，导致呼吸肌功能减退，肺泡换气不足。残留的肌松作用消除，呼吸肌功能恢复的判断标准是：病人持续抬头 5s，抓手有力，伸舌持续几秒钟，吸气负压 $\geq -20cmH_2O$，和/或潮气量 $>10 \sim 15ml/kg$。

（2）术前存在神经肌肉疾病（如重症肌无力、周期性瘫痪或各种肌肉萎缩症）的病人，对肌松药非常敏感，这种病人即使术中未用肌松药，术后也会因发生神经肌肉功能恢复不全而引起通气不足。

（3）胆碱酯酶异常或缺乏的病人，琥珀胆碱能明显延长肌松作用时间。

（4）创伤和胸颈部手术损伤膈神经，引起一侧或两侧横膈麻痹。一侧功能正常的横膈能维持足够的通气，而仅靠肋间外肌只能提供临界的通气。但是如果病人已有肺部疾病，呼吸做功增加，或者通气要求增加，功能不全的横膈将明显妨碍通气。

（5）脊麻或硬膜外阻滞平面达到胸部，妨碍肋间外肌功能，降低通气能力，尤其是 COPD 病人更明显。

（6）严重的驼背和脊柱侧凸病人，术后通气能力明显降低。

（7）多发性肋骨骨折和伴随的链枷胸、肺挫伤引起的反常呼吸和肺顺应性下降，对通气功能的影响尤其严重，可导致呼吸衰竭。

5. 二氧化碳产生超过排出　　全身 CO_2 产量与代谢率、体温直接相关。

（1）术中因为低温降低代谢以及肌肉的松弛，CO_2 产量降低 20%~40%（正常约 2.3ml/kg/min），术后随着代谢率的恢复，氧耗量、CO_2 产量趋于正常。

（2）寒颤、呼吸作功的增加、感染、交感神经系统活动或者静脉高营养时碳水化合物的快速代谢等，均明显增加 CO_2 的产量。

（3）如果病人存在顺应性下降、气道阻力增加或者残留肌松作用，即使 CO_2 产量轻度增加也可能造成呼吸性酸中毒。

（4）恶性高热能使术后 CO_2 产量比正常高出几倍，产生的速度大大超过呼吸储备，导致严重的高碳酸血症和呼吸性酸中毒。

6. 急或慢性肺疾患

（1）术前存在的疾病如伴二氧化碳（CO_2）滞留的 COPD，改变了中枢神经系统对 pH 变化的敏感性，术后高浓度供氧会消除外周缺氧对呼吸的刺激，加重通气不足和酸中毒。

（2）CO_2/pH 反应异常加上肥胖、慢性上呼吸道梗阻或"睡眠窒息症"的病人对呼吸抑制药特别敏感，术后通气不足、高碳酸血症的危险性增加。

（3）液体超载、左心衰竭、或二尖瓣功能障碍、败血症、误吸、输液反应、ARDS引起液体和分泌物积聚，干扰肺表面活性物质有效地降低表面张力，阻塞小气道和肺不张，导致肺顺应性的严重降低和呼吸衰竭的发生。

二、高碳酸血症的治疗

首先应针对引起术后高碳酸血症的原因进行治疗，然后进行对症治疗。

（一）病因治疗

在病因治疗方面，上述众多因素有些必须在术中进行预防，有些慢性因素也只有通过术后恢复期长时间的治疗逐渐缓解或减轻，但对急性因素必须立刻治疗。

1. 保持呼吸道通畅　及时清除上呼吸道分泌物或异物，保持呼吸道通畅。

2. 解除气道痉挛

（1）对支气管和小气道痉挛病人，在消除喉部和气道的刺激物的情况下，氧气中雾化吸入异丙肾上腺素或二羟苯基异丙氨基乙醇，通常能缓解，必要时肌肉或舌下给予特布它林。

（2）如果症状持续存在，应给予负荷量的氨茶碱，然后持续输注。

（3）偶尔支气管痉挛对 β_2 受体兴奋剂反应不佳，而阿托品却有效。

（4）症状严重的喉痉挛，采用琥珀胆碱 0.1mg/kg 静脉注射使其松弛，但必须辅助通气和吸氧。

3. 降低左室充盈压和改善左室功能　如果气道阻力增加是由肺水过多引起的，降低左室充盈压和改善左室功能可能有效。

（二）有效的拮抗

1. 纳洛酮

（1）纳洛酮可有效拮抗麻醉镇痛药引起的呼吸抑制作用。

（2）由于纳洛酮的作用时间短于大部分麻醉镇痛药，应防止拮抗后呼吸再抑制，所以应间隔一段时间后重复给药。

（3）剂量较大时，纳洛酮也同时拮抗麻醉镇痛药的镇痛效果，因此应小剂量如 $20 \sim 40 \mu g$ 逐渐增量，可避免这一情况。

（4）注射时速度不应过快，防止纳洛酮引起恶心呕吐、高血压、充血性心衰、肺水肿或脑动脉瘤破裂。

2. 毒扁豆碱　抗胆碱酯酶药如毒扁豆碱可以拮抗氯胺酮、吩噻嗪类、苯二氮䓬类、三环类抗抑郁药、氟哌利多引起的中枢神经系统性的抑制作用。

3. 苯二氮䓬类受体拮抗剂　苯二氮䓬类受体拮抗剂氟马西尼可以拮抗因苯二氮䓬类药物引起的中枢抑制作用。

4. 抗胆碱酯酶药拮抗非去极化肌松药　由非去极化肌松药残留引起的呼吸肌功能减退，可用抗胆碱酯酶药拮抗，临床常用依酚氯铵、新斯的明或溴吡斯的明。

（三）气管插管和机械通气

临床上是否需要气管插管取决于病人的临床表现。

1. 呼吸困难　如果病人表现痛苦、呼吸急促或呼吸困难、或呼吸费力、并出现三凹征，则应考虑气管插管和机械通气。

2. 低氧血症和高碳酸血症

（1）通过各种吸氧方法仍不能改善低氧血症（$PaO_2 <$ 55mmHg）和高碳酸血症（$PaCO_2 > 44mmHg$）也提示要进行气管插管和机械通气。

（2）高碳酸血症变化的速度：有时病人虽然存在高碳酸血症，但数小时内几乎没有加重，可以不考虑气管插管和机械通气；对高碳酸血症不明显的病人短时间内进行性加重，必须气管插管和机械通气。

3. 病人的精神状态 密切监测病人的精神状态，如果病人清醒合作，即使 $PaCO_2$ 升高较多，仍不考虑气管插管和机械通气，但如果病人出现精神淡漠，甚至昏迷，必须进行气管插管和机械通气。

（严春燕 钟泰迪）

参 考 文 献

1. Roussos C. Respiratory muscle fatigue and ventilatory failure. Chest. 1990(97):895

2. Moller JT, wittrup M, Johansen SH. Hypoxemia in the postanesthesia care unit: an observer study. Anesthesiology. 1990(73):890

3. Mathew JP, Rosenbaum SE, O'Connor T, et al. Emergency tracheal intubation in postanesthesia care unit: physician error or patient disease? Anesth Analg. 1990(71):691

4. Jones RDM, Jones JG. Intrathecal morphine: naloxone reverses respiration but not analgesia. Br Med J 1980(281):645

第五章

手术麻醉后心血管系统的改变与处理

术后将病人由手术室安全地转到PACU，使病人恢复到术前的清醒状态，而尽可能少地干扰血流动力学的稳定，不但需要麻醉医师具有足够的技术和经验，而且需要丰富的病理生理、药理，以及内科疾病与手术和麻醉的相互关系的知识。由于麻醉恢复时许多原因可致心血管系统不稳定，如高血压、低血压、心动过缓、心动过速，以及其他更严重的心律失常等，这对于术后恢复期病人，尤其是原有心血管系统疾病的病人或者老年病人，如不及时处理，可致更严重的心肌梗死、脑血管意外、甚至心跳骤停等。因此，麻醉医师必须把好PACU这一关，严密监测心血管系统，及时识别异常并做出适当的处理。

第一节　心血管基本生理

虽然影响麻醉恢复期心血管系统稳定的原因很多，但对心血管基本生理的了解仍是预防和处理这些原因的关键。

一、心输出量

一次心跳一侧心室射出的血液量为每搏输出量，简称搏出量。每分钟射出的血液量，称为每分输出量，简称心输出量（Cardiac output，CO）。CO 受心率、心律、前负荷、心肌收缩性和后负荷的影响（见图 5-1）。

$$前负荷$$
$$心率和心律 \rightarrow CO \leftarrow 心肌收缩性$$
$$后负荷$$

图 5-1 影响心输出量的因素

1. 心率

（1）CO 是搏出量与心率的乘积，心率增快，CO 增加，但这有一定的限度，如果心率增加过快，超过每分钟 170 ~ 180 次，心室充盈时间明显缩短，充盈量减少，搏出量可减少到仅有正常时的一半左右，CO 将明显下降。另外，心动过速使心肌氧供大于氧耗，加重心肌缺血，损害心室功能。

（2）相反，如心率太慢，低于每分钟 40 次，由于心室舒张期过长，心室充盈早已接近限度，再延长心舒时间也不能相应增加充盈量和搏出量。因此，严重的心动过缓也使 CO 下降。

（3）心率受制于自主神经系统，并受多种药物的影响。虽然每一病人的最适心率存在一定的差异，但一般来说每分钟 50 ~ 90 次的心率属于正常范围。某些特殊病人，由于其病理机制的特殊性，对心率有特殊要求，如心脏瓣膜反流病人的心率要求较快，而心脏瓣膜狭窄病人的心率不能太快。

2. 心律 房室一致的心肌协调收缩是有效心输出量的保证，如有可能的话，低排综合征治疗的第一步应该是纠正心律。

3. 前负荷 前负荷可定义为心脏收缩前心肌纤维的长度，通常反映左室或右室舒张末期的容量，是静脉回心血量和心室射血后剩余血量的总和。其中静脉回心血量受以下因素的影响：

（1）心室舒张充盈期持续时间：例如心率过快时，心室充盈期缩短，充盈不完全，影响静脉回心血量，搏出量减少。

（2）静脉回流速度：静脉回流速度取决于外周静脉压与心房压和心室压之差。外周静脉压增高（如循环血量增加、外周静脉管壁张力增高等），而心房、心室内压力降低时，促进静脉回流，静脉回流速度加快。通常情况下，心室射血量与静脉回心血量相平衡，从而维持心室舒张末期压力和容积于正常范围。如果因某种原因造成静脉回心血量超过射血量，则充盈压将增高，通过 Starling 机制增加搏出量，使之与回流量重新达到平衡。

4. 心肌收缩性　心肌收缩能力直接反映心肌本身的功能状态。由于收缩能力并不是某种可测量的单一变数，因此对收缩能力的具体度量是比较困难的，但仍可通过间接的方法进行评估。

（1）经食道超声心动图（Transesophageal echocardiography，TEE）：通过评估射血分数和心室舒张末期容积来间接反映心肌收缩能力。如射血分数低、舒张末期容积大，提示心肌收缩能力弱。当然，通过 TEE 监测心肌局部和整体室壁运动，可提供实时动态观察心肌收缩能力的情况。在局部心肌缺血时，该部位的心肌运动减弱，通过观察心肌运动减弱的程度和范围可以评价缺血区域的大小和其对心功能的影响程度。

（2）Swan-Ganz 导管：由于左室舒张末期压力和舒张末期容量成比例，因此通过测定肺动脉楔压也能反映左室的心肌收缩能力。

（3）中心静脉压：连续中心静脉压测定，在一定程度上可以反映心脏的功能状况，尤其是连续的上升或下降趋势更有意义。

但通过压力测定反映心肌收缩能力的缺点是：由于容量与

压力之间的关系由心室顺应性决定，而心室顺应性在不同个体间差异较大，并且不同时期不断发生改变。而且，压力测定点与左室之间任何一处的病理改变都将影响测定压力的正确性，导致对前负荷的错误评估。例如，通过肺动脉楔压评估左室舒张末期压可能由于二尖瓣狭窄、严重的肺静脉收缩而误认为容量超过负荷。心包填塞、气胸均可使测定压力很高，但真正的容量并不足够。

一般随着前负荷的增加而心输出量和血压相应地增加提示心肌收缩能力较好。正常情况下，心肌收缩受儿茶酚胺参与的自主神经系统调控，儿茶酚胺类药物刺激心肌收缩，麻醉剂、交感神经阻滞药，以及不利于心肌血供和氧利用的情况则对心肌收缩力有较大的抑制作用。

5. 后负荷　后负荷是指心室射血时的阻力，一般用外周血管阻力来表达，它反映了小动脉和微动脉对血流的阻力。后负荷受室壁的形状、厚度和其中的容量，以及心肌收缩所要克服的压力差的影响。

(1) 如果搏出量不变而外周阻力增加，则心舒期中向外周流动的速度减慢，心舒末期存留在主动脉中的血量增多，故舒张压升高。

(2) 在心缩期，由于动脉血压升高使血流速度加快，因此收缩压的升高不如舒张压的升高明显，脉压也相应减小。反之，当外周阻力减小时，舒张压的降低比收缩压的降低明显，故脉压加大。可见，在一般情况下，舒张压的高低主要反映外周阻力的大小。

(3) 另外，血液粘稠度也影响外周阻力。如果血液粘稠度增高，外周阻力就增大，舒张压升高。

6. 维持病人血压的最低安全范围　麻醉医师必须维持病人的血压在满足冠状动脉和脑灌注的最低范围之上。但由于每一病人维持足够心、脑、肾血供的灌注压相当不同，如何发现这一最低范围有一定的困难。

（1）术前详细回顾病人的重要生命体征记录，同时考虑到正常睡眠状态下血压下降20%，可以参考确定此值为血压的最低安全范围。

（2）至于收缩、平均、舒张压三者中哪一项作为最佳血压参考值仍有一定的争论；许多临床医师喜欢采用收缩压作为参考值，但由于外周不同部位测定的收缩压与主动脉压差异较大，而与平均压和舒张压较一致。另外，肾的自然调节受制于平均压，冠状动脉灌注依赖于舒张压；因此平均压和舒张压作为参考值比收缩压更有意义。

二、动脉血压的形成

循环系统内足够的血液充盈、正常的心脏射血和外周血管阻力三大基本因素形成动脉的血压。

1. 循环系统内足够的血液充盈　循环系统中血液充盈的程度可用平均充盈压来表示。如果血量增多，或血管容量缩小，则循环系统平均充盈压就增高；反之，如果血量减少，或血管容量增大，则循环系统平均充盈压就降低。在PACU，无论是区域阻滞或全麻的病人，如果病人仍处在麻醉作用下，由于交感神经抑制，其血管容量增大；加上术中失血、失液没有足够的补充，容易发生低血压。但如果麻醉清醒期病人没有良好的术后镇痛以及对其他不良刺激没有及时的处理，交感神经兴奋引起的儿茶酚胺释放，使容量血管收缩，容易发生术后高血压。

2. 正常的心脏射血　一般情况下，左心室每次收缩时向主动脉内射出 60～80ml 血液。由于小动脉和微动脉对血流有较高的阻力，以及主动脉和大动脉管壁具有较大的可扩张性，因此，左心室一次收缩所射出的血液，在心缩期内大约只有三分之一流至外周，其余约三分之二被暂时储存在主动脉和大动脉内，使主动脉和大动脉进一步扩张，主动脉压也就随之升高。心室舒张时，半月瓣关闭，射血停止，被扩张的弹性贮器血管管壁发生弹性回缩，将在心缩期贮存的那部分血液继续推向外周，并使主动脉压在心舒期仍能维持在较高的水平。动脉管壁硬化病人，主动脉的直径和容积增大，而可扩张性减小，弹性贮器的功能受损，这种病人的血压容易受刺激而波动。

3. 外周血管阻力　假如不存在外周阻力，心室射出的血液将全部流至外周，而对血管壁的侧压不会增加。外周阻力的改变，主要与骨骼肌和腹腔器官阻力血管口径的改变相关。PACU 遇到的原发性高血压手术病人，由于阻力血管口径变小而造成外周阻力过高，如果术前没有得到有效的控制，术后容易发生血压波动。

第二节　影响麻醉恢复期血流动力学稳定的因素

一、患者术前的内科疾病

1. 心脏病　冠状动脉疾病、先天性心脏病、瓣膜病、心包疾病、传导异常、心律失常。

2. 高血压　原发性和继发性高血压是麻醉恢复阶段血流动力学紊乱的最常见原因。术前高血压的病人，由于自主神经系统高或术前抗高血压药物的突然中断，往往术中血压波动较大，术后也容易产生高血压；而术前血压正常的病人由于疼痛、低氧血症、高碳酸血症、烦躁、寒战和术中使用拟交感神经药物的残留作用，刺激自主神经系统使循环血中儿茶酚胺水平升高，导致血压升高。

健康病人能较好地耐受短期显著升高的血压，并能自动恢复，因此，这类病人只要解除疼痛等原发病因，血压就自动恢复；但对术前患有长期高血压史的患者，虽然似乎病人已耐受了较高水平的血压，但血压波动对这些病人终末器官的损害远比正常人严重，因此必须尽快治疗以减少器官损害。对心脏病患者，严重的血压升高可增加后负荷，从而使心肌需氧量增加。若心肌需氧与供氧不平衡，则会导致进一步的心血管损害。

正常情况下，血压升高会激发机体代偿机制（压力反射），从而使心率减慢、心输出量减少，但在麻醉恢复期，由于残余麻醉剂的作用削弱或抑制了压力反射，使血压持续升高。

3. 肺部疾病　阻塞性、限制性、肺实质性、感染性肺部疾病及肺血管病变。

4. 其它　任何改变基本血流动力学的疾病，如创伤、肾性、神经性、内分泌，以及代谢性疾病。

二、手术

1. 手术与术后血流动力学的关系　手术的性质、切口的部位与长度、手术过程的长短影响血流动力学的稳定。

2. 特殊类型手术与麻醉恢复期血流动力学的关系

（1）有些手术要求麻醉恢复期特殊的管理，如神经外科手术特别要求术后维持较低的血压，避免血压波动引起手术部位出血。

（2）神经外科病人术后的特殊体位也影响血流动力学的稳定，这些术后头高位30°的病人，常因术中脱水、利尿剂应用，出血后容量未补足，术后出现低血容量，从而导致低血压和心动过速。

（3）头颈外科手术过程中的一些操作引起气管导管对呼吸道的刺激、气管导管拔除后口腔分泌物的误吸均可刺激引起持续性的咳嗽，使血压升高、静脉充血，以及血管丰富部位术后出血，影响手术的预后。

三、麻醉技术及并发症

1. 麻醉苏醒的目标　　麻醉苏醒的目标是恢复正常通气、气道反射、全身功能，可分为以下四个阶段：

（1）减少麻醉深度使感觉及运动功能恢复；

（2）恢复自发呼吸；

（3）恢复气道反射；

（4）清醒。

尽管麻醉恢复期在手术结束后开始，但作为一个有经验的麻醉医师，准备工作在手术结束前已经作好，甚至在术前，准备工作已经开始。尤其对一些危重病人，术后仍进行一段时间的有创监测及机械通气，保持良好的术中和术后镇痛，可以减少恢复期应激反应，使恢复期血流动力学较为平稳。

2. 麻醉苏醒的速度对血流动力学的影响　　虽然全麻术后苏醒的技术有多种，但大致可归为两类：

（1）快速苏醒，也就是病人在手术后短时间内很快苏醒，适用于身体状况好、手术时间短的小手术病人，特别是门诊手术病人。

（2）缓慢苏醒或延迟苏醒，也就是病人在苏醒期仍然保持较高的镇静镇痛水平，应用于那些有严重内科并发症、手术时间长、手术复杂且危重的病人。

成功的麻醉苏醒还有赖于麻醉医师对所用药物的药代动力学及药效学知识的了解，滞留体内的麻醉药物可增加术后并发症的发生率。

3. 术后拔管　　在麻醉苏醒过程中，对病人而言最危险的是术后拔管。术后拔管可分两种情况：

（1）清醒拔管：病人适当应用镇痛药、局麻药或心血管抑制药（如肾上腺受体阻滞剂、钙通道阻滞剂及硝酸甘油），减轻咳嗽反射或交感神经反射引起的血动学不稳定，在病人完全清醒、运动功能及先前的通气功能充分恢复后进行。

（2）不清醒拔管：病人恢复了运动及先前的通气功能，但仍处于无意识状态下进行的拔管，这可避免咳嗽反射或交感神经反射，维持血流动力学稳定。

采用何种拔管方法取决于病人的具体情况、麻醉医师的临床技术以及对维持病人通气情况的判断。

四、病人由手术室入 PACU 的转运过程

虽然没有特殊研究资料，但危重病人的院内转运仍有很大的风险，而转运过程中多通道监测仪的应用，大大减少了这种危险性。

尽管建议转运过程中对病人进行继续监测，但麻醉医生通常习惯根据自己的经验，认为呼吸、循环稳定、足够的气道保护反射是送 PACU 的标准。

由于医院的不断扩大、手术室增加、手术室外使用麻醉药的情况增多，以及从实施麻醉的地方到 PACU 的距离变远，从而增加了运送所需的时间。

对医院内运送病人发生危险的认识已有一段时间，这些危险包括高血压、低血压、心律失常、低氧血症、高碳酸血症、气道梗阻以及心跳骤停。虽然这一领域有待于进一步的研究，但临床医生已经开始进行转运监护，以便及时发现麻醉恢复期病人呼吸和循环问题；有关这种方法的代价/效益值得进一步研究，但作者的观点倾向于转运监护将成为标准的做法。转运监护的项目有：血压、心电图、SpO_2 和呼吸音，以及辅助吸氧。

转送危重病人的医护人员对以上的项目应非常熟悉，带有监护仪和供氧设备的特殊转运床的使用可方便转送过程。

第三节 PACU 内心血管系统监测

PACU 内的监测与麻醉中的监测是一个连续的过程，如果病人发生了异常，则应增加监测项目，以利判断原因。PACU 心血管系统基本的监测包括动脉血压、心电图、脉搏血氧饱和度等。

一、动脉血压

PACU 病人必须每 5～10min 监测动脉血压。动脉压监测常用的有三种方法：①动脉内置管接传感器或压力表直接测压；②自动无创血压测量；③人工测量。

对于一般情况尚好的病人 PACU 内多可应用自动无创测压或应用血压计测压。但要注意使用自动无创测压，血压有突然的变化时其准确性较差，过于频繁的充气可能引起皮肤擦伤甚至神经损害。因此，对于术前情况较差、术中血流动力学不稳定的病人，应采用直接测压，直接动脉测压能提供连续的，也是最准确的信息，根据动脉波形还能判断心肌收缩力，血管阻力等。

二、指脉搏血氧饱和度

根据还原血红蛋白及氧合血红蛋白对光吸收的差别，以及搏动性血流与非搏动性血流光吸收度的差别，脉搏血氧饱和度仪可以连续监测动脉血氧饱和度（SpO_2），以测知动脉血氧合情况。目前应用的血氧饱和度多有容积描记图，根据描记图的波形可以监测脉率、判断末梢循环及有无心律失常。但要注意全麻后病人多有不同程度的低温，肢体末梢温度更低，有时可能影响读数及判断。

三、心电图

心电图对于监测心律失常及心肌缺血都是必不可少的。监测心律失常可使用标准 II 导联，而监测心肌缺血必须使用 V_5 导联或 CM_5 双极导联。

四、中心静脉压（CVP）

重危病人或大手术病人，术前宜经颈内静脉、颈外静脉、锁骨下静脉等放置导管至上腔静脉测压。中心静脉压和动脉压的联合监测，有助于判断血容量与心脏的功能状态，指导输液量、速度或其他适当的治疗。

表 5-1　中心静脉压、动脉压改变与输液的关系

中心静脉压	动脉压	临床判断	可采取的措施
低	低	血容量不足	快速输液
低	正常	血容量轻度不足	适当补液
高	低	心功能不全	限制入量与速度 强心药或扩血管药
高	正常	外周血管阻力增加 肺循环阻力增加	限制入量与速度 扩血管药
正常	低	心功能不全 外周血管阻力下降	输液试验 强心药、缩血管药

五、其他

由于 CVP 只能反映右室前负荷，对严重心脏病变病人，可考虑放置 Swan-Ganz 导管监测肺毛细血管楔压及心排血量，也可应用无创方法监测心排血量。缺氧、高碳酸血症及体温的变化都可引起心血管系统的改变，所以，心血管系统的监测与处理不是孤立的。

第四节 PACU 内常用的心血管系统药物

由于在 PACU 病人常发生心血管系统异常，因此一些心血管系统的药物是必备的，麻醉医师通常对这些药物非常熟悉，也多有自己的应用经验，这里不再一一罗列这些药物及它们的药理作用。

一、升压药

1. 肾上腺素 小剂量肾上腺素（$5 \sim 10 \mu g$ 单次静注或 $1 \sim 3 \mu g/min$ 微泵维持）多用于治疗过敏反应。大剂量则用于休克病人及心肺复苏。

2. 去甲肾上腺素 较少用，可用于严重休克的病人，偶尔用于嗜铬细胞瘤切除术后。

3. 去氧肾上腺素 阵发性室上性心动过速或快室率房颤引起的低血压。

4. 麻黄碱 麻醉药物引起的血压下降及心动过缓。

5. 多巴胺 适用于休克病人，也用作强心药物。

二、降压药

1. 血管平滑肌松弛药 常用的为硝酸甘油、硝普钠，用于治疗高血压及心功能不全，大剂量易引起反射性心动过速。异舒吉（硝酸异山梨酯针剂）适用于急性心肌梗死后继发左心衰竭或其他原因引起的左心衰竭、严重或不稳定性心绞痛。

2. α 受体阻滞药 目前常用的为乌拉地尔（压宁定），是选择性 α_1 受体阻滞药，还可激活中枢 5-羟色胺-1A 受体，降压作用较缓和，较少引起反射性心动过速。

3. 钙通道阻滞药 维拉帕米多用于室上性心动过速，但要注意其心肌抑制作用；地尔硫草适用于室上性心动过速、高血压及不稳定心绞痛；尼卡地平主要适用于高血压，有时可引起心率增快。

4. β 受体阻滞药　艾司洛尔是一种超短效的选择性 β_1 受体阻滞药，适用于窦性心动过速、室上性心动过速、高血压。

三、强心药

1. 去乙酰毛花甙丙（西地兰）　洋地黄类药物，用于心功能不全及室上性心动过速。

2. 多巴酚丁胺　β_1 受体兴奋药，多用于急性心力衰竭。

3. 米力农　磷酸二酯酶抑制药，可用于常规治疗无效的心力衰竭，不增加心肌氧耗，但大剂量易致低血压、心律失常。

第五节　PACU 内心血管系统异常

PACU 内常见的心血管系统异常为血压过高或过低、心动过速或过缓、心肌缺血或梗死等。Rose 等观察 18380 例全麻后送至 PACU 的病人，发现心血管系统异常总的发生率为 7.2%，其中血压过高（定义为收缩压较术前增高 20% 以上并持续 15 分钟以上，或一次读数大于术前值 50%）发生率为 1.1%，低血压（定义为收缩压较术前降低 20% 以上并持续 15 分钟以上，或一次读数小于术前值 50%）发生率为 2.2%，心动过速（心率 > 120 次/分持续 15 分钟以上）和心动过缓（心率 < 50 次/分持续 15 分钟以上）均为 0.9%。并发现血压过高和心动过速增加病人远期并发症和死亡率，这些异常的发生与麻醉方法和药物的选择无关，而呼吸系统并发症则与麻醉方法和药物选择密切相关。Hines 等观察 18473 例 PACU 内病人，发现总的并发症为 23.7%，其中心血管系统并发症为 5.5% 左右，低血压发生率 2.7%，血压过高发生率 1.1%，心

动过速为 1.4% 。他们认为，病人术前情况如患心血管系统疾病等常与术后高血压及心动过缓有关。外科手术因素如急诊手术，手术大小及时间长短等常常影响病人术后发生低血压，而术中发生心动过速，则要警惕 PACU 内发生心动过速。笔者曾观察了我院 1992～1997 年 PACU 心血管系统异常，结果如表5-2、表5-3。

表5-2　1992～1997 年 PACU 内病人心血管异常发生率

年份	收住病人例数	心血管系统异常例数	发生率（%）
1992 *	842	47	5.58
1993	1257	63	5.01
1994	1366	84	6.15
1995	1452	137	9.44
1996	1812	189	10.43
1997 * *	1726	137	7.94
总计	8455	657	7.77

注：*3（12 月），**1（10 月），表5-3 同

表5-3　1992～1997 年 PACU 内病人心血管系统异常构成情况（例）

年份	心动过速	心动过缓	心律失常	低血压	高血压	肺水肿	合计
1992	12	5	6	4	20	2	47
1993	3	10	6	6	36	0	63
1994	9	11	12	7	45	0	84
1995	22	47	18	6	43	1	137
1996	19	54	9	30	75	2	189
1997	10	53	5	15	52	2	137
总计	75	180	56	68	271	7	657

一、低血压

可以根据病人术前的动脉压确定低血压的范围，一般来

说，收缩压低于术前 20%，或者正常人低于 100mmHg，原有高血压者低于 130mmHg，即应被视为有重要临床意义的变化而加以密切注意。当收缩压比术前降低 40% 或伴重要脏器低灌注症如定向力丧失、意识模糊、恶心、心绞痛、尿量减少等，就必须加以治疗。低血压是 PACU 中心血管系统最常见的并发症，如不及时处理可能导致其他并发症的发生，包括脑缺血或中风、心肌缺血或梗死、急性肾功能不全、脊髓缺血或瘫痪等，由于血液流速下降还可使术后深静脉血栓的发生率增加，肝血流的减少可降低药物代谢而致药物蓄积和肝损害。

在 PACU 中发现血压异常，首要的步骤是检查监测仪器，如无创血压袖带宽度是否适合（过宽可能血压测量值偏低），有创血压的传感器高度是否正确、是否进行调零、导管中有无气泡或梗阻等。只有在确认监测数值无误的情况下才能做进一步处理，以避免不必要的治疗和引起严重医源性高血压。

麻醉恢复期引起低血压的原因主要是低血容量、心功能下降、外周血管阻力降低和心律失常。

（一）血容量

是 PACU 中最常见的低血压原因。

1. 绝对性低血容量　围术期补液不足、术中失血和蒸发以及出汗、体液向第三间隙转移、术后进行性出血是较为常见的原因。另外，术中发生体温过低的病人由于体温降低导致血管收缩，因而在术中尚能维持正常血压，在 PACU 中进行复温可使容量血管逐渐扩张而表现出低血容量和低血压的症状。

在 PACU 中必须注意观察引流管的引流量以及早发现术后进行性出血，但应强调不应完全依赖于对引流管的观察，在引流管放置不当或阻塞的情况下出血可积存在腹腔、后腹膜或胸腔内而不易发现。术中止血不彻底或血管结扎线松脱是术后出血的常见原因，但在某些情况下需注意可能存在凝血功能障碍，这些情况包括：

（1）大量输血可引起凝血因子浓度下降和血小板减少；

（2）术前存在出血性疾病如血友病等；

（3）由于败血症等引起的弥散性血管内凝血（DIC）；

（4）抗凝药物治疗。

2. 相对低血容量　　主要由于容量血管扩张或静脉回流减少所致。椎管内阻滞后交感神经张力的丧失导致容量血管扩张，并使病人对体位改变、轻度容量不足及复温时的代偿反应能力下降。其他因素还包括：血管扩张药物的应用和输注血制品和某些药物后引起的过敏反应等。术后刺激因素的去除如拔除气管导管、良好的镇痛等亦可因交感神经张力的降低而致容量血管扩张。

术后机械通气是导致静脉回流减少的常见因素。机械通气可致胸膜腔内压增加而压迫胸腔内大血管导致静脉回流减少，张力性气胸也可产生类似的效应。

3. 低血容量的表现　　低血容量时机体会通过交感神经代偿（心动过速、体循环阻力升高、心肌收缩力增强等）来维持正常的血压，通常来说交感兴奋可代偿 15%～20% 的循环容量缺失，超过此限度可导致低血压。但要注意由于交感神经张力丧失所致的低血容量可能无此代偿反应。

心动过速合并低血压，尤其是脉压差较小时，通常是低血容量的表现。但血压降低引起心率加快这一反射是由颈动脉窦压力感受器介导的，而麻醉能抑制这一反射，所以这时一定程度的低血压不会产生明显的心动过速，而且由于低血容量引起交感兴奋的症状如出汗、四肢湿冷苍白等也由于麻醉对交感的抑制而不明显。这时如果有 CVP 的监测则能及时发现和纠正这一情况，可以通过快速输注 200ml 左右的晶体液，如果 CVP 和动脉压迅速上升，则证明存在低血容量。即使没有 CVP 监测，给予一定的容量负荷后如果动脉压上升 > 10mmHg，也往往表明存在低血容量。因此低血容量时引起的低血压可以伴或不伴心动过速,CVP 也可能正常或降低,但尿量通常是减少的。

4. 治疗

（1）抬高下肢或置头低位;

（2）如果快速输入晶体液后动脉压明显升高,可以接着输注胶体液如明胶溶液、羟乙基淀粉或者全血;

（3）可根据心率适当应用血管收缩药物如麻黄碱、苯肾上腺素等维持血压;

（4）如有明确的原因如外科进行性出血、张力性气胸或凝血功能障碍,则做相应的处理,解除病因。

（二）心功能下降

左心或右心功能不全均可能导致低血压的发生,并常发生在术前存在心功能不全的病人。这类病人在术前就保持了较高的心室充盈压和交感神经张力以维持正常的心排量,而在手术及麻醉的应激状态下对心脏功能需求的增加使心脏负担进一步加重并诱发了心室扩张、左室舒张末期压（LVEDP）升高从而导致心排量和血压的下降。术后引起心功能下降的因素有:

1. 麻醉药物的直接心肌抑制　当术中应用了对心肌抑制作用较强的吸入或静脉麻醉药后,表现为脉压差缩小以及动脉波形中反映心肌收缩速率的 dp/dt 降低。应该指出,新一代的麻醉药物如吸入麻醉药异氟醚,静脉麻醉药咪唑安定等对心肌抑制作用较小,这一原因将越来越少见,而且与病人术前心功能状态有关。

处理方法:鼓励病人深呼吸以排出残余的吸入麻醉药,如果低血压持续存在,可以使用小剂量的多巴胺或多巴酚丁胺（$1 \sim 2\mu g/kg/min$）以增强心肌收缩力。

2. 容量负荷过多　是术后心功能不全和低血压的常见原因,常伴肺水肿和低氧血症。对于椎管内阻滞所致的低血压若单纯应用容量扩充来提升血压,则在交感神经张力恢复后可使大量液体进入体循环,对某些有基础心脏疾病或老年病人可能

诱发心功能不全。

3. 心肌缺血 可导致心脏收缩功能明显下降。各种原因所致的心肌氧供/氧耗之间失去平衡均可引起心肌缺血（详见后）。心肌缺血有两种情况：心内膜下缺血（ST段严重压低）和透壁性缺血（ST段抬高），后者常见于急性心肌梗死，也可见于变异性心绞痛。

4. 局麻药中毒 局麻药中毒引起严重心肌抑制。

5. ARDS 继发于肺栓塞或ARDS的右室功能不全。

6. 电解质酸碱平衡紊乱 血液稀释或大量输注库血所致的低钙、电解质酸碱平衡紊乱等也可降低心肌收缩力。

7. 药物抑制 某些药物如β-阻滞剂、钙拮抗剂的应用（较少见，仅见于严重心脏病患者）。

8. 心包填塞 可致心肌舒张功能严重受限。其表现为脉压减小的低血压，奇脉（吸气时动脉压降低）和颈静脉怒张。在PACU中，这一并发症通常发生在心脏手术后，如果引流不畅，需要立即开胸引流止血，解除心脏压迫。

急性左心功能衰竭最突出的临床表现是肺泡性肺水肿，但此时病情已发展到较严重的阶段。首先表现为肺充血，继而产生间质性肺水肿，最后发展为肺泡水肿。根据气急、端坐呼吸、夜间阵发性呼吸困难的病史可以识别早期肺充血，而间质性肺水肿的判断则依据肺底捻发音、罗音以及胸片中出现Kerley B线。在PACU中，往往由于突然的、严重的高血压和/或心动过速导致急性左心衰竭，产生肺水肿。

CVP常升高，但在右室肥厚的病人，尽管左房压明显升高但CVP可不升高，这时应与低血容量相鉴别，有时两者并存。可用小剂量晶体液（＜200ml）输注观察CVP和BP的变化加以判断。如果放置了Swan-Ganz导管，则可明确诊断并指导治疗。

对于肺充血，基本的原则是使用利尿药如速尿40~80mg

静脉注射和静脉扩张药物如硝酸甘油 $0.5 \sim 5 \mu g/kg/min$ 静滴。严重的低心排量综合征即心源性休克的治疗包括：

（1）正性肌力药物如多巴胺，多巴酚丁胺、肾上腺素、米力农以及血管扩张药例如硝酸甘油、硝普钠等联合应用；

（2）纠正低氧血症：保持气道通畅，提高吸入氧浓度，气管插管应用呼气末正压（PEEP）治疗；

（3）吗啡5mg 静注以降低前后负荷；

（4）利尿；

（5）药物治疗无效时应及早使用主动脉球囊反搏术。

（三）体循环阻力下降

术后引起体循环阻力下降的因素有：

1. 椎管内阻滞、复温、药物或血制品过敏　降低外周阻力的同时减少静脉回流；

2. 严重酸中毒　直接扩张血管并降低受体对儿茶酚胺的敏感性；

3. 抗高血压治疗　如肼苯哒嗪、硝普钠等，尤其在血容量不足的病人；

4. 麻醉药的残留作用　大部分静脉和吸入麻醉药均有血管扩张和心肌抑制作用，可能造成 SVR 下降和低血压。但必须注意，只有在排除其他原因后才能假定低血压系由麻醉药残留作用所致，否则可能造成严重后果。

体循环阻力下降所致的低血压分为两类：

（1）心率正常：它通常提示机体对低血压缺乏压力反射，常见于椎管内阻滞后及麻醉期间应用血管扩张剂的持续作用。治疗包括：①抬高患者腿部或置头低位；②适量补充液体；③麻黄碱 $5 \sim 10mg$ 静注。

（2）心动过速：合并心动过速的低血压常说明压力反射是正常的，在这种情况下，低血压的处理可参照低血容量治疗的方法。在严重血液稀释病人，由于失血后没有补充足够的红细胞，尤其是原来就有轻中度贫血的病人，贫血使外周器官氧供减少，机体通过增加心输出量进行代偿，但由于每搏量易受低血容量的影响而减少，因此心动过速尤为突出，可输注浓缩红细胞治疗。

（四）心律失常

1. 心动过缓

（1）窦性心动过缓：通常原因有：为逆转肌松而给予新斯的明后的残余效应，这种现象在服用 β-受体阻滞药、低体温（体温低于32℃）、脊麻或胸段硬膜外阻滞后的病人中尤为明显。可用阿托品，东莨菪碱等治疗。

（2）结性心动过缓：通常是由于吸入麻醉药与新斯的明的相互作用对心脏传导的影响所致。治疗可用①阿托品 0.5~1mg 静注，②10% 氯化钙 5ml 静注，③当阿托品和氯化钙无效时，异丙肾上腺素 0.02μg/kg/min 静滴。

（3）传导阻滞：Ⅰ°房室传导阻滞通常不影响血流动力学，当Ⅱ°及Ⅲ°房室传导阻滞严重影响血流动力学时，可用异丙肾上腺素 0.02μg/kg/min 静滴。对严重的心动过缓及传导阻滞药物治疗效果不佳时，应行紧急临时起搏。

2. 心动过速 显著心动过速时，由于心脏充盈不足而致低血压。

（1）窦性心动过速：通常由于疼痛、膀胱扩张等因素引起交感神经兴奋所致，首先要解除原因。必要时应用维拉帕米 1~2mg 静注或艾司洛尔静滴。

（2）结性心动过速：通常由于心脏传导受抑制的病人交感神经兴奋所致，可由于麻醉药物或者洋地黄中毒引起。如果病人未服用过洋地黄，可予以 β 受体阻滞药或维拉帕米。如果结性心动过速是洋地黄中毒所致，可应用苯妥英钠、钾盐，严重者应用直流电复律。

（3）房颤：快室率房颤多应用西地兰 0.2~0.4mg 静注治

疗，当无严重心力衰竭时，可静滴艾司洛尔。

（4）预激综合征所致的室上性心动过速可应用维拉帕米或心律平静脉注射治疗。

二、高血压

在 PACU 中，可以把原来血压正常的病人收缩压 >180mmHg、舒张压 >90mmHg 定为高血压，而对原有高血压的病人则定为收缩压 >220mmHg，舒张压 >110mmHg。

动脉血压过高在 PACU 病人中最主要的原因是心输出量增加，常见的现象是病人由于收缩压增高而舒张压正常或降低而导致脉压增大。这种情况在动脉硬化的病人中常见。在这种病人中，每搏量的微小变化也会导致脉压的较大改变。疼痛和膀胱扩张是引起这种收缩压增高的最常见原因。根据术后高血压与心率的关系分以下几种表现。

1. 心率正常型　由于病人本身的病理改变缺乏对高血压压力反射，常见有：

（1）动脉硬化病人：治疗包括给予度冷丁、曲马多或吗啡等止痛药物；如果膀胱扩张而病人又不能自解小便应放置导尿管；必要时应用降压药物。

（2）高血压病人：术前高血压的病人，由于自主神经系统高敏感、或术前抗高血压药物的突然中断，其动脉压对引起血管收缩的刺激（如疼痛、低氧血症、逆转麻醉药作用的药物如纳洛酮）具有超常的反应，麻醉清醒过程中可能发生突然而严重的血压增高。在解除原因后，如高血压继续存在，可应用血管扩张药硝酸甘油、硝普钠等，而应用压宁定则不易引起反射性心动过速。

2. 心动过速型　高血压合并心动过速是交感兴奋的一个表现，常常是对一些有害刺激的反应，最常见的是术后疼痛，还要警惕甲状腺危象及高热等。

高血压合并心动过速增加了心脏做功。心率与收缩压的乘积（RPP）是一个简单而较实用的反映心肌氧耗的指标，正常值 <12000。正常心脏可通过增加冠脉血流来适应心肌需氧的显著增加，对有冠脉病变的病人则会诱发内膜下心肌缺血，心电图表现为 ST 段压低甚至产生透壁性缺血（ST 段抬高），为避免长期缺血致急性心肌梗死的严重后果，应及早积极治疗。

除了对因治疗（止痛、降温、解除 CO_2 蓄积）外，可予以 β 受体阻滞药或合并应用血管扩张药物，钙通道阻滞药，压宁定等。

3. 心动过缓型　高血压合并心动过缓提示压力反射的存在，如果是窦性心律则较高血压合并心动过速对心脏氧耗影响小。最常见的原因是未经治疗或正规治疗的高血压病人应用新斯的明后的遗留作用。有时候高血压病人因疼痛也会出现合并窦性心动过缓的收缩压或舒张压增高。另外比较常见的原因是颅内压增高病人，为保持脑灌注而使血压升高，又通过颈动脉窦反射导致心率减慢。

三、心肌缺血和梗死

术后心肌缺血常见于存在基础冠心病的病人，尤其同时发生高血压、低血压、低氧血症或心动过速的病人。术后 12 小时内和术后第三天是心肌缺血发生的两个高峰，且大多为无症状性心肌缺血（silent myocardial ischemia，SMI），约占术后心肌缺血的 61%。术后心肌梗死的发生率在 40 岁以上行非心脏大手术的病人中约为 1%～2%，术前存在冠心病特别是曾经有过心梗史的病人危险性更高，围术期心梗的死亡率可高达 60%。因此，若存在术前心梗史，手术应推迟至心梗后至少 6 个月。

心肌缺血和梗死是心肌氧供-需失衡的结果。心室氧需求取决于心率、心肌收缩力和心室负荷状态，其中心率的变化是最重要的因素，心率增加不仅可以增加氧耗，而且可通过缩短心脏舒张期致冠脉血流减少并引起心内膜下缺血；在严重冠心病的病人，冠脉自我调节功能丧失，冠脉血流取决于冠脉灌注压（即舒张压与左室舒张末期压的差值）的高低；前后负荷的改变可通过心室舒张末或收缩末室壁张力的变化影响心肌氧耗；围术期由于应激反应致内源性儿茶酚胺释放兴奋 β-肾上腺素能受体使心肌收缩力增强，心肌氧耗增加。其他可能的影响因素还包括血液流变学的改变、红细胞压积、冠脉侧支循环的建立等也对心肌氧供-需平衡有着重要的影响。

术中细胞因子的释放、术后高凝状态和纤溶活性降低、血管内皮细胞失功能、不稳定的粥样斑块、血流动力学不稳定及术后由于麻醉苏醒和镇痛不全等所致的交感神经兴奋可能是术后心肌缺血发生率增加的重要介导因素。对于术后心肌缺血危险因素的预测，Howell 等的一项前瞻性研究表明：术前即有心肌缺血、大血管手术及高血压与术后心肌缺血发生有密切的关系，而心梗一年内非心脏手术的病人术后心肌缺血事件则更为常见。术后心肌梗死的常见危险因素有：①围术期发生心功能不全、心律失常、并存主动脉狭窄、未经良好控制的高血压、年龄及与上一次梗死的间隔时间；②行大血管手术或胸腔、上腹部手术；③术中存在心肌缺血的 EKG 表现及低血压、高血压、心动过速等血流动力学不稳定状态；④术后气管导管刺激、疼痛等引起的交感神经兴奋所致的高血压和心动过速；⑤围术期发生低氧血症、电解质酸碱平衡紊乱、贫血等。了解这些危险因素有助于我们对高危病人做出适当的预防。

心电图 ST 段压低或抬高是心肌缺血较特异的表现，典型的心绞痛并不常见，术后心梗也仅有 25% 的病人表现为典型部位的疼痛，因此给诊断带来困难。所以对高危病人在 PACU 中应常规持续监测 EKG，尤其是 CM_5 导联以早期发现心肌缺血。除心电图改变以外还可能并存各种心律失常如室性早搏、传导阻滞等及低血压、发热、心功能不全等，血心肌酶谱的异常和心电图的改变有助于确立诊断。

心肌缺血和梗死治疗的根本目的是改善心肌氧供需平衡。围术期治疗的目标是：①降低交感神经兴奋性：术后充分镇痛、术中维持适当的麻醉深度减少应激反应，β-阻滞剂使用等；②控制心率；③维持冠脉灌注压：补液或使用苯肾上腺素等药物提高舒张压；④降低心肌收缩力：可使用 β-阻滞剂以减少心肌氧耗。在任何情况下，都应通过提高吸入氧浓度（至少40%），来保证病人充分氧合。如有必要，应建立有创监测包括 IBP、CVP 甚至肺动脉导管，并积极地采取特殊治疗方案如溶栓治疗、主动脉球囊内反搏、经皮冠脉成形术或血管重建术等。但必须明确预防永远比治疗更重要，对高危病人这种预防必须从术前就开始并一直持续至术后，可明显减少围术期心肌缺血和梗死并发症的发生率。常用的预防和治疗药物见表5-4。

表 5-4　常用的预防和治疗心肌缺血的药物

β-受体阻滞剂	唯一确定的预防药物，可降低发病率和病死率
	减慢心率，降低心肌收缩力，降低氧耗
	对抗交感兴奋引起的副作用
	"逆向窃血"（增加缺血区冠脉流量）
	抗心律失常作用
α_2-受体激动剂	降低中枢交感活性
	预防高血压、心动过速，降低交感张力，较 β-阻滞剂更有优势
	可能降低冠脉灌注压
硝酸酯类	降低左室前负荷和舒张末室壁张力，降低氧耗
	增加冠脉侧支循环
	是体内 NO 的前体，具心肌保护效应
	低血容量时可使冠脉灌注压下降
钙拮抗剂	反射性增加心率，增加氧耗，可能不利于心肌保护
	地尔硫䓬（diltiazem）可减慢心率
	适用于冠脉痉挛性心肌缺血

（翁晓川　王奎荣）

参 考 文 献

1. Roberts CP. Cardiovascular action; too much, too little, or irregular.
   In: Rose DK, Cohen MM, Wigglesworth DF, et al. Critical respiratory
   events in the postanesthetic care unit. Anesthesiology. 1994(81):410

2. Rose DK, Cohen MM, Deboer DP. Cardiovascular events in the postan-
   esthesia care unit. Anesthesiology. 1996. (84):772

3. Hines R, Barash-PG, Watrous-G, et al. Complications occuring in the
   postanesthesia care unit. Anesth Analg, 1992(74):503

4. Metzler H, Mahla E, Rotman B, et al. Postoperative myocardial ischemia
   in patients with recent myocardial infaction. Brit J Anesth. 1991(67):
   317-319

5. Howell S. K, Hemming A. E, Allman K. G, et al. Predictors of post-
   operative myocardial ischemia. Anaesthesia. 1997(52):107-111

6. Aitkenhead A. R, Smith G. Textbook of Anaesthesia. 3rd ed. Churchill
   Liingstone. 1996

第六章

围术期心律失常

心律失常是最常见的麻醉并发症之一，也是许多麻醉药严重不良反应的结果。由于疾病、麻醉和手术等多种原因均可诱发或引起心律失常，因此在麻醉和手术期间应密切监测心电变化，并及时发现心律失常；同时麻醉医师应有识别和及时处理围术期严重心律失常的能力，从而降低围术期的并发症和死亡率。

本章重点介绍围术期心律失常的病因、诊断、处理原则、抗心律失常药的分类及起搏器和直流电复律的有关知识。

第一节　围术期心律失常的原因

围术期心律失常的病因除与病人的原有疾病及精神紧张有关外，还与麻醉药物、手术操作、自主神经功能失调、电解质紊乱、低温等多种因素的综合作用有关。

一、术前原有疾病或并存病

常见的有：①心血管疾病，如先天性或后天获得性心脏病、缺血性及瓣膜性心脏病、心肌病、充血性心衰、高血压病、原有的心律失常等；②肺部疾病，如 COPD（特别是合并肺心病、哮喘、呼吸道梗阻时），因呼吸衰竭所致的缺氧和高碳酸血症；③内分泌疾病，如嗜铬细胞瘤、甲亢等；④神经系统疾病，如颅内高压、脑血管意外、脑或脊髓损伤等；⑤严重挤伤或烧伤等组织损伤；⑥术前精神紧张等。

二、术前治疗用药

1. 术前用药　　如肌注抗胆碱药阿托品可引起心动过速。

2. 围术期治疗用药　　麻醉与手术期间，为保持原有疾病治疗的连续性，常需用多种药物。部分药物可能会诱发或加重心律失常，如洋地黄中毒可引起各种心律失常，利尿药所致电解质紊乱也诱发心律失常；但更常见的是出现不利的药物间相互作用或导致某些药物源性的生理功能紊乱，下面仅介绍可引起心律失常的常用围麻醉期药物间相互作用。

3. 氨茶碱　　氨茶碱抑制磷酸二酯酶，从而使儿茶酚胺的合成与释放增加。氨茶碱与氟烷（但不是异氟醚）相互作用可降低狗肾上腺素致心律失常的阈值。氟烷复合潘可溴铵麻醉时应用氨茶碱可引起室性心律失常，且临时紧急使用氨茶碱较长期慢性使用者更为严重。

4. 钙通道阻滞剂　　维拉帕米和地尔硫䓬能引起房室结传导阻滞、低血压及心肌抑制（尤其与 β 肾上腺素受体阻滞药合用时）。临床常用浓度的维拉帕米和地尔硫䓬（但不是硝苯地平）可显著增加安氟醚和氟烷对房室结传导时间的抑制，故两药与强效吸入麻醉药合用时，能引起心脏传导阻滞和逸搏心律。

5. 洋地黄　　使用洋地黄的病人，其心脏毒性的发生率高达25%，可表现为心律失常或加重心力衰竭。房性心动过速消失常强烈提示洋地黄中毒，但一般来说，洋地黄中毒并无特异性的心律失常表现。

缺氧、儿茶酚胺、低钾血症、高钙血症、酸碱平衡紊乱等可增加洋地黄的毒性。氟烷、安氟醚、氯胺酮、氟哌利多、氟芬合剂（英诺氟）和多巴酚丁胺则可增加狗心脏对洋地黄诱发室性心律失常的耐受性，而硫喷妥钠和芬太尼则无此效应。

6. β肾上腺素受体阻滞药　在使用β肾上腺素能受体阻滞药时可出现迷走神经占优势的现象，同时伴有心率减慢、房室结传导时间增加和不应期延长等，这些变化可能引起心动过缓和心脏阻滞，特别是在合用钙通道阻滞剂时。此外，有报道使用大剂量β肾上腺素受体阻滞药的病人应用琥珀胆碱或胆碱酯酶抑制剂时，缓慢性心律失常和心脏传导阻滞的危险性明显增加。

7. 西米替丁　西米替丁反复静注时，可导致窦性停搏（静止）和危险的室性心律失常，其机制与西米替丁阻断心脏的组织胺受体有关。此外，该药还能降低肝血流、抑制肝药物代谢酶，故可增加其他药物的毒副作用（包括致心律失常作用）。

三、麻醉药物

大多数麻醉药对心肌有直接抑制作用，并可通过自主神经系统间接影响心脏及其传导系统，可能是麻醉期间心律失常发生的原因之一。与清醒状态相比，麻醉药可降低儿茶酚胺引起室性心律失常的需要量；此外，麻醉药物过量、缺氧、酸中毒等以及药物间相互作用，也可能诱发心律失常。

1. 吸入麻醉药　安氟醚、氟烷、异氟醚可抑制窦房结的自律性（但对潜在起搏点的自律性几乎无影响，氟烷除外）、抑制房室传导及不应期等。这些作用能促发和加重某些心律失常如游走性心房起搏、房室交界处或心室逸搏心律、房室结处的房室传导阻滞等。上述心律失常能引起部分或完全性房室分离且伴有血流动力学紊乱等变化。

吸入麻醉药还能抑制心室传导和不应期以及浦肯野纤维的动作电位，但在缺乏其他诱发因素时，这些影响还不足以引起室性心律失常，因它们（至少是氟烷）并不足以改变静止心肌或浦肯野纤维的静息膜电位，也不足以改变正常的心肌电生理机制。但尽管如此，现代吸入麻醉药仍具有潜在的致心律失常作用。已知儿茶酚胺是引起静息膜电位减少的众多因素之一，而膜电位降低是折返兴奋或异常自律性导致心律失常的基础，但吸入麻醉药对这些异常机制的影响差异很大。如安氟醚和异氟醚诱发室性心律失常时血浆肾上腺素的浓度显著高于氟烷，提示两者对心律的影响较小。

2. 静脉麻醉药　除了氟哌利多，有关静脉麻醉药（阿片类药、巴比妥类药及非巴比妥类药）对心脏电生理的影响了解不多。一般来说，单个药物本身并无致心律失常的作用，但静脉麻醉药伴随的中枢或外周自主神经效应或药物间的相互作用可诱发心律失常。

（1）氟哌利多：能增加 WPW 综合征病人辅助传导通路的顺行性和逆行性传导的不应期，该效应可降低预激综合征病人房室折返性心动过速的频率和房扑、房颤病人的心室率。氟哌利多对整体动物电生理特性的影响类似于奎尼丁，并能防止氟烷和肾上腺素诱发猫的室性心律失常，同时它也增加狗对毒毛花苷 G 中毒剂量的耐受性，还能翻转毒毛花苷 G 诱发的窦性或交界性心动过速。因此，氟哌利多不仅在麻醉时能引起心律失常，也有一定的抗心律失常作用。

（2）儿茶酚胺和麻醉药的相互作用：已知外源性应用儿茶酚胺和其他肾上腺素能激动剂是麻醉期间心律失常的一个明显诱因，但某些情况下（如心肌缺血、洋地黄、缺氧、高碳酸血症、反射、浅麻醉、电解质失衡、高代谢状态和手术应激等），内源性儿茶酚胺大量释放引起或促发心律失常的作用常被忽视。因此，麻醉药与肾上腺素能药物的相互作用在心律失常的产生中起重要作用。

（3）药物效应的改变：硫喷妥钠、氯胺酮等可增加氟烷麻醉期间肾上腺素诱发心律失常的可能。硫喷妥钠还可影响安氟醚和异氟醚的作用，其作用甚至可持续至诱导后 4 小时。琥珀酰胆碱、可卡因和氧化亚氮等也可降低氟烷麻醉期间肾上腺素诱发心律失常的阈值。其他影响儿茶酚胺合成、再摄取或生物降解的药物（如甲状腺素、三环类抗抑郁药、单胺氧化酶抑制剂等）也有类似的作用。

利多卡因除能预防肾上腺素诱发人和狗的室性心律失常外，对布比卡因和依托咪酯诱发狗的室性心律失常也多有效。美托洛尔（β_1 受体选择性阻滞剂）、普萘洛尔（非选择性 β 受体阻滞剂）、哌唑嗪（α 受体选择性阻滞剂）均降低肾上腺素致氟烷麻醉狗心律失常的潜在危险。维拉帕米对氟烷诱发的心律失常有效。其他麻醉药或辅助药如潘可溴胺、d-筒箭毒、和依托咪酯等对氟烷-肾上腺素心律失常的发生无影响。

（4）受体机制：心脏主要分布 β_1 和 α_1 肾上腺素受体亚型，研究发现，在增加肾上腺素诱发心律失常的阈值方面，哌唑嗪（α_1 选择性）的效应显著大于美托洛尔（β_1 选择性）；而硝普钠降低动脉压的效应虽与哌唑嗪相似，但其对肾上腺素的阈剂量并无影响。因而至少在心脏水平，这种心律失常可能与 α_1 和 β_1 肾上腺素受体均有关。此假说在防治儿茶酚胺和麻醉药物诱发的心律失常有重要意义，如拉贝洛尔（α_1 和 β_1 受体阻滞剂，β_2 部分兴奋）预防儿茶酚胺引起的心律失常优于单用 α 或 β 受体阻滞剂。

3. 局麻药 局麻药通过①解离出的带电基团与细胞膜上的受体直接结合；②未解离的基团则引起细胞膜形态的改变，从而选择性阻滞钠离子通道、抑制神经和（或）心肌组织的传导和兴奋性。其效应与局麻药的脂溶性有关，脂溶性越大，作用越强，尤其是布比卡因和依地杜卡因。局麻药除可阻滞钠通道外，也能影响其他的特异性离子通道。

心血管系统对局麻药的耐受性较中枢神经系统更强。布比卡因及依地杜卡因的心脏毒性大于利多卡因，在亚惊厥剂量时，布比卡因和依地杜卡因可出现特殊的心律失常效应，其临床意义在于心血管虚脱与惊厥发作可同时出现。血钾增加可降低利多卡因和布比卡因心脏毒性的剂量，但对致惊厥的剂量并无影响。

布比卡因心脏毒性所致的心律失常较利多卡因更为严重，且心律失常发生时缺乏明显的缺氧、酸中毒、高钾血症或低血压等情况，提示这些因素并非心律失常产生的主要因素。布比卡因心脏毒性大于利多卡因的机制可能与前者对心脏失活态钠通道的亲和力强有关。此外，布比卡因与钠通道的结合非常牢固，其阻滞在舒张期的恢复较利多卡因慢，因而布比卡因所致的钠通道阻滞较利多卡因累加的机会更多，甚至在生理心率时也是如此。不管是何种机制，谨慎的方法是尽可能限制布比卡因用量或避免与其他局麻药合用、尽可能减少血管吸收等，有助于降低布比卡因心脏毒性的危险性。

4. 肌松药

（1）琥珀酰胆碱：因琥珀酰胆碱刺激所有胆碱能植物神经受体，如位于植物神经节的烟碱样（N）受体及窦房结、房室结和房室交界处的毒蕈碱（M）受体，故可引起多种类型的心律失常包括缓慢或快速的室上性心动过速和室性心律失常、心脏传导阻滞、房室结性心律等。此外，反复使用琥珀酰胆碱，也能引起植物神经张力增高。

研究发现，琥珀酰胆碱水解产生的琥珀单胆碱是心动过缓的主要原因。重复使用琥珀胆碱所致的心动过缓可被阿托品部分阻断；此外琥珀胆碱还可降低肾上腺素诱发猴和狗室性心律失常的阈值。长期使用洋地黄治疗的病人，使用琥珀胆碱可能引起室性心律失常。其他因素如不适当的通气与氧合、喉镜所致的应激反应等也有重要作用。琥珀胆碱用于烧伤、广泛肌肉损伤、某些神经肌肉疾病、闭合性颅脑损伤病人时，常伴有钾离子大量释放致血钾增高和致命性的心律失常，必须引起足够的重视。

（2）非去极化肌松药：神经肌肉接头处烟碱样受体的特点与植物神经节处的烟碱样受体大致相同，但两者并不完全一致。因此，非去极化肌松药对两者的作用强度不同，在大剂量使用时才出现神经节阻滞效应。此外，非去极化肌松药属季胺类化合物，不能通过血脑屏障，临床常用剂量对中枢神经系统循环调节机制几乎无兴奋或抑制作用。因此，理论上非去极化肌松药不易引起心律失常，潘可溴铵引起的窦性心动过速与毒蕈碱样受体阻断有关。

5. 电解质紊乱　电解质紊乱所致的心律失常是细胞膜内外离子相对增多或缺乏的结果。但血清钾的改变要结合病史作具体的分析，如血清钾 3.0mmol/L 时若不考虑血钾降低前后的病史，常易误导治疗。若血清钾的变化发生在数小时内，则易引起心律失常；反之，如果是持续数天的慢性改变，则机体能较好地耐受。

（1）高钾血症：钾离子对心脏节律和传导的影响取决于心脏的完整性、钾的用量、血钾的初始值和血钾改变的速度及细胞外血钾的浓度等。长时间、中度高钾血症（5.0 ~ 7.5mmol/L）的非麻醉病人很少出现房性、室性期前收缩或房室传导紊乱。随着血钾的增高，高钾血症病人可出现进行性房室传导减慢、兴奋性降低，当钾离子浓度升高至心肌纤维除极化后不能产生兴奋时，心脏搏动随即停止。高血钾的另一个常见的现象是室颤。麻醉期间致死性的高钾血症很少见，多因用量、用药速度与途径等错误所致；钾经中心静脉途径应用时可诱发室颤，此时常无任何钾中毒的心电图表现。

急性心肌缺血时，缺血区域心肌细胞内钾离子减少，同时其周围细胞间隙内钾离子浓度增加，是急性心肌缺血和心肌梗死病人心律失常的主要原因，当然静息膜电位降低、细胞膜功能改变也有一定的作用。

（2）低钾血症：麻醉期间低钾血症所致的心律失常较高钾血症更为常见，多发生在呼吸性或代谢性酸中毒或使用排钾利尿剂治疗的病人。低钾可促发房性或室性期前收缩和房室传导异常等，其原因与自律性和折返有关。低钾血症所致的心律失常与洋地黄中毒类似，且能增加病人对迷走刺激的反应。

在一项涉及 81 例血钾 ≤3.1mmol/L、未使用洋地黄治疗病人的研究发现，术中室性期前收缩（PVBs）的发生率为 5%，房室传导紊乱的发生率为 12%。在另一个血钾 ≤3.6mmol/L、血压正常病人的研究中，室性早搏（PVBs）的发生率为 24%，而高血压病人 PVBs 的发生率为 30%，发生率是其他住院病人的 2～3 倍，因而血钾低于正常的择期手术病人应延期手术直至血钾恢复正常。在轻度高血压和缺血性心脏病病人中，轻微的低血钾症（如 3.0～3.5mmol/L）也能导致心脏电生理的不稳定。但慢性低血钾症（2.0～3.4mmol/L）病人围术期心律失常的发生仅与术前心律失常的存在与否有关。

（3）高或低血钾合并其他离子改变：血钙浓度是影响高血钾病人房室结和室内传导功能及室性心律失常发生与否的重要因素。同时存在高血钾和低血钙症常见于严重（晚期）肾脏疾病。高血钾同时伴低血钙、低血钠和高血镁，常可严重影响传导，促发室颤。同样，高血钾伴高钙、高钠、低镁也可促进心律失常和传导紊乱的发生；而低血钾症病人酸中毒与否，其心律失常的发生率两者相似。

（4）镁离子：高镁血症能抑制房室和心室内传导，血镁浓度 6～10mmol/L 时抑制传导，大于 30mmol/L 时心脏停搏。用硫酸镁治疗妊娠高血压综合征时，血清镁 >10mmol/L 时即可产生呼吸抑制。

（5）酸碱平衡紊乱：虽然代谢性和呼吸性酸中毒常伴有细胞外钾、钙浓度的改变，但细胞外 pH 的改变能否引起酸中毒和碱中毒病人的心电图改变和心律失常，目前尚难确定，因为电解质的紊乱较酸碱失衡更易引起心律失常。

6. 植物神经反射　手术刺激或操作所致的植物神经失衡的净结果通常是交感占优势，结果使儿茶酚胺分泌增多，出现儿茶酚胺介导的心动过速和心律失常。但眼心反射（三叉迷走反射）的净结果是迷走占优势，因而出现缓慢性心律失常甚至心脏停搏。眼心反射由三叉神经（传入弧）和迷走神经（传出弧）介导，因外周刺激三叉神经的眼支所致。刺激的原因包括眼内肌的牵拉、急性青光眼、眼睑肌的牵引和眶内注射或血肿等。尽管如此，仍不主张常规静脉用阿托品预防眼心反射，因为阿托品可增加室性心律失常的发生率，这种阿托品所致的心律失常可在眼外肌牵拉停止后仍持续存在；而室性心律失常较心动过缓性质更为严重，且后者更易防治。一旦术中出现眼心反射，手术医生首先应停止牵拉并暂停手术，然后用更轻柔温和的手法继续手术。

此外，纳洛酮拮抗大剂量麻醉性镇痛药后，由于痛觉突然恢复，可发生交感神经系统兴奋，表现为血压升高、心率增快、心律失常、甚至肺水肿、心室颤动及心搏骤停，必须引起重视。

7. 中心静脉插管　气囊漂浮导管管端有气囊保护，插管时心律失常的发生率低于常规心导管，一般以室性早搏为最多见，发生率约10%，当导管插入右心室后，若出现持续的心律失常，则可将导管退回至右房，心律失常多可立即消失，然后把气囊足量充气后再行插管。当频发室性早搏持续存在时，可经导管或静注利多卡因 40～50mg。严重的心律失常有室性心动过速、房颤和室颤等，一旦发生应紧急处理。插气囊漂浮导管过程中会引起右束支传导阻滞，故术前存在左束支传导阻滞的病人插管时可发展为完全性房室传导阻滞，因此，对此种病人应预先安置好临时起搏器后再插管。

8. 缺氧和二氧化碳蓄积　缺氧和二氧化碳蓄积使儿茶酚胺分泌增多，不仅增加心肌的应激性，促进反射性心律失常的发生，而且缺氧本身可兴奋窦房结出现窦性心动过速，继而出现 ST 段下降，T 波平坦或倒置。随着缺氧加重，心率逐渐变慢，以致心搏骤停。二氧化碳蓄积可使房室传导减慢，严重时可出现完全性房室传导阻滞。

9. 低温　随着体温的下降，心率逐渐减慢，低于28℃易出现室颤，20℃以下容易出现心脏停搏。

10. 麻醉或手术操作　疼痛刺激可引起交感反射，出现窦性心动过速（如切皮反射），许多操作与迷走神经兴奋有关，如支气管插管和拔管、气管镜或食管镜检查、牵引肺门、剥离食管上段以及牵拉甲状腺刺激颈动脉窦时，都可出现心动过缓、窦性心律不齐，偶可发生房室传导阻滞或心搏骤停。在全麻诱导插管时，虽可能发生迷走神经自身反射，但实际上90％的心律失常为窦性心动过速，且在缺氧和二氧化碳蓄积时更易发生。故维持良好的通气和血压是预防反射性心律失常最有效的措施。心脏手术直接刺激心包或心脏，不可避免地发生心律失常，其严重程度与刺激的部位和强度、与心脏本身的病变和缺氧程度等有关，一般多为房性或室性过早搏动，特别是开始刺激时，心律失常更多。如出现室性心动过速或房室传导阻滞，应立即停止手术，并过度通气；若血压下降，还应提升血压，避免心肌缺氧。

第二节　围术期心律失常的诊断

一、诊断步骤

围术期心律失常的诊断通常包括以下五个步骤。

1. 了解可能的病因　若在手术刺激和浅全麻时出现 QRS 波增宽的期前收缩，则更倾向于室性异位搏动而不是室上性异位搏动伴室内差异传导。

2. QRS 波群分析　假如 QRS 波群持续时间正常，则该节律可能为室上性。但若出现 QRS 波群增宽，则必须检查多个导联以了解 QRS 波群形态的变化，有助于区别心动过速的机制。

3. 寻找 P 波　对于某一特定的搏动，形态正常的 QRS 波群并不能肯定冲动来源于窦房结，它可起源于总传导束分支以上的任何部位，因此要明确心律失常的类型，必须首先明确心房活动及其与 QRS 波群之间的关系。心房活动的最佳监测导联是体表 II、aVF 和 V_1。除食道内或心房内监测外，监测体表 CB5、MCL、S5 等导联也有助于部分病人 P 波的识别，但食道和心房内导联有微电击的危险，故必须采取必要的预防措施以降低这种危险性。对曾有复杂快速性心律失常史或可能发生快速性心律失常者，宜在麻醉开始前选择一 P 波最清楚的导联或利用食道或心房内导联作监测，并从手术监护仪中记录麻醉前后基础心电图，有助于在心律失常出现时作比较。

4. 明确 P 波与 QRS 波群的关系　是否存在功能性的室内差异传导？通过增加迷走张力的方法（如颈动脉窦按摩、依酚氯胺）有助于明确诊断。此外，P 波可以逆行传导，从而可以排除室性节律。

5. 明确原发诊断　最终的诊断不能是继发现象，如房室分离、逸搏、或差异传导等，所有这些异常均为某些原发性改变（如心室自主节律伴室内差异传导，窦性心动过缓伴房室交界性或室性逸搏，PVST 伴室内差异传导等）所致；而针对继发现象的治疗可能是危险的，如需用阿托品或起搏治疗逸搏而误用利多卡因时可增加心房率。

二、围术期常见心律失常

1. 窦性心动过速和过缓　正常窦性节律的冲动起源于窦房结、成年人频率在 60 ~ 100 次/分，其 P 波在 Ⅰ、Ⅱ、aVF 导联直立，在 aVR 导联倒置，P-R 间期大于 0.12 秒；但根据心率不同 PR 间期可稍有变化。假如心电图的表现不符合上述表现，提示起搏点可能已偏移至心房。

窦性心动过速是指成年人窦性节律超过 100 次/分，但正常时不大于 180 次/分（在训练有素的运动员、婴儿及儿童可高达 200 次/分），随着年龄的增长，其上限下降，常逐渐发作和终止（图 6-1）。

窦性心动过缓是指窦性节律低于 60 次/分（成人），同时 P-R 间期大于 0.12 秒（图 6-2），在青壮年和训练有素的运动员中极为常见，随着年龄的增加，其发生率相应下降。

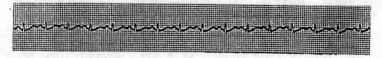

图 6-1　窦性心动过速（频率 135 次/分）

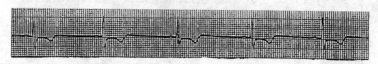

图 6-2　窦性心动过缓（频率 40 次/分）

2. 房性期前收缩　特点是提前出现的 P 波、P-R 间期大于 0.12 秒（在心室预激的病人如 WPW 综合征除外），P 波形态可与窦性 P 波相近，但通常不同（图 6-3）。当房性期前搏动出现在心房舒张早期，则其随后沿房室结的传导可能受阻（即无相应的 QRS 波）、也可能延长（P-R 间期延长）或伴有室内差异传导。因右束支较左束支的不应期为长，故差异传导通常以右束支阻滞为多见。

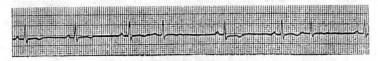

图6-3 窦性心律伴房性期前收缩（第4、7个搏动）

3. 房扑 形态连续的呈锯齿样的心房扑动波（F波），F波之间无等电位线（图6-4），心房率通常在250~350次/分，奎尼丁和相关药物（丙吡胺、普鲁卡因酰胺）可以使房扑频率降至200次/分以下，但当心率减慢时，若冲动以1:1传至心室时病人有危险。通常房扑时心室率是心房率的一半，若心室率减慢提示房室传导受损。

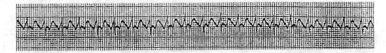

图6-4 房扑伴2:1传导

心房扑动的趋势是不稳定的，可转为窦性节律或心房纤维颤动，通过增加迷走神经张力逐步降低心室的反应性使心室率下降；而交感张力增加能加速房室传导，使心室率成倍增加。

4. 心房纤颤 系完全紊乱的心房活动，心电图是可见小且不规则的形态、振幅及间距绝对不等、频率为300~600次/分的心房纤维颤动波（图6-5）。根据纤维颤动传导的不同，心室率通常为100~150次/分，绝对不规则。心房纤颤虽可见于正常人，但一般应想到有潜在的心脏疾病，其中高血压性心脏病是最常见的诱发因素。

5. 房性心动过速 阵发性房性心动过速（PSVT，有时伴有房室传导阻滞）的特点是规则的、频率为150~250次/分的心房律（图6-6和图6-7）。PVST与房扑不同，P波与P波间有等电位线。当接受洋地黄治疗的病人出现PSVT伴传导阻滞

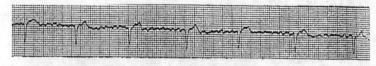

图6-5 房颤伴缓慢心室率

（莫氏 I 或 II 型 II 度房室传导阻滞）则强烈提示洋地黄中毒（伴或不伴有低钾血症）。

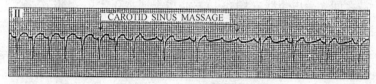

图6-6 阵发性房性心动过速

（颈动脉窦按摩增加迷走张力，抑制房室传导和降低心室反应）

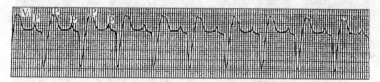

图6-7 阵发性房性心动过速伴 2:1 传导阻滞

6. 房室交界性搏动和房室交界性心律 一次室上性形态特征的 QRS 波（其 PR 间期正常）后，出现一较长时间的停顿（大于正常 P-P 间期），称房室交界性逸搏（图6-8），如果有 P 波，则 PR 间期短于 0.12 秒，且 P 波可表现为顺行（直立）、缺如（埋于 QRS 波）、融合波（伴窦性 P 波）或逆行（埋于 ST 段中）。

房室交界性期前收缩与房室交界性逸搏的区别是前者有正常的 P-P 间期；假如这些冲动不受阻，则可逆行传至心房，顺行传至心室，逆行 P 波（倒置 P 波）可能出现在 QRS 波前、中或后（图6-9），也可以在 QRS 波之后相当长的一个间隙出现。如果房室结、希氏束及束支不处在不应期，则逆行 P 波可以再次兴奋，进而使心室兴奋从而产生反复搏动。

7. 非阵发性房室交界性心动过速 常逐渐发作和终止，其频率为 70～130 次/分，表明是交界性起搏点（非窦房结）的心动过速，其 QRS 波是正常的。其冲动的发放频率随迷走张力的增强而减慢、随迷走张力的降低而增加。房室结性心动过速的心室率可以是规则的，也可以是不规则的（经常呈复发性）。因此，若心房纤颤病人的心室律减慢且变规则，可能是洋地黄中毒的早期征象。

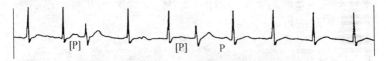

图 6-8 伴房室分离的房室结性心律
（病人未用洋地黄、β-受体阻滞剂或钙通道阻滞剂，
PR 间期短于 0.10 秒，显示房室结性起源）

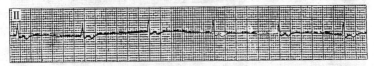

图 6-9 交界性心律，P 波常隐匿于 QRS 波群中，
但也可在倒置出现在 ST 段中

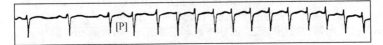

图 6-10 由一个房性期前收缩触发的阵发性室上性
心动过速（频率 188 次/分）

8. 阵发性房室交界性折返性心动过速 折返性心动过速涉及房室结，其特征是突然发作和终止（通常与阵发性室上性心动过速类似），频率为 150～250 次/分且规则（图 6-10）。除非有功能性心室内差异传导或原已存在的室性传导缺陷存在，则 QRS 波正常。静脉注射腺苷或维拉帕米，常能使房室

结折返性心动过速迅速停止。

9. 预激综合征　可分为显性、隐匿性和隐性预激综合征。当心房冲动通过辅助传导通路下传，使全部或部分心室在冲动按正常通路到达之前兴奋，称预激综合征，其发生率为 1~4/10000。显性预激综合征包括 WPW（图 6-11）和 LGL 综合征，病人常在正常窦性节律时（PR 间期 <0.12 秒）出现反复发作的室上性快速性心律失常，但 WPW 综合征心室内传导异常（Δ 波）而 LGL 综合征的心室内传导正常。预激综合征病人快速性心律失常的发生率约为 4%~80%，15%~30% 发生房颤，5% 则出现房扑。

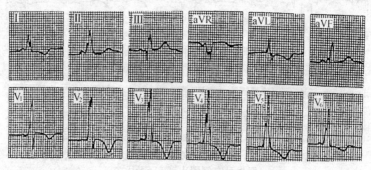

图 6-11　预激综合征
（WPW，窦性或房性冲动通过正常和异常传导束同时下传，而冲动
在异常传导束的传导更快，达到心室的时间更早，引起短 PR
间期和宽 QRS 波，该 QRS 波起始部粗钝，像希腊字母 Δ）

有些病人虽存在单向逆行（室→房传导）辅助传导通路（但不能顺行传导即房→室），但在窦性心律时，心电图上并无异常表现，也就是说，该辅助传导通路是隐匿的，极大多数因折返使心室预激引起的心动过速可能与此机制有关。此种折返系在正常房室通路上的顺行传导和在辅助通路上的逆行传导所致，对于后者，甚至只能以逆行方式传导，故更易于形成折返环路。

10. 室性期前收缩（PVB）和室性心动过速 心电图特征是以宽大畸形、较正常室上性兴奋灶下传的 QRS 波持续时间为长（>0.12 秒）的 QRS 波（图 6-12），大多（但非全部）可伴有大且与提前出现的 QRS 主波方向相反的 T 波。宽大畸形的 QRS 波前无提前出现的 P 波，但可能在预期的时间内出现窦性 P 波，通常 P 波埋于 QRS 波群中，PVB 之后的暂停多数是完全性代偿间隙。同一个病人心电图上出现三种或三种以上形态特征各不相同的 PVB，则称为多源性室性早搏。

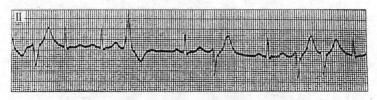

图 6-12 窦性心律伴频发多源性室性期前收缩
（示二联律和三联律）

当连续出现三个或三个以上的 PVB 时,称为室性心动过速,其心室率为 110～250 次/分,室律规则或轻度不规则。心动过速的发作可以是突然(阵发性)或逐渐出现(非阵发性),QRS 波群形态表现可以是一致的,也可以随机变化(多形性)或重复性(尖端扭转型室速),也可每个 QRS 波均不同(双向性室性心动过速)或 QRS 波群形态大致稳定但外形逐渐改变(如从右束支传导阻滞逐渐变为左束支传导阻滞等)。

室性心动过速持续存在时必须设法使其终止。因为持续 30 秒以上可出现循环衰竭或死亡。围术期鉴别 QRS 波增宽的室上性心动过速和室性心动过速（表 6-1）是极其困难的。

11. 室扑和室颤 室扑的心电图表现为频率 150～300 次/分、围绕等电位线振荡的正弦波。室颤是心电图基线上无规则的颤动波,无明确的 QRS 波群、ST 段或 T 波（图 6-13）,因两者均是致死性心律失常,故区分并无意义。

表 6-1   QRS 波增宽的室上性心动过速和室性心动过速的特征比较

室上性心动过速	室性心动过速
V_1 呈 rsR′	特殊的 QRS 波形
P 和 QRS 相关提示房室激动	房室分离或室-房相关
发作前有提前出现的 P 波	心室夺获或融合波
迷走兴奋手法可减慢或终止发作	心动过速终止时出现完全性代偿间隙
PR 间期≤0.10 秒	心动过速期间的 QRS 波相似

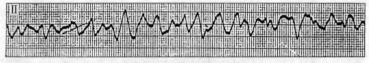

图 6-13   室颤

12. 心脏阻滞   指由传导束解剖或功能性损伤致房室冲动传导的暂时性或永久性障碍。Ⅰ°房室传导阻滞（Ⅰ度 AVB）的传导时间延长但所有冲动均能下传（图 6-14）；Ⅱ度 AVB 则部分冲动传导受阻，表现为 QRS 波脱落前 PR 间期进行性延长（Ⅰ型或文氏阻滞）或脱落前无 PR 间期的延长（Ⅱ型或莫氏阻滞，图 6-15），心房冲动无一下传至心室称Ⅲ度或完全性心脏阻滞（图 6-16）。

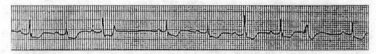

图 6-14   窦性心律伴Ⅰ度房室传导阻滞
（示 1 个未下传的房性期前收缩，1 个室性期前收缩）

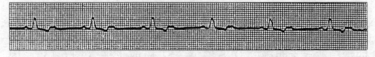

图 6-15   窦性心律伴 2:1Ⅱ度房室传导阻滞和束支传导阻滞

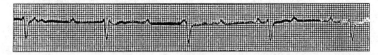

图6-16 窦性心律伴Ⅲ度（完全性）房室传导阻滞和加速的室性自主心律

第三节 围术期心律失常的处理

心律失常是围术期血流动力学发生突然变化的常见原因，如全麻期间心率的轻度改变就可导致血压的突然下降，此时心电图常表现为房室交界性心律，而降低吸入麻醉药浓度或更换另一种更为平稳的麻醉技术常可终止心律失常和由此引起的低血压。一般认为围术期麻醉管理良好的病例，致死性心律失常极为少见，但所有的室性心律失常均有潜在的危险性，且可在心动过缓伴心输出量下降、心肌氧供需失衡或出现威胁生命的心律失常等情况下加重；此外，任何快速性心律失常均在增加心肌氧耗的同时因舒张期缩短而使氧供下降，故应及时处理。

一、围术期心律失常的处理原则

围术期心律失常除了心脏本身病变或心内直视手术引起者外，通常是一过性良性心律失常，不需特殊处理。因此，围术期心律失常的治疗特点是要迅速正确地做出诊断，了解并消除引起心律失常的病因和诱因或促发因素（如麻醉是否过深或偏浅、通气是否良好、有无缺氧和二氧化碳蓄积等），选择适当的抗心律失常方法，采取预防复发的措施等。主要方法包括电学治疗和药物治疗，其治疗原则为：

（1）严重（或恶性）心律失常必须立即处理，甚至要紧急处理，如心室颤动、心室扑动、室性心动过速、尖端扭转型室速（TDP）、多源性室早、R on T现象及Ⅲ度AVB等；

（2）当心律失常伴有血流动力学改变时，也应及时治疗，在治疗的同时分析病因和诱因并设法消除诱因；

（3）若心律失常时血流动力学尚能维持相对稳定，应分析引起心律失常的病因和诱因，并消除诱发因素，如暂停手术操作、解除气道梗阻、改善通气功能及纠正电解质紊乱等，然后或同时对心律失常进行适当的治疗。

抗心律失常药、起搏器或直流电复律等分别适用于某些心律失常的治疗，若前述措施应用得当，则抗心律失常药的疗效将显著提高。表 6-2 总结了常见心律失常的主要原因和特殊治疗措施。

二、围术期常用抗心律失常药物

1. 腺苷　腺苷是存在于所有体细胞的一种内源性核苷。目前对其心脏效应的研究较多，其作用机制涉及内向整流钾通道（$I_{KAdo,Ach}$）的激活，腺苷可使 90% ~ 95% 的 PSVT 终止发作，目前认为是该种心律失常的有效治疗药物之一。腺苷的血浆半衰期（约 10 ~ 15 秒）极短，也为一种非常有价值的诊断工具（如可鉴别室上性和室性心律失常）。因为腺苷能拮抗儿茶酚胺对心室肌组织的效应，故可有效地治疗一部分 cAMP 依赖的室性心动过速，但临床上对鉴别是否儿茶酚胺依赖的室性心动过速发作极为困难，因而腺苷并非室性心动过速的常规治疗药物。应用核苷摄取阻滞剂的病人，腺苷的效应显著增强，故应避免用腺苷。

若体内存在腺苷受体拮抗剂（如咖啡因、茶碱）时，腺苷的效应减弱。在 PSVT 包括 WPW 综合征病人，腺苷可作用于房室结减慢传导和干扰折返通路，从而恢复窦性心律。正常时，6 ~ 12mg 腺苷可在 60 秒内起效且对血流动力学的影响轻微。腺苷对终止房扑和房颤无效，但其可抑制房室结传导（如增加房室结有效不应期）从而显著降低心室率。除非病人有显效的起搏器，在Ⅱ ~ Ⅲ度心脏传导阻滞时不推荐用腺苷。

表 6-2　围术期心律失常的主要原因和处理

心律失常	原　因	处　理
窦性心动过速	发热、出血、浅麻醉、缺氧早期、高碳酸血症、儿茶酚胺分泌过多	病因治疗、β-阻滞剂、阿片类药（麻醉性镇痛药）、补充血容量、加深麻醉
窦性心动过缓	深麻醉、缺氧晚期、反射、寒冷、麻醉性镇痛药、窦房结功能不良	病因治疗、阿托品、异丙肾上腺素、起搏
房性早搏（期前收缩）	慢性肺部疾患、脓毒血症、心肌缺血、中心静脉导管（置管）	病因治疗、奎尼丁、普鲁卡因酰胺如果有房早诱发快速性心律失常则用丙吡胺、中心静脉导管导管外退
房扑	器质性心脏病、心房扩张、高血压、肺栓塞、代谢改变	病因治疗、直流电复律、洋地黄、β-阻滞剂、维拉帕米、奎尼丁、普鲁卡因酰胺、丙吡胺
房颤	同房扑	同房扑
房性心动过速或不伴传导阻滞	器质性心脏病、肺心病、洋地黄中毒、低钾血症	同房扑和房颤、若洋地黄中毒所致用苯妥英钠
房室交界性搏动和心律	窦房结功能抑制、房室结起搏点的自律性增强	阿托品、异丙肾上腺素、起搏、利多卡因（房室结性早搏）
非阵发性房室交界性心动过速	心肌炎、下壁心肌梗死、手术、洋地黄中毒	病因治疗、改善血流动力学、如未用洋地黄、则可用洋地黄
阵发性房室交界性折返性心动过速	应激、焦虑、疲劳、咖啡因、偶尔见于器质性心脏病	镇静、抗焦虑、避免促发因素、迷走神经兴奋手法、维拉帕米、依酚氯铵、普萘洛尔、电复律、洋地黄、抗心动过速起搏即超速起搏

心律失常	原　因	处　理
预激综合征	辅助性传导通路（WPW 或 LGL)	同逆行通路的折返
室性期前收缩 (PVB)	多源性，其发生率随年龄增加而增加	病因治疗，潜在的心脏疾病治疗，利多卡因和其他有效的抗心律失常药（除溴苄胺）
室性心动过速 (VT)	洋地黄中毒，心肌缺血或梗死，儿茶酚胺，奎尼丁，丙吡胺，普鲁卡因酰胺，QT 延长综合征	同 PVB，当 VT 对其他药物治疗无效时，可用溴苄胺
室扑或室颤	同 VT	立即直流电复律，余治疗同 VT
I°房室传导阻滞（I°AVB)	迷走张力过高，心房率过快，深麻醉，麻醉性镇痛药，地尔硫䓬，维拉帕米、β-阻滞剂	通常无需治疗，阿托品、异丙肾上腺素
II°I 型 AVB（文氏现象)	同 I°AVB，器质性心脏病，急性下壁心肌梗死	同 I°AVB，可临时起搏
II°II 型 AVB（莫氏现象)	器质性心脏病，急性下壁心肌梗死	阿托品和异丙肾上腺素（临时），起搏（永久)
完全性 AVB	器质性心脏病	同 II°AVB
束支或分支传导阻滞	器质性心脏病	可临时起搏（合并 I°或 II°I 型 AVB），当伴有 II°II 型 AVB 时起搏

2. 阿托品 通过阻断乙酰胆碱对心脏 M_2 毒蕈碱受体作用，从而增加窦性频率和房室结传导时间。阿托品对房室结以下的自律性、传导时间或不应期影响很小，对因高位脊麻或硬膜外阻滞引起的窦性心动过缓的治疗最为有效；也可用于治疗全麻期间的窦性心动过缓。但必须想到阿托品降低迷走张力，从而使交感神经过度兴奋，有诱发严重室性心律失常的可能。

3. β-肾上腺素能受体阻滞剂 普萘洛尔是这类药物的代表，此外尚有作用时间短的药物艾司洛尔，常用于治疗围术期因内源性或外源性儿茶酚胺过量或甲亢时心律失常的处理；兼有 α_1-β_1 受体拮抗作用的拉贝洛尔特别适用于因高血压危象引起的心律失常。

普萘洛尔抗心律失常效应的主要机制是竞争性 β_1 肾上腺素能受体阻断和膜稳定作用（奎尼丁样或局麻药样作用），但后者无重要临床意义，因其产生作用所需血药浓度是产生 β 受体阻滞作用的 10 倍。普萘洛尔减慢窦性频率、增加房室结传导时间和不应期，其效应的大小取决于潜在的交感张力水平。如果病人的心率特别依赖于交感张力、窦房结功能不全或房室结传导受损的情况，则普萘洛尔可能引起严重窦性心动过缓、逸搏心律或心脏阻滞。普萘洛尔最常用于减慢窦性心动过速的频率、终止或预防室上性心动过速（PSVT），也可用于降低房扑、房颤时的心室率（但此时洋地黄更为合适）。此外，普萘洛尔还可用于治疗因儿茶酚胺过度分泌（cAMP-依赖型）、先天性 QT 间期延长综合征和二尖瓣脱垂综合征病人并发室上性快速性心律失常的治疗。

4. 洋地黄 洋地黄使钠泵抑制或失活（尤其是 Na^+-K^+_{ATP}酶），随后改变细胞内钠浓度，并使细胞内钙浓度轻度的净增加，这些效应是洋地黄对心脏潜在的直接效应及其毒性作用的共同结果。低钾病人可能增加洋地黄与 Na^+-K^+_{ATP}酶泵的亲和力，因而低血钾病人更易产生洋地黄中毒。此外，高钙和某些药物（如奎尼丁等）也能增强洋地黄的心脏效应。

洋地黄抗心律失常效应主要通过其对心房和房室结的间接作用（神经介导）实现的。洋地黄可增加迷走神经传出冲动的发放及反射性引起交感神经张力下降，从而增加房室结内（但不是希氏束-蒲肯野纤维）的不应期和传导时间。在治疗 PSVT、房扑或房颤、预激综合征（WPW 或 LGL）病人反复发作的心动过速等也有一定价值，但不适用于预激综合征病人房扑或房颤的治疗，因洋地黄可缩短辅助传导束的不应期，增加心室率。

5. 依酚氯铵　当颈动脉窦按摩无效或有禁忌时，有时试用依酚氯铵可终止 PSVT 的发作。因为其起效和消除快，因而较新斯的明更常用。在建立体外循环前，突然出现房扑或房颤并伴有持续性的血流动力学紊乱时，依酚氯铵尤其有用。由于其能产生窦性静止或房室传导阻滞，故对使用洋地黄或窦房结功能不良、心脏阻滞的病人用依酚氯铵应特别慎重。此外，心脏的 A_1-腺苷和 M_2 毒蕈碱样胆碱能受体在转导蛋白（Gi，Go）中成对出现，故腺苷能同时激活 $I_{KAdo,Ach}$，从而产生与依酚氯铵相同的电生理效应，因此近年来依酚氯胺在心律失常治疗方面的地位正在下降。阿托品可逆转依酚氯胺或其他抗胆碱酯酶药的效应。

6. 异丙肾上腺素　同时激动 β_1、β_2-肾上腺素能受体，对 α 受体无重要的临床效应。常用于维持有症状窦性心动过缓病人、心脏起搏器安装前的高度房室传导阻滞病人合适的心率和心排出量，还可用于治疗因 β-肾上腺素能受体阻滞剂中毒和尖端扭转型室速。

7. 利多卡因　不像奎尼丁和相关的 Ⅰa 类抗心律失常药（丙吡胺、普鲁卡因酰胺），利多卡因的大部分电生理效应是由其直接作用所致，它不抑制窦房结的自律性（除外预激致窦房结功能不全的病人），但可抑制浦肯野纤维的正常和异常自律性。细胞外钾浓度和酸中毒能显著影响利多卡因的电生理效应。与Ⅰa类抗心律失常药对心脏激活态的钠通道有很高的亲和力不同，利多卡因和其他Ⅰb类药更易于阻滞失活态的钠通道。因此，Ⅰa类药主要阻滞开放状态的钠通道，而Ⅰb类药则优先阻滞关闭状态的钠通道。

利多卡因缩短浦肯野纤维和心室肌纤维的动作电位时程和不应期，但对特殊心房肌纤维动作电位时程和不应期无影响。其抗室性心律失常的效应可能与其在时间和空间方面降低心室特殊传导组织和心肌的不应期有关，利多卡因抗心律失常谱较窄，常用于麻醉期间、心肌梗死或洋地黄过量所致室性心律失常的治疗。

8. 奎尼丁　奎尼丁有直接（细胞膜）和间接（抗胆碱能）抗心律失常效应，除可减慢窦房功能不良病人的心率外，对正常窦性频率几乎无直接作用。常用于治疗室上性和室性期前收缩及持续性快速性心律失常，且较普鲁卡因酰胺更为常用。因解迷走作用和外周血管扩张（α-肾上腺素能受体阻滞）所致反射性交感兴奋，故可出现窦性频率增加和房室结传导加快的现象。

奎尼丁的直接效应是延长房室结和希氏束-浦肯野纤维的传导时间，并可抑制希氏束-浦肯野纤维的正常自律性，因而在治疗伴房室传导阻滞的心律失常病人有危险。

奎尼丁可轻微延长动作电位时程，但增加心房、心室肌和浦肯野纤维的有效不应期。在治疗剂量时 QT 间期轻度延长，血药浓度增加时作用更明显。奎尼丁能引起室性快速性心律失常，包括尖端扭转型室速（系 QT 间期延长的结果），这是奎尼丁晕厥的常见原因。其他潜在的不良反应包括金鸡纳中毒、胃肠道不适和高敏反应（如血小板减少症、发热）。

奎尼丁还可用于预防反复发作的 PSVT，它可增加室性预激综合征病人正常及辅助传导束顺行传导的不应期，因而可用于治疗预激综合征（WPW 和 LGL）反复性心动过速、房扑和房颤。此外，奎尼丁和相关药物（丙吡胺、普鲁卡因酰胺）通过抑制期前收缩（这些期前收缩能触发上述心律失常）有助于预防室上性和室性快速性心律失常的复发。

9. 维拉帕米　该药在治疗剂量时对正常快反应纤维的动作电位无影响，但可抑制受抑纤维（depressed fibers）的各种异常自律性、后除极及触发活动。维拉帕米降低窦性频率、减慢房室结传导时间、增加正常传导时房室结不应期；但它既不影响心房、希氏束浦肯野纤维或心室的传导时间和不应期，也不影响逆行传导时房室结传导时间、不应期以及辅助传导通路（束）的顺行或逆行传导的时间及不应期。

临床应用的维拉帕米是其消旋物，具有局麻药的某些特性，其（－）镜像体具有阻滞慢内向电流的作用。维拉帕米因外周血管扩张而引起反射性交感兴奋，故窦性频率可轻度降低或不变；但对房室结传导的抑制效应并无影响。对于经单纯的迷走兴奋方法治疗无效的 PSVT，静脉用维拉帕米可降低房扑或房颤病人的心室率，并可使部分病人恢复窦性心律。它可通过①反射性交感神经兴奋或／和②Kent 束有效不应期的缩短增加预激综合征病人（WPW 和 LGL）的心室反应性，因而对此类病人属相对禁忌。

第四节　抗心律失常药物的分类

抗心律失常药物可分为两大类，即抗快速性心律失常药物和抗缓慢性心律失常药物。一般将抗快速性心律失常药物分为四类（表6-3），该分类法大大方便了教学和新药的开发设计，但此法不考虑病因学和心律失常发生的机制，且由于药物在不同的心律失常中的作用并不完全相同，因而临床上难于预测治疗效果是其不足之处。表6-4介绍了抗心律失常药物作用的细胞机制。

由于人工起搏器用于治疗缓慢性心律失常迅速有效，故近来已很少应用药物治疗。但对于治疗某些轻型缓慢性心律失常如明显而短暂的窦性心动过缓，此类药物仍有其实用价值。此外，当情况紧急，如阿斯综合征发作而急切间又不能立即获得人工起搏器时，则抗缓慢性心律失常药物极为适用。常用的抗缓慢性心律失常药物有：①β-受体兴奋剂（如异丙肾上腺素）；②M受体拮抗剂（如阿托品）及③非特异性兴奋、传导促进剂（如麻黄碱、肾上腺皮质激素等），在急性心肌梗死时尤多使用。

表6-3 抗快速性心律失常药的 Vaugham Williams 分类

类型	机制	药物举例
I类	直接作用于膜通道（如阻滞钠通道）	奎尼丁
Ia(抑制0期、减慢传导、延迟复极)		普鲁卡因酰胺,丙吡胺
Ib(抑制异常纤维0期,缩短复极)		利多卡因,美西律
Ic(明显抑制0期,显著减慢传导,轻度影响复极)		苯妥英钠,妥卡尼
II类	抗肾上腺素能药物	普萘洛尔,艾司洛尔
III类	延迟复极	胺碘酮,溴苄胺
IV类	钙通道阻滞剂	维拉帕米

表 6-4　抗心律失常药物作用的细胞机制

药物	通道 钠 快	通道 钠 中	通道 钠 慢	Ca	K	If	受体 α	受体 β	受体 M₂	受体 p	泵 Na-K$_{ATP}$酶	临床效应 左室功能	临床效应 窦性频率	临床效应 心外效应	心电图 PR间期	心电图 QRS宽度	心电图 JT间期
利多卡因	L													M			↓
美西律	L											→	→	M			↓
妥卡尼	L											↓	→	H			↓
Moricizine	HI											↓	→	L		↑	
普鲁卡因酰胺		HA			M							↓	→	H	↑	↑	↑
丙吡胺		HA			M				L			↓	↑	M	↑↓		↑
奎尼丁		HA			M		L		L			↓	↑	M	↑↓	↑	↑
普鲁帕酮		HA						M				↓	↓	L	↑	↑	
氟卡尼			HA		L							↓	→	L	↑	↑	
恩卡尼			HA									→	↑	L	↑	↑	
Bepridil	L			H	M							?	→	L	↑		↑
维拉帕米	L			H			M					↓	→	L	↑		
地尔硫䓬				M								↓	→	L	↑		

续表

药物	通道						受体				泵	临床效应			心电图		
	钠快	钠中	钠慢	Ca	K	If	α	β	M₂	P	Na-K_ATP酶	左室功能	窦性频率	心外效应	PR间期	QRS宽度	JT间期
溴苄胺					H		○	○				↑	↓	L			↑
索他洛尔					H			H				↓	↓	L	↑		↑
胺碘酮	L			L	H		M	M				→	↓	H	↑		↑
Alinidine					M	H						?	↓	H	↑		
纳多洛尔								H				↓	↓	L	↑		
普萘洛尔		L						H				↓	↓	L			
阿托品									H			→	↑	M	↓		
腺苷										●	H	?	↓	L	↑		
洋地黄									●		H	↑	↓	H	↑		↓

注1:阻滞剂相对强度;L=低,M=中,H=高;●=激动,○=激动拮抗,A=激活态阻滞剂,I=失活态阻滞剂。

第五节　心脏起搏器和直流电复律

一、心脏起搏器

许多资料证实，人工心脏起搏是治疗各种心律失常特别是缓慢性心律失常的最重要和最可靠的方法之一。人工心脏起搏不仅能延长患者生命，而且可明显改善生活质量。据美国调查发现，安装起搏器病人占总人口的比例为 1：460，且每年每百万人中有 513 例病人安装起搏器。目前在我国，安装起搏器的病人也逐年增多，因此，麻醉医师在围术期处理时必须对此引起重视。下面着重讨论围术期涉及起搏器的有关问题。

1. 电磁干扰（EMI）　此现象单极起搏较双极起搏常见，因为单极起搏时电极间距离过长，促使内源性电磁干扰的传导并允许内源性 EMI 在阳极处被感知，假如无合适的屏蔽功能，EMI 甚至可直接进入脉冲发生器内部。除了合适的屏蔽，其他正确措施包括外源性信号的电子过滤（滤波）和干预模式的预置等。后者的功能是在强、持续 EMI 信号下，允许起搏器回复到固定频率（不同步模式）并保护起搏。由骨骼肌电位（肌强直抑制）引起的起搏器抑制也是一个严重的问题，此现象在单极起搏器病人的发生率大于 20%。

2. 电刀（电灼器）干扰　在距离脉冲发生器几英寸的范围内使用电灼器，起搏器输出将受抑制。此外，脉冲发生器与电灼器头直接或间接的接触可使局部过热甚至损坏起搏器电路。因此，电灼器的皮肤电极应尽可能远离脉冲发生器和电流传导通路，电灼器到皮肤电极板之间不应横跨起搏器及其导线。对非程序化的按需起搏器（VVI），由于电灼器抑制使起搏失败时，可利用外源性磁场将起搏器模式逆转至不同步方式。对于程序化的起搏器，则可根据情况选择不同的模式，对于简单的程序化起搏器，不可用磁场，因可发生"假再程序化"现象。

应用电灼器时，应密切观察病人的脉搏或用血氧脉搏饱和度仪监测；电灼器只能用短烧灼（脉冲发生器个别搏动消失对机体并无不良影响）；对于多模式程序起搏器，则可在手术前将起搏器程序设置为 VVT 或 VOO 模式。

3. 直流电除颤对起搏器的影响　尽管脉冲发生器对体外直流电除颤有一定的保护功能，但在除颤期间仍可发生再程序化甚至损坏起搏器。因此，除颤器电极板应远离脉冲发生器和起搏器导联的总线至少8cm以上。因刺激电极常远离起搏器，故电休克治疗对于植入式起搏器并无危害。

二、直流电复律

在治疗室上性或室性快速性心动过速时，直流电复律与药物治疗相比优点更多，因而有条件时直流电复律是最佳选择。复律的电流量必须精确选择，以立即恢复安全的窦性节律为宜。区分室上性和室性快速性心动过速及紧急使用有效药物治疗，并不重要，因药物达到治疗剂量不但耗时，也可能无效并产生不良反应，因而并无必要。

1. 适应证　直流电复律是治疗因折返或兴奋（如房扑或房颤、房室结折返性心动过速、心室预激综合征病人产生反复性心动过速、大部分室性心动过速、室扑和室颤）所致心律失常最有效的措施。直流电休克后，通过去极化所有的可兴奋组织并使自主节律灶放电，建立电均势，从而临时中断折返环路。然而，心律失常可能由于上述易发因素的存在而复发，故纠正这些情况以及采取其他治疗措施（包括药物）可能有助于预防此种复发。

2. 禁忌证　直流电复律不适于自律性紊乱（包括平行收缩）所致的快速性心动过速、伴或不伴阻滞的某些房性心动

过速（特别是怀疑洋地黄中毒所致）、非阵发性房室结性心动
过速以及加速性室性自主节律等心律失常。如果是洋地黄引起
的，直流电复律可触发致命性的室性快速性心律失常。此外，
麻醉医师还有必要了解植入式自动心脏电复律除颤器以及有此
类装置病人围术期处理的知识。表 6-5 介绍有关直流电复律时
的注意事项。

表 6-5　直流电复律的注意事项

1	在拟行电复律前，必须纠正血气、电解质和代谢失衡
2	假如血浆洋地黄水平不高、无低血钾症及洋地黄中毒的临床证据，则无需停用洋地黄
3	直接针对复发的药物治疗以及其他治疗措施的实施有助于提高复律的成功率
4	选择直径合适（成人 12～13cm）的电极板，放置时应与胸壁彻底接触并有足够的导电胶
5	除了室扑或室颤，其余电复律时必须使用同步电击
6	一般仅用最低有效水平的电击能量（50～200J），应用洋地黄者宜从 5～10J 开始
7	对大多数择期电复律病人，宜采用浅麻醉（硫喷妥钠或咪唑安定）并辅助通气和吸氧

（孙建良　钟泰迪）

参 考 文 献

1. Gravenstein N, Kirby RR. Complications in Anesthesiology. 2nd ed. Philadelphia：Lippincott-Raven Publishers，1996，281-321

2. Miller RD. Anesthesia. 5th ed. Harcourt Asia：Churchill livingstone，2001

3. Siddoway LA. Pharmacologic priciples of antiarrhythmic drugs. In：Podrid PJ and Kowey PR. Eds. Cardiac Arrhythmia：Machanism, diagnosis

and management. Philadelphia: Williams and Wilkins, 1995, 347-507

4. Trappe HJ, et al. Nonpharsmacological therapy of ventricular tachya-rrhythmias: Observations in 554 patients. Pacing Clin Electrophysiol, 1994(17): 2172

5. Davis RF. Etiology and treatment of perioprative cardiac arrhythmias. Section I: Preoperative assessment and management. 1996(6): 170-197

第七章

术后恶心与呕吐

　　术后恶心呕吐与重要麻醉并发症密切相关，是引起术后病人情绪低落、增加 PACU 人力和物力的主要原因。尤其是门诊手术的广泛开展，术后恶心和呕吐已经成为延长病人留院时间的重要原因之一，因此积极的预防和有效的治疗术后恶心和呕吐是麻醉医师的任务之一。本章概述了与恶心呕吐相关的解剖和生理、诱发因素、预防及治疗知识。

第一节　恶心呕吐的一般描述

一、恶心呕吐的定义

　　恶心是一种很难描述或定位模糊的感受，通常为呕吐的前兆。呕吐则是一种复杂的生理反射，它涉及机体许多骨骼肌和自主神经系统的协调动作，最终导致胃肠内容物经口用力呕出。

二、呕吐过程

　　作为呕吐的前驱症状，清醒病人通常先感到恶心，一种迫切需要呕吐的感觉，常伴有血管运动和自主神经系统紊乱征象，如虚弱、乏力、厌食，同时出现皮肤苍白、瞳孔扩大、多汗或心动过速，有时也会出现心动过缓伴低血压、流涎增多、呼吸变得深、快而不规则，继之干呕。

1. 干呕　干呕往往由胸部或腹部肌肉同步，非协调性阵发挛缩开始，伴有膈肌下降和突发痉挛。腹肌收缩时将胃内容物挤入食道，而每次收缩后的松弛又将食道内的胃内容物回复到胃部。

2. 呕吐　当干呕变得协调，并能将胃内容物经口用力呕出时，恶心也就发展到呕吐。呕吐通常由深呼吸开始，然后，当腹肌用力收缩时，膈肌向骶尾侧移位，挤压胃部从而升高胃内压。同时贲门括约肌和食道松弛，胃内容物向上挤出食道。紧接着舌骨及喉部迅速抬高，食道环状平滑肌张力增加，声门关闭，至呕吐物排出为止；由于声门的关闭，从而防止发生肺内误吸。呕吐越用力，时间越长，就越容易吐出染有胆汁的十二指肠内容物或下消化道内容物。

3. 反流　反流是一种被动过程，易与呕吐相混淆。低位食道或咽食道部肌肉的括约肌样运动丧失，食道蠕动丧失或上消化道正常压力梯度的逆转，均易导致胃内容物反流到咽部。而这些变化均可发生在麻醉病人中。事实上，无症状性误吸极易发生于那些区域阻滞不完善而接受面罩（非气管插管）吸入麻醉病人中，这些病人表面看来无明显症状，其实已经有少许胃内容物的误吸。

第二节　恶心呕吐的解剖和机制

一、神经反射

如同其他反射，恶心呕吐具有感受器、传入神经、反射中枢、传出神经及效应器。

1. 外周感受器

（1）机械感受器：位于肠道肌肉壁上，可被肠道的收缩和扩张激活。胃窦扩张（如进食过量）和近端小肠扩张（如肠梗阻）均可刺激感受器而引起恶心呕吐。

（2）化学感受器：位于肠壁粘膜，控制肠腔内环境的变化，对酸碱、高渗溶液、温度和化学刺激的反应敏感。

2. 传入神经　迷走神经是感受呕吐刺激的主要神经，支配腹腔脏器80% ~ 90%的迷走神经均为传入纤维，部分为交感神经传入。来源于胃肠道不同部位的刺激，通过迷走和交感神经传入向上传入脑部呕吐中枢。其它来自于子宫、肾盂、输尿管或膀胱的扩张，前庭迷路的旋转或失平衡刺激，通过延髓及呕吐化学受体感受区。颅内压升高、疼痛通过大脑皮质传入引起恶心呕吐。

3. 呕吐中枢

（1）延髓橄榄核水平：呕吐中枢主要位于延髓橄榄核水平的双背侧缘，在两侧橄榄核中间。用微电极直接刺激这一区域即可致吐。呕吐中枢通过刺激呼吸中枢、血管舒缩中枢、涎核、延髓的兴奋和抑制中枢，调节呕吐的内脏及躯体反射。

（2）化学催吐感受区（chemorecptor trigger zone, CTZ）：催吐化学感受区位于第四脑室基底部极后区（见图7-1），对一些来自血液或脑脊液中的化学

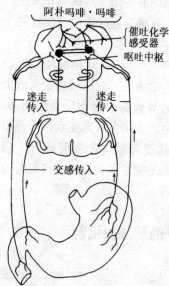

图7-1　呕吐中枢和传入通路

物质很敏感，但用微电极直接刺激这一区域时不引起呕吐。此区富含5-羟色胺、多巴胺、乙酰胆碱和阿片受体。

（3）前庭系统：前庭迷路系统与运动性呕吐相关。

4. 传出神经　传出神经离开呕吐中枢，分别经第 V、IV、VII、VIII、IX、X、XI对颅神经传入上消化道，经脊神经传入膈肌及腹肌。

二、呕吐反射的神经递质

脑内存在着众多的化学递质和相关的受体，它们与呕吐相关，前者如乙酰胆碱、多巴胺、组胺、去甲肾上腺素、肾上腺素和5-羟色胺等。在运动性呕吐中，乙酰胆碱和组胺起主要作用。而其它各类呕吐中，5-羟色胺起主要作用。后者如位于基底部中的 M-受体及多巴胺受体（D_2 受体），它们兴奋时可致吐；此外 D_2 受体还存在于某些与呕吐反射有关的神经核中。5-羟色胺受体共有四种，5-羟色胺 3（5-HT_3）受体与呕吐密切相关，它在基底部、迷走核及孤束核的含量最高。组胺受体（H_1 受体）位于前庭核、孤束核、迷走核及疑核中。

第三节　恶心呕吐的原因及相关神经通路

不同的刺激经相应的传入纤维进入呕吐中枢，从而引起恶心和呕吐（见图7-2）。

一、经皮质传入

因对手术所产生的紧张、恐惧或压抑等情感反应可以导致恶心和呕吐。类似的刺激包括视觉刺激（如见到血）、嗅觉、味觉刺激以及伴随的联想也可以引起恶心和呕吐，这些因人而异，甚至因神经、精神状态而异。机体的功能系统如疼痛、严

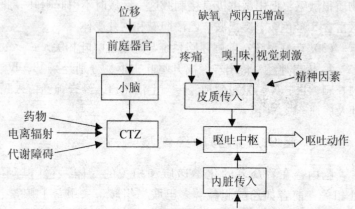

图 7-2　根据不同传入通道将致恶心呕吐的刺激因素归类

重低血压、血管性头痛（偏头痛）、缺氧及颅内压升高均可通过大脑皮质传入引起呕吐反应。

二、经内脏传入

　　腹腔内脏刺激可以通过迷走神经或交感传入纤维传入。此类刺激包括内脏牵拉、肠梗阻、急性炎症（例如阑尾炎）、伴有肠梗阻的非肠腔脏器炎症（如胰腺炎、胆囊炎）、内脏痛、胃肠功能紊乱（如吞气征）、胃肠粘膜刺激（如胃酸、氨茶碱、水杨酸制剂、抗生素、化疗药物、内毒素）和心脏病（急性心梗或充血性心力衰竭）。

　　另外，由于镇痛剂应用、腹内肿物（如妊娠子宫）、颅内高压、疼痛及焦虑引起胃排空延长，导致胃扩张。它不仅是引起呕吐的因素之一，而且也易引起反流和误吸。

三、经前庭传入

　　位移、中耳炎、迷路肿瘤和迷路的血管病变均通过前庭发出神经冲动，经听神经传入小脑，然后经化学感受区径路至呕吐中枢。阿片类药物能增加前庭器官对位移的敏感性。晕动病也会因视觉、情绪、嗅觉、本体感受的刺激而加重。上述刺激的传入，皮质传入通路只起到了辅助作用。

四、化学感受区传入

多种药物，如阿朴吗啡、吗啡（包括其他麻醉镇痛药）、强心苷、安非他明（苯丙胺）、麦角衍生物及氮芥可直接作用于中枢化学感受区从而导致恶心和呕吐。电解质失衡、电离辐射及尿毒症亦可作用于 CTZ 或靠近下丘脑和延髓的呕吐中枢从而导致呕吐。另外，机体维生素缺乏、甲状腺功能减退、肾上腺皮质功能不全也会作用于中枢化学感受区从而导致恶心和呕吐。

第四节　恶心呕吐的原因

由于麻醉技术的不断改进，新型麻醉药的应用和外科手术方法的革新，术后恶心呕吐的发生率较以前有所下降。由50～60 年代的 3.6%～85% 降到目前的 30%。一个病人术后是否发生术后恶心呕吐与许多因素相关（见表7-1）。

表 7-1　术后恶心呕吐的可能原因

患者因素	药物
①肥胖	①麻醉镇痛剂
②女性	②抗胆碱酯酶药物
③年龄小	③依托咪酯 > 硫喷妥钠 > 异丙酚
④有晕动病或麻醉后呕吐病史	④异氟醚
⑤未被控制的疼痛	⑤超过 T_5 水平的区域阻滞麻醉
⑥移动	⑥N_2O

手术类型	其他
①腹腔内	①低血压
②颅脑	②低血糖
③中耳	③肠梗阻
④腹腔镜手术	④吞下血液
⑤经腹子宫切除术	
⑥眼科（尤其斜视纠正术）	
⑦睾丸手术	

一、患者因素

1. 年龄　术后恶心、呕吐最容易发生于儿童，尤其在青春前期11~14岁年龄组，年龄大于20岁，发生率下降。

2. 性别

（1）女性的恶心呕吐发生率是男性的2~4倍。

（2）月经周期的第3~4周的发生率尤其高。因此有人认为高水平的促性腺激素是增加机体恶心呕吐敏感性的主要原因。而口服雌激素可引起恶心呕吐、高促性腺激素则与妊娠剧吐有关、经期进行内镜手术的女性恶心呕吐发生率更高。另外绝经期和卵巢切除的女性，由于此时促性腺激素处于高水平，恶心呕吐的发生率持续偏高，但当患者的年龄一旦超过70岁（促性腺激素浓度降低），恶心呕吐发生率随之降低，所有这些事实都为此提供了依据。

3. 体型　肥胖病人恶心呕吐发生率较高。

（1）肥胖病人体内大量的脂肪犹如一个麻醉药储存库，在麻醉结束后仍可以缓慢持久地释放出大量麻醉药，这等于身体长时间暴露于麻醉药中，因此增加了恶心呕吐的发生率。

（2）肥胖病人也具有较高的静态胃容量，因此在麻醉诱导面罩吸氧期间，气体容易进入胃内，造成术后恶心呕吐。

4. 个体敏感性

（1）既往有晕动病或麻醉术后呕吐病史的病人，其恶心呕吐发生率大约是普通病人的 3 倍。

（2）那些存在恶心呕吐相关疾病的患者（例如肾衰或肠梗阻），在麻醉术后也有较高的恶心呕吐发生率。

5. 精神紧张　病人对手术感到恐惧和担忧，精神上有沉重的负担。精神紧张通过大脑皮层兴奋呕吐中枢，引起恶心呕吐。另外，心理压力还可引起内分泌的改变，释放生长激素、催乳素等。激素水平的改变也会影响术后恶心呕吐。

二、药物因素

1. 术前用药

（1）阿片类药物：术前接受阿片类药物的病人术后恶心呕吐率大约是那些未用病人的 3 倍。术前应用吗啡 10mg，可使术后恶心呕吐发生率增加至 66.7%。儿童术前应用芬太尼，术后恶心呕吐发生率高达 60%。哌替啶应用后对术后恶心呕吐发生率与剂量相关。

（2）抗胆碱药：阿托品或东莨菪碱与阿片类药物合用可以减轻后者引起术后恶心呕吐的副作用。这在标准的妇科手术和标准麻醉技术的研究中得到证实：接受 10mg 吗啡与 0.6mg 阿托品很明显使呕吐发生率从 66.7% 减少到 35.2%。

（3）镇静药：镇静药如安定和巴比妥类通过镇静和抗焦虑，从而避免了因紧张引起的恶心呕吐。酚噻嗪（氯丙嗪和异丙嗪），丁酰苯类制剂（氟哌利多等）通过抑制呕吐中枢，降低呕吐发生率。

2. 术中麻醉用药

（1）静脉制剂：以硫喷妥钠、咪唑安定或异丙酚作全麻诱导，其恶心呕吐发生率明显比吸入麻醉药诱导要低。同样，用硫喷妥钠或异丙酚维持麻醉与吸入麻醉药相比，其术后呕吐发生率亦较低。但氯胺酮和依托咪酯应用后呕吐发生率较高。

（2）吸入麻醉药：不同的吸入麻醉药对术后呕吐的影响差异很大。早期应用乙醚、环丙烷、乙烯氧氟烷后，术后恶心呕吐发生率高达到80%。而目前常用的安氟醚、异氟醚、氟烷术后呕吐发生率仍较高，只有七氟醚和地氟醚术后恶心呕吐发生较低，非常适合于门诊手术。

氧化亚氮在通常情况下不会增加术后恶心呕吐的发生率。但长时间、高浓度应用可使肠腔积气增加，胃肠道扩张以及对中耳的压迫，使术后恶心呕吐的发生率增加。

（3）新斯的明：肌松拮抗剂新斯的明由于兴奋胆碱受体、增加肠蠕动和肠痉挛，应用后其术后恶心呕吐发生率较高。

三、麻醉方式

区域阻滞麻醉后的恶心呕吐发生率相对较少，只为全麻的1/3。但硬膜外和蛛网膜下腔阻滞平面超过 T_5 后，恶心呕吐明显增加。

四、麻醉时间和麻醉药量

麻醉时间越长，术后恶心呕吐发生率越高。麻醉药用量越大，术后恶心呕吐发生率也越高。

五、手术部位和类型

1. 颅脑手术　颅脑手术由于颅内压的改变，手术后恶心呕吐发生率很高。

2. 腹腔内手术　腹腔内手术因手术操作刺激胃肠道，兴奋胃肠道机械感受器，通过迷走神经的传入，引起恶心呕吐。

其发生率较高。

3. 妇科手术 妇科手术，尤其是腹腔镜下妇科手术，由于腹腔内操作和性激素、二氧化碳气腹使腹腔过度膨胀，恶心呕吐发生率最高。

4. 腹腔镜手术 腹腔镜下胆囊切除手术病人，由于术后胆汁分泌改变，二氧化碳气腹使腹腔过度膨胀，恶心呕吐发生率较高。

5. 门诊手术 门诊手术病人呕吐发生率较住院手术病人高。主要是由于门诊病人需早期活动和行走。

6. 头颈部、耳鼻喉科的手术 头颈部、耳鼻喉科的手术操作也很容易发生术后呕吐，尤其是扁桃体手术术后恶心呕吐发生率高达80%。

7. 眼科手术 眼科手术通过前庭系统影响术后恶心呕吐发生率，斜视矫正术后恶心呕吐发生率高达85%。

六、术后其他因素

1. 疼痛 术后疼痛尤其是内脏痛容易诱发恶心呕吐。疼痛使病人对恶心的敏感性增高，术后疼痛病人中90%有恶心。

2. 阿片类镇痛药 术后无论采用何种途径应用阿片类镇痛药均增加术后恶心呕吐发生率。

3. 病人术后移动 无论是主动的还是被动的移动都刺激前庭迷路系统，兴奋呕吐中枢。

4. 低血压和低血糖 术后低血压导致脑缺氧，刺激呕吐中枢，引起恶心呕吐。术后低血糖也容易引起恶心呕吐。

5. 术中吞下血液 术中吞下血液容易造成术后呕吐。

第五节 术后恶心呕吐的预防

从上述术后恶心呕吐的可能原因可以看到，病因预防非常重要。预防必须从病人的术前准备及麻醉技术操作开始。

一、基本原则

1. 解除病人的紧张情绪　由于病人精神紧张容易引起恶心呕吐。因此术前将手术目的、麻醉方法及可能出现的不适向病人作详细耐心的解释，可减轻病人的焦虑和不安。手术后应为病人提供良好、安静和人性化的环境。清醒紧张病人应给予适当的镇静。

2. 术中仔细的麻醉管理

(1) 胃肠减压：当诱导吸氧行人工通气时，应避免压力过高将气体吹入胃内，引起胃扩张。对腹腔镜下胆囊切除手术病人，我院的做法是常规经口腔插入吸痰导管，在气管导管拔管、病人清醒前，待排空胃内气体后，撤除吸引导管，这样不但让外科操作容易，而且还明显减少术后恶心呕吐的发生率。对那些有可能胃排空延长至胃扩张的病人，也应予以围术期经口或鼻行胃吸引，术后对病人很有益处。

(2) 适量的阿片类镇痛药：由于疼痛本身可引起恶心和呕吐，而术后恶心呕吐又与麻醉镇痛药的剂量密切相关，因此对预计术后有可能发生呕吐的病人术中应精确掌握镇痛药剂量。采用切口周围局麻药浸润、区域阻滞或联合使用 NSAIDs，可减少术后阿片类镇痛药的剂量。

(3) 避免使用吸入麻醉药：如果可能，对那些有呕吐高危倾向的病人，尽可能选择异丙酚全麻或区域麻醉。

(4) 预防低血压和低氧血症：由于低血压和低氧血症可引起术后恶心呕吐，因此整个围手术期都应预防低血压和低氧血症的发生。

(5) 防治脱水：术中术后输液不足都可导致术后恶心呕吐，因此适当的围术期输液，防止脱水的发生，可以减少术后恶心呕吐的发生率。

（6）病人移动：无论采用何种麻醉，由于术后轻微的血液淤滞导致延髓性低血压并刺激呕吐中枢，病人术后多在起身穿衣或上厕所时发生恶心呕吐。因此麻醉后病人搬运应轻柔，避免频繁、幅度较大的体位变动。

（7）针灸：针灸是非药物性的预防措施，具有良好疗效。针灸中脘、内关（腕横纹）上、下脘、足三里等，对术后恶心呕吐有一定的预防和治疗作用。

（8）术后饮水：只有病人感到舒适，要求饮水时才予以饮水，否则过早饮水会引起或加重术后恶心呕吐。

二、预防性应用止吐药

建立常规的术后恶心呕吐防治方法可使治疗工作简单化，并能及时缓解病人的痛苦。

1. 不同的病人不同的对策

（1）对于发生术后恶心呕吐可能性较低的病人：当术后恶心呕吐发生时即予以及时治疗，其效果与预防性治疗相似，同样可以提高病人满意程度，降低费用。所以无须预防性给药。

（2）发生术后恶心呕吐可能性较高的病人：预防性应用价格较低的止吐药，如小剂量氟哌利多、甲氧氯普胺（胃复安）、地塞米松、东莨菪碱。

（3）发生术后恶心呕吐可能性很高的病人（如鼓膜修补、睾丸固定术、盆腔镜手术）：应采用异丙酚静脉麻醉、切口部位局麻药浸润、区域阻滞或联合使用 NSAIDs，减少术后阿片类镇痛药的剂量。避免使用吸入麻醉药，选择适当的预防药及其用药时间，如在手术结束前使用氟哌利多、恩丹西酮或异丙酚。

2. 止吐药物选择

（1）由于东莨菪碱主要作用于迷路系统，因此东莨菪碱应用于有晕动病病史的病人时尤其有效。在术前使用阿片类药物的病人，同时应用东莨菪碱可以减少术后恶心呕吐的发生。但吗啡的催吐效应往往超过东莨菪碱的镇吐作用。东莨菪碱的半衰期很短，肌肉注射很快吸收，所以镇吐效应很短，且副作用与剂量相关。因此常采用东莨菪碱 0.5mg 皮下注射法。其主要副作用是应用后导致视觉模糊或幻觉等问题。老年病人因影响术后苏醒，建议不用。

（2）氟哌利多和氟哌啶醇属于丁酰苯类，是较强的多巴胺（D_2）受体拮抗剂，其防止术后恶心呕吐方面的作用优于胃复安。由于氟哌利多和氟哌啶醇起效慢，作用时间长，可在手术早期应用。一般氟哌利多 1.25mg 手术早期静注，用于那些术后不需卧床的成年病人。但剂量过大或反复应用后，均可致锥体外系反应、低血压及过度镇静。

（3）恩丹西酮为 5-HT$_3$ 受体拮抗剂，在手术结束时使用 4mg 恩丹西酮与在手术开始时使用相比，明显降低了术后恶心呕吐发生率，使病人能早期进食。但恩丹西酮的副作用如头痛和膀胱刺激症状不可忽略。

（4）联合用药：如氟哌利多和恩丹西酮术中联合用药将更有效地降低术后恶心呕吐发生率。

第六节　术后恶心呕吐的治疗

一、一般措施

同处理其他并发症一样，在考虑应用任何止吐剂之前，应首先明确致呕吐原因，并及早治疗。低血压、低血容量、缺氧和疼痛的纠正可以缓解呕吐症状。区域麻醉病人如发生恶心、呕吐，很可能是麻醉平面过高影响循环和呼吸，应立刻检查，待确认后，立刻阿托品 0.5 mg、麻黄碱 10～25mg 静注，面罩吸氧，适当应用镇静剂及有效的心理精神支持。

二、药物治疗

目前使用的止吐药众多，如酚噻嗪类、丁酰苯类、抗组胺类、抗胆碱药、苯甲酰胺、抗 5-羟色胺药及肾上腺皮质激素等。这些药物通过不同受体发挥抗术后恶心呕吐作用（见表 7-2）。本节主要介绍对术后恶心呕吐常用和疗效较好的药物。

表 7-2 抗恶心呕吐药以及所影响的受体

药物种类	多巴胺 D_2 受体	毒蕈碱样受体	组织胺受体	5-羟色胺受体
抗 5-羟色胺药				
恩丹西酮	-	-	-	+ + + +
格拉司琼	-	-	-	+ + + +
扎考必利	-	-	-	+ + + +
酚噻嗪类				
氯丙嗪	+ + + +	+ +	+ + + +	+
甲哌氯丙嗪	+ + + +			
丁酰苯类				
氟哌利多	+ + +	-	+	+
氟哌啶醇	+ + +	-	+	+
抗组胺类				
盐酸苯海拉明	+	+ +	+ + + +	-
异丙嗪	+ +	+ +	+ + + +	-
抗胆碱类				
东莨菪碱	+	+ + + +	+ .	-
苯甲酰胺				
甲氧氯普胺	+ + +	-	+	+ +

1. 5-羟色胺 3-型（5-HT₃）受体拮抗药　5-HT₃ 受体拮抗药通过阻断外周和中枢 5-HT₃ 受体而发挥作用。

（1）恩丹西酮（枢复宁，Ondensetron）：结构与 5-HT 受

体相似，可以选择性地与 5-HT$_3$ 受体结合，从而阻断恶心呕吐通路。它对 5-HT$_3$ 受体的亲和力很大，较甲氧氯普胺（灭吐灵）强 100 倍，对胆碱能受体、肾上腺素能受体、组胺受体及多巴胺受体均无影响，故无锥体外系不良反应。不与中枢神经抑制剂产生协同作用，其应用日渐增多，近来已作为最有效的麻醉术后止吐药之一。其止吐作用强于对恶心的预防作用。成人常用剂量为 4mg，于手术结束前 30min 静脉注射，或发生恶心呕吐时立刻静脉注射 4～8mg。但与其它止吐药相比，价格较贵，而且还有头痛、头晕、头部及上腹部发热感和膀胱刺激症状等副作用。

（2）格拉司琼：格拉司琼对 5-HT$_3$ 受体具有高度选择性，它可能以氧和氮原子的静电形式与 5-HT$_3$ 受体结合，从而阻止了 5-HT 与 5-HT$_3$ 受体结合；其结合作用比恩丹西酮强 11 倍。本药静脉给药后迅速在体内广泛分布，然后在肝内代谢，最后由尿排出，平均半衰期 9h。一般成人常用剂量，格拉司琼 3mg 溶于 5% 葡萄糖液 50～100ml 中静脉滴注 30min。其缺点是头痛、眩晕等。

2. 酚噻嗪类　常用氯丙嗪：是酚噻嗪类的代表药，为中枢多巴胺受体拮抗药，主要阻断 CTZ 中的 D$_2$ 受体而止吐。具有抗精神病、降温、止吐、镇静和降压作用，对内分泌系统也有一定的影响。镇吐作用较强的原因在于除阻断 CTZ 中的 D$_2$ 受体外，大剂量尚可直接抑制呕吐中枢。但其不良反应较多，仅用于其它药物不能控制的恶心呕吐。常用剂量，成人 10mg 静注，或 12.5～25mg 肌肉注射。主要不良反应是可延长麻醉的苏醒时间，血压下降等。用药后必须密切注意血压。

3. 丁酰苯类　丁酰苯类是较强的多巴胺 D$_2$ 受体拮抗药，主要通过抑制 CTZ，其次抑制迷走神经传入呕吐中枢的自主神经冲动发挥作用。代表药为氟哌利多已广泛用于恶心呕吐的治疗。但由于氟哌利多起效慢、能与全麻药产生协同作用而致苏醒延迟，以及随着剂量的增加出现类似于帕金森氏征的非特异性锥体外系反应、呼吸循环抑制，因此剂量必须控制在 2.5mg 以内。临床发现这种强效止吐剂在静脉用量小至 $10\mu g/kg$ 时仍有效，并且不至于产生嗜睡。所以是较好的术后恶心呕吐预防和治疗药物，但预防性应用时其效果优于治疗。氟哌啶醇与氟哌利多作用相似，起效慢，持续时间长。成人常用剂量分别是，氟哌利多 1~2mg，氟哌啶醇 0.625~2.5mg 肌肉或静脉注射。

4. 抗组胺药　本类药物对 H_1 受体有较大的亲和力，还影响迷路前庭神经通路而发挥镇吐作用。包括盐酸苯海拉明和异丙嗪、盐酸新止吐嗪（cyclizine）。盐酸苯海拉明和异丙嗪由于镇静作用可致苏醒延迟、血压降低，而止吐作用仅持续数小时，因此不作为治疗呕吐的首选药物。但盐酸新止吐嗪在治疗术后呕吐有明显疗效，而且镇静作用不明显。成人常用剂量分别是，盐酸苯海拉明 20mg 肌肉注射；异丙嗪 25mg 肌肉或静脉注射。

5. 苯甲酰胺　甲氧氯普胺（胃复安，灭吐灵），为强力的多巴胺 D_2 受体拮抗药。具有中枢和外周两方面的作用，可阻断 CTZ 中 D_2 受体而止吐，大剂量还能阻断 5-HT$_3$ 受体。外周作用表现在它可加强胃及肠段上部的运动，促进小肠蠕动和排空，松弛幽门窦，提高内容物通过率，因而增强止吐效应，可预防反流，从而有效减少肺误吸的危险。常用剂量，成人肌肉注射 10~20mg。静脉注射每次 5~10mg。不良反应为锥体外系反应，体位性低血压。一旦发生应立刻停药并给予对症处理。

6. 地塞米松　地塞米松是肾上腺糖皮质激素，1981 年首次报道有止吐作用，主要用于癌症病人接受化疗时发生的恶心呕吐。亦有报道地塞米松可减少全麻苏醒期发生的恶心呕吐。地塞米松若与其他止吐药合用可增强其抗吐效果。地塞米松的确切止吐机制尚不清楚，可能与抑制 5-HT、组胺、前列腺素的合成和释放，改变血脑屏障对血浆蛋白的通透性有关。因此临床上利用地塞米松的止吐作用，采用单次、小剂量（4～8mg）全麻诱导时静脉注射的方法，来增强其他止吐药的术后止吐效果。

7. 异丙酚 异丙酚的止吐特性已经被确认，但其机制有待进一步研究。目前认为由于异丙酚具有广泛的中枢神经系统抑制，它可直接抑制催吐化学感受区、迷走神经核和其他未知的呕吐中枢。临床发现吸入麻醉药会引起脑兴奋性氨基酸的释放，相反，异丙酚可减少交感递质的释放，从而减少兴奋性氨基酸，如谷氨酸盐和天门冬氨酸盐的释放，这可能与异丙酚的抗吐作用有关。由于异丙酚治疗术后恶心呕吐效果不如传统止吐药，且增加费用，因而利用异丙酚直接治疗术后恶心呕吐并不可取，但利用异丙酚的抗吐特性，对于有术后恶心呕吐高发因素的病人，选择其作诱导和维持已获共识。

（祝继洪　钟泰迪）

参 考 文 献

1. Scuderi P, Wetchler B, Sung YF, et al. Treatment of postoperative nausea and vomiting after outpatient surgery with the 5-HT$_3$ antagonist ondansetron. Anesthesiology, 1993(78):15-20

2. Samia K, Kataria B, Pearson K, et al. Ondansetron prevents postoperative nausea and vomiting in women outpatients. Anesth Analg, 1994(79):845-51

3. Sun R, Klein KW, White PF. The effect of timing ondansetron administration in outpatients undergoing otolaryngologic surgery. Anesth Analg, 1997(84):331-6

4. Rose JB, Watcha MF. Postoperative nausea and vomiting in paediatric patients. Br J Anaesth, 1999(83):104-17

5. Culy CR, Bhana N, Plosker GL. Ondansetron: a review of its use as an antiemetic in children. Paediatr Drugs, 2001(3): 441-79

6. Arif AS, Kaye AD, Frost E. Postoperative nausea and vomiting-a review. Middle East J Anesthesiology, 2001(16): 127-54

第八章

胃内容物反流误吸

1848 年 Simpson 首次报道麻醉中因肺误吸和窒息引起死亡。本世纪 40 年代初出现肺吸入胃内容物后出现病理反应的文章。1946 年 Mendelson 详细报道肺误吸综合征（Mendelson 综合征）：喘鸣、心律失常、发绀和心动过速。虽然现代麻醉技术已有很大的改进，误吸的发生率有所减少，但它仍然是危险的麻醉并发症和致死的主要因素之一，尤其是产妇术后误吸发生率高于其他病人。由于关系到产妇和胎儿的安危，因此产妇是优先预防的重点。

第一节　反流和误吸一般概念

一、发生率及误吸的严重性

1. 发生率　根据手术的不同，麻醉后误吸的发生率也有一定的差异。尽管容易察觉呕吐后的误吸，但因麻醉中的反流表现不明显，常常难以及时发现和诊断，增加了误吸的危害性。因此上世纪 50 年代初以来，对麻醉中反流和误吸进行了大量的研究。

（1）反流发生率在全麻的病人中为 4% ~ 26%。

（2）上世纪 50 年代初误吸率在 10% ~ 20% 之间。

（3）现代麻醉技术的应用使麻醉总的反流的发生率为 15%，上腹部手术则达到 30%。

（4）更近的麻醉方法研究中，误吸的发生率为 1：2，131。

（5）门诊手术、急诊手术、特别是夜间急诊手术，容易发生肺误吸。

（6）产妇术后误吸发生率高于其他病人，小儿和老人误吸的机会也较多。

2. 误吸的严重性 因误吸物（液）种类的不同，误吸所导致的病情严重性也不一样。

（1）从轻度的肺炎到严重的呼吸窘迫综合征和多器官功能衰竭。

（2）误吸的死亡率大约为 5%。

（3）误吸占到麻醉死亡的 20%。

二、反流

反流是胃内容物通过食管下段括约肌被动、逆行性地进入食管和会咽部。这些反流物在病人咽喉反射减弱的情况下，可进入气管发生肺误吸。

促发反流的因素

1. 食管下段括约肌功能不全 引起食管下段括约肌功能下降的解剖因素包括腹部肿瘤、腹部增大（如妊娠子宫）、胶原性血管病（如硬皮病）和置入胃管。

2. 腹内压增加 咳嗽、屏气、呼吸费力导致的腹内压增加也促进反流。

3. 药物的影响 很多麻醉常用药物也影响食管下段括约肌功能。吗啡、哌替定、安定、盐酸异丙嗪、氟哌利多、非去极化神经肌肉阻滞药、抗胆碱药等都降低括约肌张力（表8-1）。

表8-1 影响食管下段括约肌张力的麻醉用药

增加	降低
甲氧氯普胺	阿托品
吗叮啉	胃长宁
新止吐嗪	多巴胺
腾喜龙	硝普钠
新斯的明	神经节阻滞药
组胺	硫喷妥钠
琥珀胆碱	β-兴奋剂
潘库溴胺	抗抑郁药
美多心安	氟烷
α-肾上腺素激动剂	安氟醚
抗酸剂	阿　片

乙醇、吸烟、咖啡因、茶碱、脂肪餐，也降低括约肌张力。

4. 喉部功能状态　咽喉功能的降低会导致误吸。

（1）正常情况下，会厌在受到有害刺激时可引起声门关闭，从而防止异物进入气道。但是，这种气道保护性反射随年龄增加而减退，这能解释为什么老年病人在清醒时易发生误吸。

（2）在应用氯胺酮、巴比妥类、神经安定镇痛药及喉部神经阻滞，甚至在牙科用50%氧化亚氮面罩吸入后，这种保护性反射也受到抑制。

（3）麻醉引起的气道保护反射抑制，是由于气管插管机械损伤的结果，因此即使病人已清醒，仍持续存在，至少至气管拔管后2小时，有时甚至长达8小时。这种反射抑制必须与麻醉药品残余的影响加以区别。

三、呕吐

与反流发生时毫无临床迹象或症状相反，呕吐是多种传入和传出神经参与的主动过程。

1. 刺激

（1）胃和十二指肠的膨胀和激惹是最强烈的刺激。

（2）引起传入神经刺激的其他因素包括颅内高压、肾、膀胱和子宫的膨胀。

（3）术中面罩加压呼吸也是引发呕吐的强烈刺激。

（4）某些药物，如阿片类药物可直接刺激第四脑室底部极后区 CTZ，刺激呕吐中枢。

（5）冲动通过迷走神经或交感神经传入纤维传到延髓呕吐中枢。呕吐中枢的传出冲动通过颅神经刺激胃肠道并通过脊神经刺激腹肌和膈肌。

2. 呕吐过程　呕吐过程包括深吸气后短暂屏气，喉部舌骨抬高使环咽部松弛，当软腭抬高时声门及后鼻孔关闭，膈肌向下收缩，腹肌收缩，食管下段括约肌松弛让胃内容物进入食管。

第二节　胃和食管的基本生理

手术后麻醉苏醒期，病人的咽喉保护性反射仍处于一定的抑制状态，因此任何胃内容物的被动反流和主动呕吐都容易引起肺误吸。由于反流和误吸的内容物由胃经食管，然后在咽喉保护性反射处于一定的抑制状态下进入气管和肺，因此要全面了解反流和误吸，首先应熟悉食管和胃连接处及胃的功能。

一、食管-胃括约肌

在食管上、下两端有功能性的括约肌存在，可使食管与咽喉、胃隔开，使食管内保持略低于大气压的负压状态。除正常的吞咽动作外，这种括约肌的作用可使食管上、下端保持紧闭，以防止空气由咽部进入，并可避免胃内容物反流进入食管。食管上端的括约肌位于食管上口处，具有控制上口的功能。

食管下端的括约肌：用测压法可以观察到，在位于食管与胃贲门连接处以上，有一段长约 4～6cm 的高压区，其内压力一般比胃高出 0.67～1.33kPa（5～10mmHg），因此正常情况下能阻止胃内容逆流入食管的屏障，起到了类似生理性括约肌的作用，通常将这一段食管称为食管-胃括约肌。

二、胃的功能

胃具有以下三个主要功能：在胃底和胃体储存大量食物（通常可容纳 2L），把食物与胃液混合和胃的排空。

1. 胃的分泌

（1）壁细胞分泌高渗性的盐酸溶液（pH 0.87）。

（2）主细胞分泌胃蛋白酶原，表皮上皮细胞、粘液细胞以及贲门腺、幽门腺分泌的粘液。

（3）胃的平均分泌量为每小时 80ml 或每天 2 升，是胃内容物的主要成分。

（4）胃液分泌的变化：少至每小时 10 ml（消化间歇），高达每小时 500ml（饥饿头期）。

2. 排空

（1）胃窦蠕动波促进胃排空，而幽门阻碍胃排空。

（2）胃和十二指肠的局部的神经和激素因子也影响胃的排空。

（3）食物对胃壁的牵张引发迷走神经和局部肠肌层促进胃排空的反射。

（4）食物引起胃窦部胃泌素的释放。胃泌素不仅促使胃酸的分泌，也引起胃的排空和食管括约肌的收缩。一般情况下，固体食物比液体排空慢，高热量比低热量慢。如果按照食物的性质分类，脂肪类食物排空最慢，蛋白质次之，碳水化合物最快。

（5）术前胃的排空可因疼痛、焦虑、创伤、妊娠分娩、胃肠梗阻、腹内压增加（如腹水、妊娠、肥胖）和麻醉性镇痛药而延长。

3. 胃动力的改变

（1）某些疾病如糖尿病、粘液性水肿、消化性溃疡和电解质紊乱均可降低胃动力，减慢胃活动。

（2）酒精、麻醉性镇痛药、阿托品类药物也降低胃动力。而多潘立酮、心得安促进胃运动。

第三节　误吸的病理

1952 年，有人证明兔吸入 pH 低于 2.5 的液体会引起肺炎。酸性物吸入越多，发病率及致死率越高。尽管引起肺损伤的 pH 水平在种群之间有一定的变化，但 pH 低于 2.5 已足以引起肺实质的损害，因而临床上将 pH 低于 2.5 的误吸物称为酸性物，高于 2.5 的液体被认为非酸性或中性液体。

一、酸性误吸

1. 肉眼解剖学改变

（1）动物气管内注入含美蓝的强酸（pH 1.0）20ml，12 到 18 秒后肉眼检查发现，无论是通气或不通气的肺表面都出现了这种酸性液体。

（2）吸入后 3 分钟，出现肺表面坏死和广泛肺不张。

2. 光学显微镜下发现

（1）吸入后 1 小时，支气管上皮变性、肺水肿和出血。

（2）随着明显增加的毛细血管的渗出和炎症反应，4 小时后出现中性粒细胞反应和更严重的渗出。

3. 超微结构检查发现

（1）肺渗出液超微结构检查发现，Ⅰ型细胞坏死后细胞重叠。

（2）24 小时后，由于肺泡腔急性炎症细胞的浸润和大量纤维蛋白的沉积，出现广泛肺实变。血管内皮和肺泡基底膜分离。

（3）48 到 72 小时，透明膜形成，支气管内皮坏死，成纤维细胞浸润，急性炎症缓解。

（4）酸吸入后 2 周至 2 月，肺实质广泛疤痕形成。

4. 心肺反应

（1）酸性物肺吸入后副交感神经反应增强，导致气道闭合，肺顺应性下降。

（2）所引起的肺泡-毛细血管损伤，导致液体和蛋白质进入肺泡和间质，使表面活性物质减少。这种解剖学的改变反过来增加气道阻力，降低肺顺应性，减少功能残气量，增加肺内生理分流。因此，酸性吸入导致明显的低氧血症。

（3）因为液体进入肺泡和组织间隙，循环血量减少，可以发生低血压。

（4）酸吸入后肺动脉压和肺血管阻力开始增高，但随着血容量减少，心输出量降低。

5. 血气和酸碱的变化

（1）动脉 PaO_2 急剧下降，但 pH 和 $PaCO_2$ 不定。

（2）开始由于肺损害而引起的呼吸过快可致低碳酸血症。但出现明显呼吸衰竭后发生高碳酸血症，因此病人一般开始常见呼吸性碱中毒，随之即为组织缺氧引起代谢性酸中毒。

二、非酸性或中性液体的误吸

pH 大于 2.5 的液体误吸所产生的损伤比酸性液体轻。

1. 较少见肺泡细胞的坏死　与酸性误吸后不同，较少见肺泡细胞的坏死。

2. 肺水肿　非酸性液体吸入的早期反应也包括肺水肿，肺泡内皮与毛细管基底膜的分离，多形核白细胞的浸润。

3. 心肺改变

（1）非酸性物误吸后早期的病理反应与酸性物误吸后区别不大：即反射性气道关闭、肺间质水肿、肺顺应性的降低，迅速降低动脉血氧分压。

（2）由于非酸性物误吸造成的组织坏死较轻，因此肺分流造成的低氧血症也较易恢复。

（3）但大量非酸性液体的吸入与溺水相似，严重影响通气/血流，抑制肺功能，仍可导致死亡。

三、粒状胃内容物误吸

含较大颗粒的误吸占 Mendelson 综合征的 7.5%，吸入固体后 2/5 的病人死于窒息。肺对固体颗粒误吸入反应的严重程度，以颗粒大小、化学组成和伴随液体的不同而有所差异。

1. 组织学的发现

（1）颗粒状物质误吸后最初的组织学改变与酸性液体吸入相似。

（2）吸入后第 3 天，组织学的反应主要是单核细胞的浸润和肉芽肿反应。

（3）光学显微镜发现包括少量纤维化和灶性肉芽肿形成，但不形成透明膜。

2. 心肺功能的改变

（1）由于气道阻力增加、肺顺应性降低、功能气量减少、肺静脉血的掺杂。低氧较酸性误吸的发生早而严重。

（2）液体的渗出较轻。

（3）与液状酸性物误吸相比较，颗粒状误吸后 $PaCO_2$ 增加和动脉 pH 下降更明显。如果吸入颗粒酸度很大，可出现明显广泛的组织损伤和出血性肺水肿，肺泡壁的坏死。因此这类误吸易发生较严重的低氧血症、高碳酸血症和酸中毒。

四、混合性误吸

其他常见的误吸物包括血液、唾液、酒精、新生儿的羊水。与上述误吸引起的病理改变相似，这些误吸也增加静脉分流、降低肺顺应性，造成急性低氧血症。

1. 血液　除非量太大，血液产生的损伤最轻，一般不会发生代谢性酸中毒或肺动脉高压。

2. 唾液　唾液（pH 6~7）的误吸只引起轻度肺动脉压增加。

3. 乙醇　乙醇的误吸导致明显的炎性反应和毛细支气管炎。

4. 羊水　羊水（pH 5.5~7）的吸入导致机械性阻塞，与吸入的量及混浊度相关，常导致高二氧化碳血症、代酸、气胸和纵隔气肿、也可导致化学性肺炎。

第四节　误吸的病因

一、一般原因

从胃和食管的基本生理可知，所有影响胃液 pH、胃液的量或胃内压力、食管下段括约肌张力和喉功能的因素，可诱发胃内容肺误吸的发生（表8-2）。

表8-2 易引起胃内容肺误吸的病人

围手术期	意识障碍
分娩	头颅外伤
急症	药物中毒
肥胖	代酸性昏迷
门诊病人	中枢神经系统感染
胃肠功能障碍	癫痫发作
膈疝	低温
小肠梗阻	脓毒血症
食管憩室	鼻饲
喉功能的抑制	人工气道
引起延髓功能障碍的中枢疾病	气管切开
格林-巴利综合征	气管插管
多发性硬化病	胃肠出血
脑血管意外	
后颅窝肿瘤	
肌萎缩	
重症肌无力	
肌硬化性侧束硬化	
外伤性声带麻痹	
喉部外科手术	

在一项回顾性调查中发现，误吸易发生于以下手术病人：

1. 镇静和全麻后的病人 镇静药过量占总误吸发生率的36%，全麻后占另外26%。

2. 急诊或产科手术 92%的误吸发生于急诊或产科手术。由于疼痛、创伤、止痛剂的应用可导致胃肠动力下降，因此急诊手术病人误吸风险最大。

3. 门诊手术 由于病人焦虑引起胃液较多，门诊手术病人误吸发生的情况与急诊相似。

4. 预先存在的气道问题 值得注意的是，预先存在的气道问题（如喉痉挛、插管困难、支气管痉挛、或其他气道问题）构成麻醉误吸的一大诱因。

二、特殊原因

1. 妊娠　妊娠病人容易发生误吸有众多原因，其中包括机械、激素和其他的医源性因素。

（1）妊娠子宫使腹内及胃内压增加，这种压力增加在分娩时尤为明显（图8-1）。另外妊娠子宫使贲门及胃的正常位置扭曲，促进食管反流，延长胃排空时间。

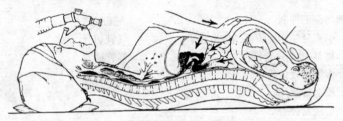

**图8-1　分娩时妊娠子宫使腹内及胃内压增加
容易引起反流和误吸**

（2）胃泌素和孕激素：妊娠使胃泌素和孕激素增加。其中，胃泌素增加胃液量及酸度。孕激素不但降低食管下段括约肌的张力，而且降低吗叮啉的血液浓度。吗叮啉血药浓度的下降使胃肠道括约肌张力降低，胃排空减慢。

（3）医源性因素：医源性因素包括分娩期应用镇静和镇痛药，使胃排空延长，气道保护性反射降低。而且分娩时常用的截石位常常可使胃内压增加。

尽管机械和医源性的因素直到妊娠后期才比较明显，但激素的影响在妊娠早期即开始起作用并持续到分娩后。从分娩到手术期，并不存在绝对的安全，因此预防性的措施应该持续到术后48小时。

2. 意识和气道反射的抑制　如果病人的意识和气道反射

受抑制，应该慎重选择体位以防误吸。如果可能的话，头高位或坐位可以预防反流和误吸。但对昏迷病人发生误吸，头低或侧卧位可引流滞留于气道的分泌物或反流的胃内容物（图8-2）。

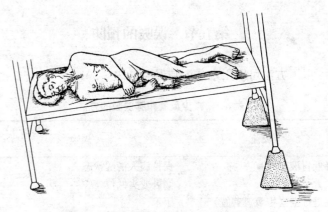

图8-2　头低或侧卧可引流滞留于气道的
分泌物或反流的胃内容物

由于随着年龄的增加，气道保护性反射逐渐减弱，因而老年人群容易发生误吸。而术前镇静药的应用进一步减弱了这种反射。而且老年人咽喉反射功能减弱，在65岁以上的老人吞钡试验中发现，其中有7%发生无症状性误吸。

3. 运动功能障碍　胶原血管病、重症肌无力、脑血管意外、帕金森氏病等可引起喉部和环咽部、食管上段括约肌运动障碍。术中注射氯胺酮、巴比妥类药物、神经安定镇静剂，以及笑气、强效吸入麻醉剂、喉神经阻滞和消除意识的镇静药的应用都将加重运动功能障碍。

4. 创伤

（1）颅脑外伤不但引起意识障碍，而且这种病人常出现创伤后急性胃扩张。创伤后急性胃扩张在儿童的发生率为44%，成人25%。急性胃扩张病人容易发生肺误吸。

（2）心肺复苏发生误吸比率也较高。研究发现，心肺复苏后46%的病人胃扩张，29%发生误吸，与全麻诱导的发生率相似。因此在心肺复苏中，应采用环状软骨按压技术以预防肺误吸的发生。

第五节　误吸的预防

以下方法可以用来减少肺误吸（表8-3）。

表8-3　减少反流和肺误吸的方法

反流	误吸
降低胃液量	保持病人清醒状态
禁食	侧卧或头低位
促进排空（甲氧氯普胺）	手术
环状软骨加压技术	气管切开
头高位	喉气管闭合
手术	降低胃酸度
胃折叠术	颗粒状、液体抗酸药
	H$_2$受体阻滞剂
	西米替丁和雷尼替丁

一、术前禁食

正常情况下胃排空时间为6小时，但也有禁食11小时仍有部分病人胃内容超过40ml。相反，除孕妇、幽门梗阻等胃排空延长的病人外，选择性手术，整夜禁食后于麻醉诱导前2～3小时进清淡饮食，在麻醉诱导时并不增加胃内容物含量和酸度。特别是小儿禁食时间过长可有酸血症倾向。因此现代麻醉要求成人在择期手术前禁食6小时，儿童和婴儿略短。

1. 缩短禁食时间　一些研究发现，术前2～3小时病人吃易消化早餐，胃液的量和酸度与那些常规禁食整个晚上的病人相似。另外一些学者也注意到麻醉前 2~3 小时摄入 100ml 水，咖啡或橙汁对胃液无影响。由于禁食引起脱水、加重病人焦虑，导致饥饿口渴。而且胃分泌因饥饿和精神刺激而增加。所以有很多医师建议缩短禁食时间。

2. 小儿手术病人　人们对重新评估儿童术前禁食时间有很大兴趣。一项研究发现，麻醉前 2.5 小时给 5~10 岁的孩子吃 6~10ml/kg 的苹果汁不但对胃液无影响，而且这些患儿口渴或焦虑减少，麻醉诱导时血液循环较禁食时间长的病人稳定。进一步研究证实，小儿心脏手术病人在麻醉诱导前 2~3小时摄入清饮料，不降低胃液的 pH，也不增加胃液的量。

3. 临界最低禁食时间

（1）尽管择期手术病人麻醉前几小时经口摄入清饮料似乎更合理，但目前仍不知临界最低禁食时间是多久。

（2）除清饮料外，不应包括固体食物。因不管酸碱度如何，颗粒状的误吸后果均严重。

二、延期手术

如病人术前食用了非清淡液体或固体食物，非急症手术应延期进行。

三、降低胃液酸度或容量

采用枸橼酸钠等药物降低胃酸度，甲氧氯普胺减少胃液容量能减轻和减少吸入性肺炎的危险。

四、区域阻滞麻醉或局麻

对容易误吸的手术病人，如果手术范围容许，采用区域阻滞或局麻可降低误吸的发生率。但如果区域阻滞后应用镇静药、或发生局麻药中毒、硬膜外或蛛网膜意外高平面阻滞，这种接受区域阻滞的病人仍然可能发生误吸。

五、清醒插管

对预计存在气管插管困难的病人、活动性口咽或胃肠道出血、面部创伤病人，可考虑纤支镜引导下，经口或经鼻清醒插管。

六、快诱导插管

1. 缩短气管插管时间　对于那些有误吸可能而又不适合区域阻滞或清醒插管的病人，应采用静脉快诱导加环状软骨加压的快速气管插管技术。虽然在全麻任何时期都可发生误吸，但最危险的仍是诱导和清醒期。因此在诱导期，尽可能缩短从气道失去保护到气管导管插入、气囊充气的时间。然后保持气囊充气直到手术结束、麻醉停止后病人的气道保护性反射恢复和清醒。

2. 减轻琥珀胆碱的肌成束收缩　为了避免琥珀胆碱的肌成束收缩以及肌成束收缩造成的胃内压增加，可在麻醉诱导前给小剂量的非去极化肌松药。缺点是应用了非去极化肌松药后使琥珀胆碱剂量明显增加才能达到满意的肌松程度。

3. 罗库溴铵　由于能在静脉注射后 90 秒钟产生肌松，非去极化肌松药罗库溴铵增加了快诱导时的安全性，但其肌松程度仍无法与琥珀胆碱相比。

七、环状软骨按压技术

1. 环状软骨按压的压力　环状软骨按压技术（Sellick 手法）在 1961 年开始应用于全麻诱导（见图 8-3）。

Sellick 证明用力至 $100cmH_2O$ 时食管完全塌陷，而琥珀胆碱肌成束收缩造成的胃内压增加低于 $50cmH_2O$。因此采用 Sellick 手法能预防或减少全麻诱导时的反流和误吸，对饱胃急诊

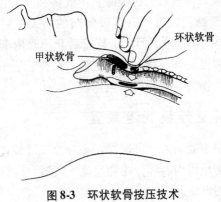

甲状软骨　　　　　　　　　环状软骨

图 8-3　环状软骨按压技术

手术病人尤其合适。

2. 按压时间　环状软骨按压应从诱导开始持续到气囊充气后，听诊双侧呼吸音对称，规则的呼吸末二氧化碳波形出现，可确诊为气管内插管成功。

八、高容低压气管导管的使用

1. 低压导管与隐性误吸　术中采用高容低压气管导管的术后误吸发生率比低容高压导管或无气囊导管要低，但仍有隐性误吸的发生。这种隐性误吸的发生与套囊充气压力、管壁厚度和导管其他方面的设计有关。

2. 带囊导管拔管后误吸　手术期间，液体（胃液、血或唾液）可积聚于气囊或声带之间。如果手术结束后这些液体不经充分吸引，当气囊放气、拔管后，可流向远端产生肺误吸。

九、经口鼻胃内容吸引

1. 吸除胃内气体和内容物　对有反流误吸倾向的手术病人、诱导时胃内充入较多气体的病人，气管插管并气囊充气后，应经鼻或口放置胃管，吸除胃内气体和内容物。

2. 完全清醒后拔管　有误吸倾向的病人应完全清醒后拔管（如有指令性反应）。但由于拔管后几小时内咽喉反射功能仍处于不同程度的抑制状态，这些病人在拔管后虽然处于清醒状态，仍应在恢复室进行严密监护。

十、新型开放气道装置

对插管困难的病人，可选择新型开放气道装置喉罩。但由于喉罩不能防止胃内容和分泌物反流入气道，因此应用喉罩后仍然有误吸的发生。

第六节　降低肺损害的程度

一旦发生误吸，肺损害的性质和程度依吸入的量和类型而定。一般来说，吸入 pH < 2.5，量大于 25ml 后将发生吸入性肺炎。而二者中，吸入液的 pH 是肺损伤的决定因素。有人对住院病人的胃液进行研究后发现：在产后 40% 的产妇和 26% 的其他住院病人的胃液 pH < 1.4。如果这种病人发生误吸，发生肺炎的风险很大。

为了减少误吸后肺炎的发生和减轻肺炎的程度，术前可应用一些中和胃酸和减少胃液量的药物。

一、中和胃酸

自从 Mendelson 最初报道反流误吸引起吸入性肺炎以来，抗酸剂一直被推荐为中和胃酸的预防性药物。抗酸剂有两类，即固体抗酸剂和液体抗酸剂。

（1）固体抗酸剂三硅酸镁糊是由三硅酸镁、碳酸镁、碳酸钠和 0.75% 纤维素组成。一次口服 15ml 能维持胃液 pH > 2.5 二小时。目前多数人推荐，对选择性手术病人，在麻醉诱导前 30 ~ 60 分钟口服 20ml。产妇于临产时起每 2 小时口服 20ml，临麻醉前再口服 20ml。其缺点是只能中和滞留于胃内的胃酸，不抑制胃液的分泌，本身又增加胃内容量，而且该制剂呈颗粒状，若误吸入肺可引起肺组织广泛而持久的炎症反应。

（2）液体抗酸剂枸橼酸钠比固体抗酸剂安全，并且与胃内容混合比三硅酸镁糊好。麻醉前 5 ~ 15 分钟口服 0.3M 的枸橼酸钠（pH8.4）15ml，病人麻醉期间的胃液 pH >3。因此单次口服 0.3M 的枸橼酸钠 15ml 是预防肺误吸的适当剂量。小剂量（15ml）的优点是减少胃内容量，20 ~ 25ml 接近临床引起肺损伤的临界量，而且胃肠道副作用（恶心、呕吐、腹泻）比大剂量时少。但也有口服枸橼酸钠降低胃液酸度不满意的报道。

（3）双枸橼酸钠（Bicitra）：pH 4.2，用前溶于 30ml 蒸馏水（pH6.8），能有效降低胃酸 pH。为达到最佳效果，应在诱导前 60 分钟内给予，由于其作用时间较短，术中必要时重复给予。

应用抗酸剂后最主要的顾虑是胃容量的增加、混合不充分、恶心和呕吐。而且，胃排空的速度决定着抗酸剂的效能。因此，对于有食管反流、术前已应用镇痛药的病人，由于抗酸剂应用后增加的胃容量可能进一步增加呕吐和反流的可能，可考虑不用口服抗酸剂。

二、抑制胃酸分泌

H_2 受体阻滞剂具有较强的抑制胃酸分泌作用，不仅抑制基础胃酸分泌，也明显抑制组胺、五肽胃泌素、促胃液素等引起的胃酸分泌。目前常用的有西米替丁、雷尼替丁等。

1. 西米替丁　于 1976 年应用于临床，多年的实践证明，西米替丁能有效降低围手术期成人、儿童和产妇的胃酸分泌，但对已经存在于胃内的胃液无影响。因此应在诱导前 60 到 90 分钟给药。300mg 口服 60～90 分钟后，肌注 30 分钟后血中浓度达到高峰，二种途径给药都能维持血浆内有效浓度 $0.5\mu g/ml$ 达 4 小时以上，在该浓度时能抑制 80% 以上的胃酸分泌。肌注 90 分钟后的血药浓度为口服后的 2 倍。50% 以原形从尿中排出。如果麻醉诱导前 60 到 90 分钟口服 300mg，麻醉诱导时 84% 病人的胃液 pH > 2.5（对照组仅为 40%）。而术前晚及术前 1 小时各口服 400mg，可使 75% 病人在麻醉诱导时胃液 pH > 2.5，并维持 5～7 小时。如果静脉注射 200mg 后 60～80 分钟开始诱导，所有病人的胃液 pH > 2.5。

西米替丁有许多不良反应。最严重的副反应发生于快速静脉给药时，出现心律失常、心动过缓、低血压和心跳骤停。另外也有骨髓抑制的报道。

西米替丁通过抑制药物代谢和降低肝血流量，延长其他药物的作用时间。这些药物包括心得安、利多卡因、苯二氮䓬类、硫酸吗啡、硫喷妥钠、巴比妥类、苯妥英钠、华法令等。与口服抗酸剂或甲氧氯普胺合用，西米替丁的吸收减少从而降低效能。其他副作用包括嗜睡、精神错乱、恶心呕吐和腹泻、男子乳房发育、口干和肌痛。

2. 雷尼替丁　是强效 H_2 受体抑制剂，口服能迅速吸收。手术前 1 小时口服 $2～3.5mg\cdot kg^{-1}$，能使小儿胃液 pH > 2.5，及胃内残留量 $< 0.4ml\cdot kg^{-1}$。目前推荐小儿用量 $2mg\cdot kg^{-1}$ 可达最大作用。产科病人术前 2～6 小时口服 150mg，几乎所有病人的胃液 pH > 2.5。达到治疗量的血浆浓度至少可维持 8 小时。口服的生物效应是静脉注射的一半，不抑制肝脏微粒体酶系统的药物代谢作用。因此目前认为，雷尼替丁是减少胃液量和升高胃液 pH 的有效药物。

雷尼替丁的副作用较少而轻。可见头痛、精神错乱、困倦恶心、皮疹、便秘和一过性转氨酶升高。除了静脉用药后的心动过缓，未见其他心血管反应。与口服抗酸剂合用时降低雷尼替丁的生物利用度。

3. 法莫替丁　法莫替丁（Famotidine）具有与西米替丁和雷尼替丁同样的降低胃液酸度的作用。其作用强度比西米替丁大30~100倍，比雷尼替丁大6~10倍。静注20mg对基础分泌和因五肽胃泌素等刺激所致分泌。法莫替丁作用时间较西米替丁和雷尼替丁长约30%，口服20mg对胃酸分泌量的抑制作用超过12小时。对肝血流和肝药物代谢酶无影响。

4. 奥美拉唑　奥美拉唑（Omeprazole），又名洛赛克。特异性地作用于胃粘膜壁细胞，降低壁细胞中"质子泵（H^+-K^+-ATP酶）"的活性，从而抑制基础胃酸和刺激引起的胃酸分泌。本品不仅抑制组胺、五肽胃泌素、促胃液素等引起的胃酸分泌，对 H_2 受体阻滞剂不能抑制的由二丁基环腺苷酸引起的胃酸分泌也有强而持久的抑制作用。

三、促使胃排空

甲氧氯普胺可显著提高食管括约肌张力，在胃收缩期间，松弛幽门和十二指肠，加速胃的排空，从而使胃内容的量减少。经一组创伤急诊病人全麻诱导前吞钡摄片研究证实：如果胃内有少量残留者，静注甲氧氯普胺20mg，30分钟可使胃全部排空。若胃内有大量残留食物，则要90分钟才能使胃排空。甲氧氯普胺的胃排空作用可被麻醉性镇痛药所抵消，对经常使用麻醉性镇痛药的病人，甲氧氯普胺的胃排空作用受到限制。阿托品也可拮抗甲氧氯普胺的胃排空作用，因此应避免与阿托品类药物合用。

甲氧氯普胺的副作用包括嗜睡、刺激催乳素分泌、静脉给药偶尔引起低血压，以及因中枢神经系统抗多巴胺而引起的锥体外系症状。

第七节　误吸的诊断和治疗

一、诊断

虽然有上述预防措施，但仍有误吸的可能。由于轻度误吸的病人临床症状不明显，如果没有观察到反流和呕吐，诊断常较困难。

1. 临床症状　临床症状包括呼吸急促、心动过速、难治性喉痉挛、支气管痉挛、或上述的任何组合。

2. 胸部听诊　胸部听诊可听到啰音。

3. 胸片　胸片发现肺野弥散性或肺叶炎症迹象。但有时胸片不能反映出肺损害的程度，而且影像学改变可能迟至误吸后 6~24 小时。

4. 纤维支气管镜　纤维支气管镜检查可发现隆突、主支气管、段支气管部位出现红斑。

5. 血气检查　血气分析发现 PaO_2 下降及酸中毒的表现。

二、治疗

吸入性肺炎发病迅速，治疗的成功有赖于快速诊断和治疗及时。治疗包括减轻呼吸道梗阻，确保气体交换和最大限度减少肺的损害。

1. 气道

（1）一旦确定误吸后，应尽快清理气道。

（2）如果病人神志不清，应进行气管插管后吸引。由于对已进入外周肺的误吸物不能吸引清除，只能依靠气管内吸引所引起的咳嗽使误吸物咳出。

（3）如果为固体物阻塞气道，应立即行纤支镜检查。

清除气道物的要点是反复吸引，并进行体位引流以减轻受累肺部并发症。

2. 氧合 根据呼吸状态和动脉血气情况，供氧改善氧合。必要时机械通气。早期可给予高浓度氧，然后逐渐降低以防氧中毒。同时监测血气和通气/血流比值和肺内分流，根据血气情况随时进行调整。

3. 正压通气

（1）如果病人清醒合作，可给 15～20cmH$_2$O 面罩持续正压（CPAP）吸氧。

（2）由于压力太高可使食管开放，引起胃扩张，进一步增加反流和误吸。因此，如果所需压力太高，或者病人神志不清，应进行气管插管通气。

（3）以改善肺顺应性、减少肺内分流、减低动脉和呼吸末二氧化碳压力差为目的，根据动脉氧分压调节 PEEP 或CPAP，使 CPAP/PEEP 达到最佳水平。

4. 肺灌洗

（1）由于酸性物误吸后对肺的损害发生在 12～18 秒内，而且灌洗后的确切效果不能肯定，有时反而引起吸入物的扩散，因此大多数误吸病人进行肺灌洗意义不大。

（2）但是如果病人误吸入固体食物，可在纤维支气管镜直视下用少量盐水软化颗粒并灌洗。

5. 激素的应用 早在 60 年代便提出使用激素的理由是：可的松减轻炎症、稳定溶酶体膜、防止白细胞及血小板聚集、使氧离曲线右移（增加组织摄氧）。虽然有一些研究证明酸误吸后应用可的松对肺大体或微观表现有改善作用，但随后设计的研究并没有显示出形态学及死亡率的改善。而且可的松可能延迟炎症反应和引起继发感染，所以目前不提倡应用激素。

6. 预防性抗生素使用问题

（1）肺误吸后是否引起肺感染难以预测。而且由于抗生素使用后改变了呼吸道正常菌群，导致耐药性的产生，因此预防性应用抗生素的缺点胜过优点。

（2）但如果吸入物为污秽物、霉烂牙齿、脓液，应给抗生素治疗。

（3）另外，单纯体温上升不是应用抗生素的指征。甚至白细胞升高、肺浸润、脓痰、发热也可能是由化学性肺炎的非特异反应引起。因此是否给抗生素应根据涂片或痰培养，并在药敏报告后作相应的调整。

7. 脱水的治疗

（1）由于误吸后体液向肺第三间隙转移，因此应积极补充液体，治疗低血容量。

（2）严重病人，应放置中心静脉导管或肺动脉导管。通过测定中心静脉压力、肺动脉压力，不但可以指导输液，也有助于对心输出量评估，混合静脉血检查以及肺分流的计算。

（3）由于氧合状态、酸碱平衡、脱水、心功能都影响肾功能。因此，在制定治疗肾功能不全的措施前，应尽可能纠正上述不足，然后进行利尿等其他措施。

（姚永兴　钟泰迪）

参 考 文 献

1. Warmer MA, Warmer ME, Weber JG. Clinical significance of pulmonary aspiration during the perioperative period. Anesthesiology, 1993(78):56-62

2. Phillips S, Hutchinson S, Davidson T. Preoperative drinking does not affect gastric contents. Br J Anaesth, 1993(70):6-9

第九章

术后低温

有研究表明，全麻或区域阻滞后的病人，在麻醉后恢复室内中心体温会低于 36℃，超过 10% 的病人中心体温低于 35℃。由于低温和寒战可引起一系列的病理生理改变，产生多种并发症，如代谢性酸中毒、术后呼吸抑制以及低温后体温反弹等，因此必须积极预防和治疗。

第一节 体温调节

一、行为性体温调节

改变体位、运动、动物的筑巢行为和人类的房屋建筑结构如冷暖空调机等属行为性体温调节，对保持体温平衡非常重要。

体位的改变往往是为了保持或散发热量。若病人的体温低于调定点，常常会屈膝蜷缩使四肢靠近躯干如胎儿样，这样可以使体表面积达到最小，以便尽最大限度地保持热量。相反，若体温高于调定点，则会展开四肢，使体表面积达到最大，从而最大限度地散发热量。但在麻醉状态下，病人往往丧失了上述行为的能力。

二、自主性体温调节

皮肤血管收缩和舒张、出汗、非肌肉性的产热等为自主性体温调节。虽然骨骼肌是随意肌，但寒战常常是不能控制、潜意识的，因此也将寒战认为是自主性体温调节的一种。在小于3个月的婴儿中，棕色脂肪的产热作用在非寒战性的热量生成中起重要的作用。

三、体温调节系统

体温调节系统的基本组成见图9-1，概括见表9-1。

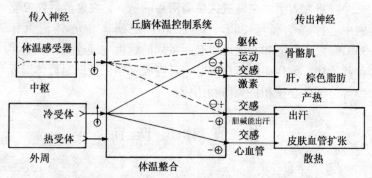

图 9-1　体温调节系统：传入神经传导位于皮肤、粘膜和深部组织的外周温度感受器和丘脑前感受到的感觉冲动；传出神经传导产热或散热指令；温度调节中枢主要位于下丘脑前、后部，对体温进行整合

（一）温度感受器

1. 外周感受器　在人体皮肤、粘膜和内脏中，温度感受器分为冷和温觉感受器，它们都是游离神经末梢。外周温度感受器的密度因身体部位不同而异，主要分布在指尖和口周等区域，其他部位则相对较少。外周温度感受器的综合输入是体温调节输入系统中的重要组成部分。

表 9-1　体温调节系统的组成

传入系统或"温度感受器"
　外周温度感受器（位于皮肤、粘膜和深部组织）
　中枢温度感受器（位于下丘脑前部和 CNS 的其它部位）
传出系统或效应器
　产热机制
　散热机制
控制系统（体温调节中枢）
　下丘脑前后部的神经网络系统

2. 中枢感受器　自 1885 年起人们就知道大脑的某一部位在体温调节中起着重要的作用。例如电或机械刺激实验动物纹状体会引起体温的显著上升；下丘脑前部的某一部位对温度很敏感，对这一部位进行局部降温会导致体温上升，加热则反之。因此目前认为下丘脑前部的温度感受器是调节体温的最重要因素。脊髓、延髓、脑干网状结构也存在温度感受器。

（二）传出系统

传出系统是体温调节的效应器，由产热和散热两部分组成。

1. 产热机制　机体总产热量主要包括基础代谢，食物特殊动力作用和肌肉活动所产生的热量。

（1）基础代谢是机体产热的基础，基础代谢率高，产热量多；基础代谢率低，产热量少。

（2）食物特殊动力作用可使机体进食后额外产生热量。

（3）骨骼肌的产热量则变化很大，在安静时产热量很小，运动时产热量很大；轻度运动如步行时，其产热量可比安静时增加 3～5 倍，激烈运动时，可增加 10～20 倍，因此骨骼肌运动仍然是产热的主要来源。

（4）大部分具有产热作用的化学反应发生在棕色脂肪中，并受 β-肾上腺能激素调节，棕色脂肪产热是影响人类体温调节的重要因素。另外，由于棕色脂肪的线粒体对氧化磷酸化过程脱耦联电子转移具有特殊的作用，因此棕色脂肪在能量平衡的调节中也起重要作用。

2. 散热机制　　人体的主要散热部位是皮肤。当环境温度低于体温时，大部分的体热通过皮肤的辐射、传导和对流散热（见图9-2），一部分热量通过皮肤汗腺蒸发来散发，呼吸、排尿和排粪也可散失一小部分热量（见表9-2）。

表9-2　在环境温度为21℃时人体散热方式及其所占比例

散热方式	百分数（%）
辐射、传导和对流	70
皮肤水分蒸发	27
呼吸	2
尿、粪	1

（1）辐射：机体以热射线的形式将热量传给外界较冷物质的一种散热形式。安静状态下辐射散热占总散热量的60%。辐射散热量同皮肤与环境间的温度差以及机体有效辐射面积等因素有关。四肢表面积比较大，因此在辐射散热中起重要作用。环境与皮肤的温差越大，或是机体有效辐射面积越大，辐射的散热量就越多。

（2）传导：传导是机体的热量直接传给同它接触的较冷物体的一种散热方式。机体深部的热量以传导的方式传到机体表面的皮肤，再由后者直接传给同它接触的物体。

（3）对流：对流散热是通过气体和液体来交换热量的一种方式。人体周围总是绕有一薄层同皮肤接触的空气，人体的热量传给这一层空气，由于空气不断地流动（对流），便将体热散发到空间。

心血管系统对散热有重要的影响，机体通过血液循环将热量从产热区带到其它组织，然后再负责把热量从身体的中心区带到体表，通过皮肤血管扩张，将热量辐射和传导到环境中。

（4）蒸发散热：在人体常温下，蒸发1g水分可使机体散失2.4KJ热量。当环境温度为21℃时，大部分的体热靠辐射、传导和对流散热，少部分由蒸发散热；当环境温度升高时，皮肤和环境之间的温度差变小，辐射、传导和对流的散热量减小，而蒸发的散热作用增强；当环境温度等于或高于皮肤温度时，辐射、传导和对流的散热方式不起作用，此时蒸发就成为机体唯一的散热方式。

人体蒸发有两种形式：不感蒸发和发汗。人体即使处于低温环境没有汗液分泌时，皮肤和呼吸道都会不断有水分渗出而被蒸发掉，这种水分蒸发称为不感蒸发。发汗是汗腺分泌汗液的活动，发汗是可以意识到的、有明显的汗液分泌，因此汗液的蒸发又被称为可感蒸发。

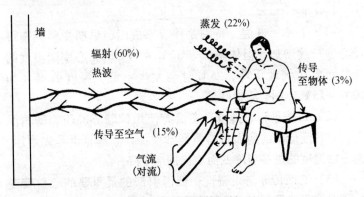

图9-2 机体散热机制

（三）体温调节中枢

多种恒温动物的脑分段切除实验表明，切除大脑皮层及部分皮层下结构后，只要保持下丘脑及其以下的神经结构完整，动物虽然在行为方面可能出现一些欠缺，但仍具有维持恒定体温的能力。如进一步破坏下丘脑，动物则不再具有维持体温相对恒定的能力。这些事实说明，调节体温的基本中枢位于下丘脑。

下丘脑局部破坏或电刺激等实验观察到，下丘脑前部破坏，则散热反应消失，体温升高；刺激之，则引起散热反应，而且寒战受到抑制。若破坏下丘脑后部，则体温下降，产热反应受抑制；刺激之，则引起寒战。据此得出结论，下丘脑前部是散热中枢，而下丘脑后部则是产热中枢。

第二节　低温对机体的影响

低温导致组织和器官的生理紊乱。

一、心血管系统

1. 心脏

（1）心率：低温、特别是伴有寒战时，早期交感兴奋可使心率持续增加。但体温低于32℃～34℃时，心率随温度的降低而成比例地下降，25℃时会发生室颤，深度低温（如10℃～15℃）则会心搏骤停。

（2）每搏量和心排量：在没有使用抑制心脏药物的情况下，在轻度低温的病人每搏量通常增加；心排量也是先增加，而后随温度的进一步降低而成比例地下降。

（3）心肌传导与兴奋性：低温引起的最重要的心血管变化是对心肌传导与兴奋性的影响。轻度低温期间，由于肌肉热张力引起的骨骼肌轻微颤抖可使心电图上 P 波完全阻滞。另外，去极化迟缓造成心动过缓，PR 间期、QRS 波和 QT 间期延长。

体温低于31℃至25℃时，心电图最显著的改变是 J 波（Osborn 波或驼峰特征）。J 波在所有的导联上都有一明显的斜率，它起始于 QRS 波即将结束时，并与其同一方向（图9-3）。

J 波表示正有"当前损害",而不是室颤的预兆。低温的病理性 J 波也出现于如脑损害的其他情况中。温度进一步降低,出现预示着心肌缺血的 ST 段抬高或压低,T 波双向而后倒置。

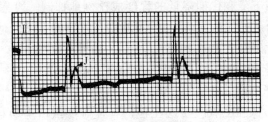

图 9-3　低温引起的特征性 J 波

（4）起搏活动:随着体温的降低,窦房结逐渐被抑制,低位起搏活动增加。当血液温度下降至 27℃~30℃时,出现房早,随后变为房颤;其他的异位节律如房扑、房室交界节律、室早和室颤、I°传导阻滞也会出现。重度的传导阻滞只见于有器质性心脏病的患者。

2. 外周循环

（1）阻力:由于寒冷直接刺激动脉管壁以及皮肤上的冷敏感受器,引起交感兴奋反应,导致皮肤血管收缩,因此外周循环阻力增加。当温度低于 34℃时,寒冷直接扩张皮肤血管,但深部血管需要在 25℃时开始扩张。

血容量转移:由于皮肤血管收缩,使血容量向深部容量血管,特别是肝脏和肺转移,这些转移的血容量又刺激容量受体,产生"寒冷性利尿"。另外,水从血管外进入组织,使血细胞压积增高,血液浓缩,血液粘稠度增加,这进一步增加外周血管阻力。

（2）血压:在皮肤血管收缩时,血压升高,但当体温进一步下降,心脏受到抑制后,血压下降。然而,临床上只有在体温低于 25℃后,才出现严重的低血压。

二、呼吸系统

1. 肺　与心功能相似，肺对低温最初的反应是兴奋，然后随体温下降和代谢降低的程度成比例地抑制。通常呼吸频率、每分钟通气量、动脉二氧化碳分压平行性下降，对低氧和高二氧化碳刺激呼吸反应作用减弱，如果不控制呼吸，体温至24℃时呼吸停止。

2. 氧离曲线左移

（1）低温使氧离曲线左移，氧合血红蛋白不易释放氧，造成组织缺氧，使组织的无氧代谢增加，造成酸中毒。

（2）血液和其他组织液中氧的溶解度增加。例如，30℃比正常体温时多溶解19%的氧，25℃增加33%，但仅依靠溶解氧是不能满足组织氧的需要。

3. 二氧化碳和碳酸氢盐　低温情况下，二氧化碳在血液和其他体液中的溶解量也会增加。但由于正常情况下，溶解的二氧化碳只占总量的5%，所以，低温所增加的二氧化碳溶解量，对二氧化碳的运输影响不大。

正常循环时，约95%的二氧化碳运输是以碳酸氢盐的形式进行的，因此定量计算血浆中增加的碳酸氢盐离子更为重要。由于体温下降和血液缓冲活跃时，倾向于碳酸离子化成碳酸氢盐，因此，低温使血浆碳酸氢盐浓度增加。

二氧化碳运输的改变，加上低温时由于代谢的抑制，可使二氧化碳生成下降。这样，患者即使每分钟通气量不变，其动脉血二氧化碳的分压也会低于正常温度者，结果造成呼吸性碱中毒，使氧离曲线左移。

三、肾脏功能

低温期间，肾脏功能也受到可逆性的抑制，主要由血压下降（继发于心血管抑制）和寒冷的直接刺激造成。通常，当肾血流进行性下降，肾血管阻力增加，会使肾血流和肾小球滤过率进一步下降。然而，由于肾小管重吸收水的功能也受到抑制，尿量只有轻微下降。

通常，血清钠和钾的浓度保持正常，但若体温低至 20℃ 时，钠和水的重吸收功能则会受到破坏，分泌大量稀释性尿液（"寒冷性利尿"）。深度低温时，由于大量液体的转移，可造成低温时低血容量，在复温时出现少尿。

低温时肾脏泌酸功能受到影响，但酸碱失衡并不多见。复温后 2 小时肾血流恢复，肾小球滤过率约为正常的四分之三，第二天恢复正常。

四、消化系统

1. 内脏　低温引起可逆性的消化道平滑肌活动的抑制。因此，食管、胃和肠道的蠕动减慢。最常见的表现包括急性胃扩张（通常伴有腹部膨隆）、麻痹性肠梗阻以及肠扩张。胃的分泌和游离酸的产生显著下降，从小肠吸收药物的速度也下降。

2. 肝脏　葡萄糖的利用：由于内脏血流与温度成比例下降，当低温至 25℃ 时，尽管肝脏能继续利用氧避免细胞缺氧，但由于胰腺分泌的胰岛素受抑制以及外周糖的摄取受到抑制，肝脏已不能有效利用葡萄糖，使血糖增高并维持较高水平，但这种血糖增高不会发展成为酮症酸中毒。

五、药物代谢

低温时肝脏功能下降，药物代谢受抑制。

1. 吸入麻醉药　体温下降时，麻醉药最低肺泡有效浓度（MAC）将直线下降，但各种麻醉药下降的幅度不一样。例如，体温下降 10℃，氟烷的 MAC 约下降 53%。

另外，低温使麻醉气体的溶解度增加，以及由于血流和呼吸的减少，都使麻醉时间延长。

2. 非去极化肌松药   低温期间非去极化肌松药的代谢和消除也减慢，如果不考虑药物需求量的减少以及没有很好地进行肌松作用监测，很容易造成药物过量。

3. 其它药物   低温后由于肝功能受抑制，使得麻醉镇痛药物如吗啡的代谢减慢，因此镇痛药的用量应减少。

六、凝血功能

虽然临床经验提示低温与出血倾向有关，但一些研究发现，凝血功能不全只发生于低于 26℃ 时，并且低温的时间越长，凝血时间越延长。

七、低温和寒战

许多病人在麻醉期间已经形成低温，但由于肌松药和麻醉药的作用下，病人没有产生寒战；麻醉手术结束后，随着肌松药和麻醉药对骨骼肌的作用减退，机体通过骨骼肌收缩-寒战来恢复正常的体温。

由于寒战时骨骼肌的耗氧量比安静情况下增加 400% ~ 500%，使得心肺系统即使超负荷运转，有时也可能仍不能满足机体对氧的需求，如果此时再发生呼吸道梗阻，那么，少量的氧贮备马上就会被耗竭，患者发生严重缺氧。对于患有心肺疾患和神经肌肉疾病的手术病人，更不能耐受寒战引起的氧需增加。另外，寒战也加重术后切口疼痛。

八、小儿和老年患者

由于小儿的体表面积较大，老年病人代谢率低、皮肤温度高、在冷环境中血管收缩能力弱、寒战功能差，因此小儿和老年患者对低温特别敏感。

1. 非寒战产热   由于婴幼儿从麻醉中苏醒时不发生寒战，

而是依靠去甲肾上腺素介导的棕色脂肪氧化来维持体温平衡，因此容易引起呼吸性和代谢性酸中毒。

2. 分流增加　低温时新生儿去甲肾上腺素分泌增多，使肺和外周血管收缩，反应性地增加肺循环阻力，导致经卵圆孔和动脉导管的右向左分流增加，发生低氧血症。

3. 低钙和低血糖　低温抑制甲状旁腺功能，造成低钙血症；同时低温使儿茶酚胺分泌增加，并出现无氧代谢，加速糖的消耗，使糖储备耗竭造成低血糖。因此对于术中低温的儿科病人，需将小儿的体温上升超过 35℃ 才能从手术室送到 PACU。

第三节　温度监测

体温监测包括中枢和外周体温监测。

一、中心体温

"中心体温"反映的是下丘脑体温感觉中枢的血流温度。能否准确测得中心体温很大程度上取决于测量部位的选择，因为所测部位的温度还受测量部位的灌注及其与外界环境的绝缘程度的影响。

1. 鼓膜温度　鼓膜周围的血流温度与供应下丘脑的颈内动脉分支的血流温度相近，因此鼓膜温度最能反映中心体温。可将专用测温探头置于鼓膜上进行监测，但因担心发生外耳道和鼓膜损伤，所以不作为临床常用的温度测量部位。

2. 食管温度　食管下 1/3 段的温度与主动脉血流温度相近，因此能较迅速可靠地反映中心温度。自口或鼻将测温探头送至食管下 1/3 处，相当于心脏后进行监测，反映的是中心血流的温度。缺点是一般清醒和半清醒病人难以接受，食管有损伤或食管静脉有曲张的病人，禁忌作食管测温。另外，放置位置不易正确到位，如果探头位于食管上或中 1/3 段，受气管导管内气体温度的影响明显。

3. 鼻咽温度 鼻咽温度是将温度探头放置于鼻咽深部所测得的温度。由于鼻温探头所测量到的温度近似于颈内动脉分支的血流温度，所以该处温度接近脑温，但若将探头过深移至咽喉部，也容易受呼吸气流的影响，测量到的温度会偏低；容易鼻出血病人避免鼻腔测温。

4. 口腔温度 口腔温度容易测定，但易受呼吸气流的影响，温度常常偏低。

二、外周体温

外周体温受局部血流和其它因素的影响，不能正确反映中枢温度，但连续观察可以反映体温的变化情况，而且使用方便。

1. 直肠温度 将测温探头置入离肛门口约 5cm。主要反映腹腔脏器的温度，但直肠温度惰性较大，对于循环容量变化很大的输血、输液病人，不能及时反映病人的体温变化，也容易受直肠内粪便、腹腔冲洗、长时间膀胱镜检查的影响。

2. 腋温 腋温监测也很简单方便。但上臂应尽量靠近躯干，避免探头直接暴露在环境中，而且最好不要在输液的这一侧测量，否则测量的数据不可靠。由于干扰因素多，腋温及其它肢端的皮肤温度不能很好地反映中心温度。

3. 额温 一种液晶显示的贴片式温度计，可以以数字的形式显示温度。由于在低温状况下，前额区域的皮肤灌注仍较好，所以额温有较高的参考价值。

4. 周围皮肤温度 尤其是拇指（或足趾）皮温是常用于评定周围循环状态的指标，适合于婴儿和血管阻塞病人肢体供血情况检查。

所有的温度探头都有可能会给病人带来创伤，因此要加强观察，预防鼓膜、食管或直肠穿孔。

第四节 术后低温的预防和治疗

一、低温的预防和治疗

麻醉后低温的预防比治疗更重要。

1. 保持室温 一般在麻醉开始阶段时热量丢失最多。主要由于病人在麻醉状态下不能活动产热，又暴露于手术室冷环境中、冷的消毒液皮肤消毒，以及通过其它辐射、对流、传导和蒸发带走大量热量。因此保持室温非常重要。各年龄段建议的手术室温度如下：新生儿 >26.6℃，婴儿 >25.5℃，成人 >21.1℃。

2. 对流热空气毯的应用 对流热空气毯（forced hot-air systems）是目前认为较理想的预防术中低温的方法之一，对流热空气毯能覆盖病人的肩膀、四肢、胸等非手术区，由于术后能覆盖病人的全身，因此也是治疗术后低温的有效方法之一。

3. 覆盖病人 手术期间覆盖病人非手术区域，其中包括头面部覆盖能减少对流引起的热量丧失。但这种覆盖不能影响对病人的观察。

4. 输血输液加温

（1）大量快速输注冷的血液和液体，会引起心脏低温，即使这时中心体温高于34℃，也有可能会导致心律失常，甚至心跳停止。这一现象的发生与快速输注低于32℃的液体有关，因此对于需要大量输血输液的病人，术中输血输液加温尤为重要。

（2）由于加热1000毫升4℃的库血至37℃需要134.4千焦的热量，大致相当于70公斤成人每小时基础产热量的

50%。输注 500 毫升 20℃的晶体液使其加热至 37℃需要 33.6 千焦的热量，这大约是成人每小时基础产热量的 10%。1L 20℃的液体可使一个体重 70kg 的成人降温 0.2℃左右。由此可见，加温后输血输液有助于维持体温平衡。但必须注意的是，当液体输注速度超过 100 毫升/分钟，会超过大多数"加热器"的加热能力。

5. 红外线加热灯　用红外线加热灯加热病人，对婴儿很有效，对成人也有帮助。但必须保持灯与病人 70 厘米以上的距离以防烧伤。

6. 冲洗液加温　使用加热后的液体冲洗创面、腹腔，可以减少病人热量的丢失。

图 9-4 为综合治疗术后低温。

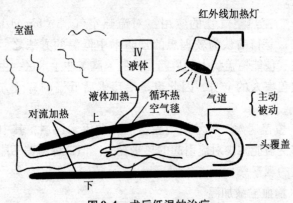

图 9-4　术后低温的治疗

二、特殊问题的处理

1. 术后寒战的治疗

（1）通过辐射或传导和对流加温皮肤的方法，由于抑制皮肤温度感受器的冷刺激、增加热冲动传入至下丘脑，从而减少温度调节反应，能明显减少和减轻术后寒战反应。

（2）成人静注哌替啶 25～50mg，能有效治疗术后寒战，但应注意防止呼吸抑制。

（3）如果患者已行控制呼吸，可给予肌松药和镇静剂，直至体温恢复正常。

2. 心律失常　体温低于 30℃ 时，常常可能会发生心率失常，低于 28℃ 则不可避免地发生心率失常。

（1）低温时发生心率失常，首先应排除诱发因素，如是否存在内源性儿茶酚胺释放增加的刺激、是否使用过儿茶酚胺类药物、电解质是否失衡（如低钾）、有无低血压使得冠脉供血不足、高碳酸血症和缺氧。如果存在上述情况必须立即予以纠正，纠正后，大部分病人的心电图都能恢复正常。

（2）如果心率失常影响到血压，必须常规治疗（参阅第五章心律失常）。

（3）低温最严重的并发症——室颤，必须及时治疗。但温度低于 27℃ 除颤已经无效，如果没有体外循环（维持组织灌注），必须直接使体温升至 28℃～30℃，这时除颤通常会有效。

3. 酸中毒

（1）由于低温可引起酸中毒，因此在保持病人的循环和呼吸正常的同时，应定时测定动脉血气，及时发现和纠正酸中毒，以减少室颤的发生。

（2）指脉搏氧饱和度监测，对早期发现低氧血症，预防酸中毒有一定的帮助。

（3）治疗以维持循环和通气为主，辅以适当的抗酸药。

4. 呼吸性碱中毒　在低温情况下，由于代谢减慢以及二氧化碳在组织液中的溶解度增加，如果麻醉中呼吸量没有相应地减少，又没有发现和纠正，会发生术后呼吸性碱中毒。呼吸性碱中毒不但降低脑内血流量、增加心室对室性心率失常的敏感性，而且使氧离曲线左移导致组织氧的释放减少。对这种由于低温造成的呼吸性碱中毒，治疗采用恢复病人的体温，在动脉血气和指脉搏氧饱和度监测下，减慢呼吸频率和减少潮气量，使血气逐渐恢复正常。

（陈　洁　王　平　钟泰迪）

参 考 文 献

1. Sessler DI, Rubenstein EH, Moayeri AM. Physiologic response to mild perianesthetic hypothermia in humans. Anesthesiology, 1991(75):594

2. Sessler DI, McGuire BS, Sessler AM. Perioperative thermal insulation. Anesthesiology, 1991(74):875

3. Lennon RL, Hosking MP, Conover MA, et al. Evaluation of forced hot heat systems for rewarming hypothermic patients. Anesth Analg, 1990(70):424

4. Siegel MN, Gravenstein N. Passive warming of airway gases (artifical nose) improves accuracy of esophageal temperature monitoring. J Clin monit, 1990(6):89

5. Guffin A, Girard D, Kaplan JA. Shivering following cardiac surgery: hemodynamic changes and reversal. J cardiothorac Anesth, 1987(1):24

6. Casey WF, Smith CE, Katz JM, et al. Intravenous meperidine for control of shivering during caesarean section under epidural anaesthesia. Can J Anaesth, 1988(35):128

第十章
麻醉恢复期的液体管理

重危病人、重大手术的成功有赖于精确的液体电解质管理，及时发现、有效地治疗其并发症。麻醉后恢复期（PACU）对液体电解质的进一步调整，对手术后病人的恢复无疑是非常有帮助。为此，首先得了解人体正常体液和电解质的构成。

第一节　正常体液组成

一、体液

体液（total body water，TBW）是指人体各种细胞内外的水溶液。通常体液分成两个主要部分：细胞内液约占体重的40%，细胞外液占体重的20%～25%。体液的量随年龄、性别、胖瘦而不同。男性成人的体液总量约占体重的60%；女性成人体液约占体重的50%；小儿因脂肪含量少，其体液总量可达体重的80%。

二、细胞内液

细胞内液电解质成分的主要阳离子为 K^+ 和 Mg^{2+}，Na^+ 占少量。阴离子主要为有机磷酸盐和蛋白质，HCO_3^- 和 SO_4^{2-} 只占少量，Cl^- 少量存在于某些组织。K^+ 在细胞内浓度高达 150mmol/L，体内 K^+ 总量的 90% 在细胞内，大部分处于解离状态，以维持细胞内液的张力，小部分与蛋白质结合成为细胞的原浆，是细胞活动的物质基础。Mg^{2+} 在细胞内的含量较高，约为 14~20mmol/L，主要与细胞蛋白结合，是体内细胞代谢许多酶的激活剂，对能量代谢起重要作用。Na^+ 在细胞内的含量甚少，仅 10~20mmol/L，但在脱水、酸中毒等病理情况下可增加。

三、细胞外液

细胞外液包括血浆和组织间液，统称为人体的"内环境"。内环境保持相对恒定的体液量、化学成分和理化特性是正常生命活动的必要条件。细胞外液中的主要电解质为 Na^+、K^+、Ca^{2+}、Mg^{2+} 等阳离子及 Cl^-、HCO_3^-、HPO_4^{2-}、SO_4^{2-} 等阴离子。血浆内阴、阳离子各为 150mmol/L，主要的阳离子是 Na^+，占总离子量的 90% 以上，浓度 142mmol/L，对维持体液的张力起重要的作用。阴离子为 Cl^- 及 HCO_3^-，分别为 104mmol/L 及 24~27mmol/L，Cl^- 对维持体液的张力起一定的作用，且与酸碱平衡有关；HCO_3^- 对调节酸碱平衡起主要的作用。

第二节　正常机体每日液体平衡

根据习惯和气候的不同，机体对每日水和饮料的需要量有一定的差异。但在一般气温情况下，体液量为 25~45L 的个体，平均每日交换 2500~4500ml 液体。

一、体液平衡

1. 水的摄入　每天摄入液体平均为 1000~2500ml，外加食物中的水 1000~1500ml 和每日氧化作用产水 200~400ml,表 10-1 是人体基本液体需要量。

表 10-1　人体基本液体需要量

	年龄（岁）	液体（毫升/公斤/天）
青壮年	16~30	40
成人	25~55	35
老年病人	55~65	30
更老的病人	>65	25

2. 体液的丢失　体液的丢失有三条途径：从皮肤和呼吸道蒸发、尿、粪便中排出的水。其中皮肤和呼吸道蒸发是不显性失水，平均每天约为 600~800ml。尿、粪的水为显性失水。

正常个体水的摄入量和丢失量非常接近，处于动态平衡，如果在每天的同一时间测量体重，体重波动小于 2%。

不显性失水取决于体形大小、劳动、环境温度和湿度。在适宜的温度、最小活动量时，机体按体表面积算不显性失水总量为 300~500ml/m²。但在闷热、潮湿的环境下，或暴露在太阳下剧烈活动时，出汗量可达数升，会大量丢失水和氯化钠。肥胖病人也会因出汗多而增加体液丢失。这些病人每天体重变化明显，细胞外液波动极大。

二、电解质平衡

正常机体每日钠的摄入量在 50~100mmol 之间。如果摄入过多，肾脏会排出过多的钠；当摄入减少或有非肾性丢失时，肾脏会减少钠的排出，维持机体钠的稳定。但肾功能衰竭病人对钠的调节能力丧失，容易造成水电解质平衡失调。

每日摄入的钾为 40~80mmol，与钠不同的是，当钾摄入减少时，肾脏不能通过保存钾使其排出减少。

1. 血清钠和机体总钠量几乎无关

血清钠 = (交换钠总量 + 交换钾总量)/体液总量 -26

由上式可见:钾、钠的增加或游离水的减少均可增加血清钠;在全身总钠量增多的情况下,水潴留亦可导致低钠血症;输钾可以提高低钠血症病人的血清钠浓度。

2. 绝大多数钾存在于细胞内液 绝大多数钾存在于细胞内液中,只有极少量存在于血浆中,因此当机体血清钾绝对值减少时,反映出机体总钾的大量缺失。

3. 酸碱平衡严重影响钾的代谢 由于酸碱平衡严重影响钾的代谢,酸中毒时,通过 H^+-K^+ 交换,细胞内钾转移到细胞外,显著纠正血清钾水平。当血清偏碱时,细胞外钾转移到细胞内,能明显降低血清 K^+,尤其在已有机体钾的丢失的情况下更明显。

4. 电解质中和 正常情况下细胞内、外液阴、阳离子浓度相等,呈电中性(见表10-2)。

表 10-2 体液的阴、阳离子浓度

电解质	血浆 mmol/L	细胞内液 mmol/L
阳离子		
Na^+	142	15
K^+	4	150
Ca^{2+}	5	2
Mg^{2+}	2	27
总数	153	194
阴离子		
Cl^-	104	1
HCO_3^-	24	10
HPO_4^{2-}	2	100
SO_4^{2-}	1	20
有机酸	6	–
蛋白质	16	63
总数	153	194

为保持电中性：

血清$(Na^+)+(Ca^{++})+(Mg^{++})+(K^+)=(CL^-)+(HCO_3^-)+(蛋白质)+(SO_4^{2-})+(HPO_4^{2-})+(有机酸)$

可将上式改成：

$(Na^+)+(K^+)=(HCO_3^-)+(Cl^-)+14$

参数 14 为阴离子差，如果$(Na^++K^+)-(HCO_3^-+Cl^-)$超过18，应考虑到可能出现以下的情况：

(1) 肾衰时，HPO_4^{2-} 和 SO_4^{2-} 增加

(2) 缺氧、休克、水杨酸中毒时，乳酸中毒

(3) 糖尿病酮症酸中毒时的酮症酸中毒。

上述情况下，由于 HCO_3^- 的消耗，使阴离子差增加。

但如果阴离子差小于5，则最有可能是低蛋白血症。

第三节　术后体液和电解质失调

术后体液和电解质失调主要有以下三个方面：容量分布、渗透压和电解质的改变。

一、容量分布失调

(一) 容量不足

血容量不足是外科术后最常见并发症之一。但由于血容量不足可经细胞内液补充，以及轻中度低血容量临床症状和体征不明显，因此轻中度血容量不足常不易发现。但严重的血容量不足可发展成低血容量休克、急性肾衰、心肌梗死、脑缺血，因此必须进行迅速有效的容量补充来预防和治疗。

1. 容量不足的体征　根据容量不足的发生速度、严重程度病人的临床表现有所不同。

(1) 如果急性容量不足，病人往往以循环症状为主，表现出心动过速、低血压、心音下降、脉搏细弱、颈静脉塌陷、

中心静脉压降低、尿量减少。

（2）非全麻清醒病人随着容量不足的进一步加深，病人将出现神经精神症状，如嗜睡、反应减弱、甚至昏迷。

（3）体检可较早发现这种病人舌和口腔粘膜干燥，但双眼凹陷、皮肤弹性减退等出现较迟。

2. 实验室检查　实验检查可发现红细胞压积增加、24小时后出现血尿素氮增加、血尿素氮/肌酐比率大于15、尿比重增加（＞1.020）、尿钠浓度下降（＜20mEg/L），尤其尿钠与血钠比对少尿的原因判断具有重要价值，根据钠分泌率＝尿钠/血钠×尿肌酐/血肌酐，如果比值小于1%，最大的可能是肾功能正常而血容量不足。

3. 容量不足的原因

（1）肾脏病变、利尿药过量、无机氟造成的肾毒性、高血糖引起的渗透性利尿、放射性造影剂应用后的尿量过多。

（2）术中出血没有适当的补充，造成术后低血容量。

（3）胃肠引流过多的病人，以及术前呕吐、腹泻而术中又没有很好的补充的病人。

（4）大量细胞外液进入非功能第三间隙，如急性胰腺炎、急性胃穿孔伴腹膜炎，以及其它腹膜炎、肠扭转、肠梗阻。这些病人由于肠腔和腹腔液体积聚、肠壁、肠系膜、腹膜增厚，液体丢失可超过3升。挤压伤、烧伤、股骨和骨盆骨折时，也有大量液体渗出和转移。腹腔内大手术，其液体转移也可超过3升，对这些病人输液估计不足，可造成术后血容量不足。

4. 预防和治疗　虽然临床上容量不足达2升以上才出现症状，但通过临床检查仍能发现一些有价值的脱水迹象。

（1）术中液体记录、血细胞压积、血尿素氮的变化将提供液体不足的有用资料。

（2）导尿管置入连续尿量监测：当发现病人出现明显的

心、肾功能损害或大量液体转移进入第三间隙，导尿管置入连续尿量监测是必要的，尿量对指导补液很有价值，术后应维持尿量50ml/h或更多。

（3）中心静脉压监测：对无严重心肺疾病的病人，中心静脉压监测可间接反映左房压，左室前负荷，因此可引导快速补液。

（4）肺动脉楔压：当原有明显心肺功能不全的病人，不能确定容量是否足够，或需要快速输液时，由于中心静脉压不能确切地反映左房压力，此时需要采用肺动脉导管（Swan-Ganz导管）测定肺动脉楔压来评估左室舒张末期压力。

（5）通过经食道超声心动图测定左室舒张末期容量和心室射血分数能精确判断病人的容量状况和心功能，对指导输液很有帮助。

5. **补液选择**　术中液体丢失以等张液为主，因此原则上应输入与所失液体成分相同的等张液。

（1）一般病人补充乳酸林格氏液和生理盐水。

（2）血细胞压积低于21%～25%的病人需补充浓缩红细胞。

（3）对富含蛋白质的渗出液，必须补充血浆。

（4）由于高渗盐水能改善心肌功能、降低外周血管阻力、减轻组织水肿、保持肾正常功能，对闭合性颅脑伤病人的脑水肿也有减轻作用，因此高渗盐水的应用对保持容量平衡，减少液体的输入有重要意义；缺点是可能引起高钠血症和高渗，因此应用后必须监测血钠浓度。

（二）输液过量

输液过量远比输液不足、低血容量少见。常见于含盐液的输入过快过多，超过了病人能排出的能力。慢性心衰、肝硬化、严重肾功能不全手术病人由于钠排出失调，水钠滞留，术后虽然很难恢复至正常水平，但积极的监测和有效的治疗可以帮助减少和减轻水钠滞留引起的其它并发症。

1. 临床表现　输液过量的临床症状与体循环和肺循环液体过量的严重程度、输液的速度、心血管储备相关。

（1）早期出现外周静脉扩张、左右心充盈压增加、脉压上升。

（2）更进一步出现舒张期奔马律、肺顺应性减退、听诊发现肺部啰音、指脉搏氧饱和度下降，预示着肺水肿和心衰的发生。

2. 预防　由于麻醉药物和手术应激，术后病人的肾血流、肾小球滤过率受到不同程度的抑制，ADH 释放增加，肾脏利尿能力下降。

（1）心肺肾储备功能正常的病人，只有大量液体快速输入时，才会出现液体过量的症状。因此对大量输液病人，仔细监测循环功能如中心静脉压和尿量、听诊呼吸音和心音能及时发现早期液体过量迹象，避免液体过量的进一步发展。

（2）心肺肾储备受损的病人，需放置肺动脉导管直接测定左房压、肺毛细血管楔压，及经食道超声心动图测定左室收缩功能、舒张末期容量来指导输液。

3. 治疗　根据临床症状不同，治疗有一定的差异。

（1）轻度液体过量，只须限制液体的输入。

（2）如出现肺水肿，立刻利尿、扩张血管、高浓度氧吸入、呼吸末正压通气。

（3）若心肌收缩力不佳，给予强心药增强心肌收缩力，以改善心脏功能。

二、渗透压改变

（一）低钠血症和水中毒

血清钠低于 135mEq/L 为低钠血症，由于潴留的水明显超过钠，发生游离水正平衡。

1. 原因

（1）术中不适当地大量静脉输注无钠或低渗性液体。

（2）利尿脱水药的应用。

（3）经尿道前列腺手术时长时间冲洗液灌洗。

（4）术后疼痛、麻醉镇静镇痛药等可能导致 ADH 不正常分泌。

2. 症状和体征

（1）轻度低钠血症常无症状。

（2）当血清钠低于 125mEq/L 时，出现明显的水中毒症状，表现为定向力障碍、神志不清、肌肉抽搐和深部腱反射亢进。

（3）重度低钠血症，血清钠低于 120mEq/L，由于颅内渗透压降低和颅内容量扩张引起脑水肿和颅内压增高，可导致惊厥、神志恍惚、昏迷、甚至死亡。

3. 预防和治疗　低钠血症和水中毒的治疗取决于症状的严重程度和病人的容量状况。

（1）如果症状轻微，细胞外液量基本正常或轻微增高，限水就足以纠正。

（2）低血容量可用等渗盐水纠正，容量补足后的水利尿使渗透压恢复正常。

（3）只有在严重低钠血症和致命的水中毒（如患者昏迷或抽搐）时，才建议使用高渗盐水或碳酸氢钠液。

（4）补钠量的计算：由于细胞内和细胞外的渗透压都发生改变，因此血清钠丢失总量应采用总体液量乘以血清钠丢失量来计算。

（5）高渗盐水输入速度：由于高渗盐水输入静脉后引起大量水快速向血管内转移，导致容量超负荷、甚至急性肺水肿、急性心功能衰竭，因此不能完全用高渗盐水来纠正缺失量大的钠，一般血钠丢失量的 1/3 用高渗盐水补充，使血清钠以每小时 1 ~ 2mEq/L 的速度增加，同时持续评估患者的情况。如果出现容量超负荷的迹象，在立刻停输液体的同时，速尿 20mg 静脉注射非常有帮助，但大剂量速尿应用后会增加钠的丢失，须特别注意。

（二）抗利尿激素分泌不当

1. 原因　抗利尿激素分泌不当综合征（syndrome of inappropriate secretion of ADH，SIADH）是血浆渗透压或容量不平衡刺激引起 ADH 分泌增加，导致持续或间断性低钠血症。

根据病因分为恶性肿瘤、肺部感染、中枢神经系统紊乱和无明显原因四类。SIADH 好发于老年术后病人和脊椎融合术后的儿童。

2. 诊断　术后患者如出现烦躁不安、定向力障碍和嗜睡、甚至神志恍惚或惊厥等一系列精神症状，血钠 < 130mEq/L，相对于血渗透压，尿渗透压不成比例地增加，肾上腺和甲状腺功能正常，无低血容量和水肿，可以做出诊断。

3. 预防

（1）接受重大手术的老年病人应尽可能术前纠正刺激 ADH 分泌的因素，避免术中、术后发生低血容量和低血压，缺失的容量应用等渗盐水纠正。

（2）由于麻醉镇痛药，特别是硫酸吗啡可能与 SIADH 相关，因此对容易引发 SIADH 的老年病人应停止使用。

（3）术后应监测尿量，早期检查血电解质。

4. 治疗　对于无症状的轻度低钠血症，只需限制水的摄入足以纠正。但对产生精神症状的严重低钠血症，需要包括以下措施的积极治疗：

（1）静注呋塞米保持一定的利尿速度。

（2）定时测量血浆水电解质浓度，适量补充钾和3%高渗盐水，及时纠正由利尿所引起的电解质的丢失。

（3）锂和地美环素（demeclocycline）可用于慢性 SIADH

的治疗，但由于这些药物起效慢，急性 SIADH 病人不主张用锂和地美环素治疗。

（三） 经尿道前列腺切除术低渗性容量超负荷

1. 病理生理特征　由于经尿道前列腺切除术术中灌洗溶液的持续膀胱冲洗，大量灌洗溶液可经开放的静脉血窦快速吸收，导致术中和术后低渗性容量超负荷。

灌洗溶液的吸收量取决于三个因素：手术时间、静脉血窦开放的数量和大小、灌洗液的压力。一般的经尿道前列腺切除术，平均吸收 1200~2000ml 灌洗液，但也有 20 分钟内吸收液体 3.3L 的报道。

灌洗溶液吸收所造成的后果不仅决定于吸收的容量，还取决于灌洗液的渗透压和患者的心血管和肾脏的功能状况。

2. 灌洗液　为了限制高压电凝电流的弥散，灌洗液内不含电解质，常用低渗液如 1.5% 甘氨酸（212mOsm/L）或 2.7% 山梨醇和 0.54% 甘露醇的混合物（195mOsm/L）。由于经蒸馏水灌洗的手术视野清晰，一些泌尿科医生仍采用蒸馏水作为灌洗液，但蒸馏水灌洗所引起的术后急性容量超负荷、稀释性低钠血症和溶血并发症远比 1.5% 甘氨酸和 2.7% 山梨醇、0.54% 甘露醇的混合物高。

3. 症状和体征

（1） 低渗性容量超负荷的症状包括术后烦躁不安、恶心、寒战、呼吸急促，以及血压、脉压和中心静脉压升高。

（2） 严重病例发生昏迷、惊厥、发绀、肺水肿和心衰。

（3） 诊断依据为：血清钠 < 125mEq/L，血渗透压 < 260mOsm/kg，有些病人可发生血管内溶血。

4. 甘氨酸中毒　甘氨酸是一种非必需氨基酸，体内的分布类似于 γ-氨基丁酸，其作用也与 γ-氨基丁酸类似，对中枢神经系统产生抑制作用。

（1） 采用 1.5% 甘氨酸作为灌洗液的经尿道前列腺切除术

的某些术后病人，其血浆甘氨酸水平达到 1029mg/L，比正常值 13~17mg/L 高出近 100 倍，造成病人苏醒延迟，直到 12 小时后恢复到 143mg/L，此时病人的意识和视力才逐渐恢复。

（2）血氨的正常值为 47~65μM，如果血氨超过 150μM，对中枢神经系统产生毒性作用，由于甘氨酸经代谢生成氨，而将 1.5% 甘氨酸作为灌洗液的病人中，血氨峰值可达 500μM。

5. 预防和治疗

（1）手术医生应尽可能缩短手术时间，减少灌洗液的吸收。

（2）不要解剖前列腺囊深部的静脉。

（3）灌洗液的压力以满足手术视野即可。

（4）蒸馏水不应作为经尿道前列腺切除的灌洗液。

（5）对手术时间较长、出血较多或切除的前列腺超过 45g 的病人，每 20~30 分钟进行一次血钠或渗透压监测。

（四）高钠血症

1. 病理生理特性　高钠血症虽不常见但可致命，以血清钠高于 150~155mEq/L、体液渗透压增高、细胞内容量下降为特征，多见于婴幼儿，常伴有细胞外液缺失。由于丢失水的 2/3 来自细胞内液，仅 1/3 来自细胞外液，而血管内容量又只占细胞外液的 1/3~1/4，因此高钠血症很少引起低血容量性休克，其临床症状由细胞内脱水，尤其中枢神经系统细胞脱水所引起。

2. 症状和体征　当血清钠达到 160mEq/L，血渗透压 320~330mOsm/kg 出现明显的临床症状，表现为烦躁不安、无力、易怒；严重者出现谵妄、昏迷、发热，偶有舞蹈病表现。体征与血管内容量不足有关表现为皮肤和粘膜干燥。

3. 原因　高钠血症发生于游离水丢失超过摄入。

（1）常见于接受肠道外高热量、高蛋白液体治疗的手术患者和不适当补液的婴儿；由于高渗液体使血管内负荷增加，导致大量尿排出,此时如无足够的无盐液体治疗即产生高钠血症。

（2）类似的机制也可见于尿素、甘露醇和过多糖输注引起的渗透性利尿。

（3）心肺复苏时注射高渗性碳酸氢钠也会发生高钠血症。

（4）甲氧氟烷肾毒性多尿病人。

（5）尿崩症、高排量性肾衰和急性肾衰多尿期都不能保留游离水。

4. 预防和治疗

（1）谨防肾性和肾外性失水是预防高钠血症的关键。根据液体平衡原则和定期测定的水、血电解质结果，及时纠正游离水丢失和电解质失调。

（2）以 5% 葡萄糖补充游离水丢失治疗高钠血症。

（3）所补充的水量根据实际总体液量计算公式求得：

实际的总体液量 = 正常钠浓度/实际钠浓度 × 正常总体液

（4）由于高渗透压纠正过快会引起细胞内液增多、脑水肿，导致惊厥、昏迷，因此游离水的补充应缓慢进行，使血钠浓度下降不超过 2mEq/L/h，血清钠部分纠正后应再测定计算，根据结果调整治疗方案。

三、电解质紊乱

（一）低钾血症

1. 症状和体征 血清钾低于 3.5mEq/L 为低钾血症，是术后常见的并发症。

（1）当血清钾浓度低于 2.5mEq/L 时，由于跨膜钾浓度梯度改变，引起肌肉生理功能障碍，出现肌肉无力、痉挛、肠麻痹。

（2）增强术后残留非去极化肌松药对神经肌肉的阻滞作用。

（3）由于低钾血症使静息电位和去极化发生改变，使心

肌收缩力减弱、引起室性心律失常；心电图出现 T 波低平、
ST 段压低、和 U 波（见图 10-1），但心电图的改变与低钾的
严重性不成比例。心电图的改变虽然对低钾的诊断有帮助，但
确诊主要依靠血清钾测定。

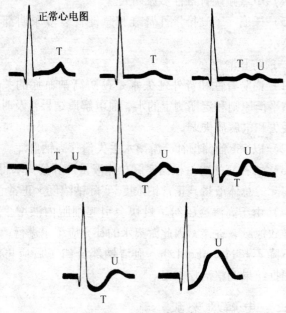

图 10-1　低钾心电图表现

2. 低血钾病因

（1）术前存在呕吐、腹泻、经胃肠引流或消化道瘘，钾
丢失量 >40mEq/L/d 的病人，术中补钾不充分，可造成术后
低血钾。

（2）碱中毒、同时使用葡萄糖和胰岛素使钾由细胞外转
移至细胞内。

（3）呋塞米、依他尼酸利尿后，急性肾小管坏死利尿期，
肾小管酸中毒患者，由于大量尿排出的同时带出大量钾。

（4）周期性低钾瘫痪的低钾期，醛固酮增多症和糖皮质激素治疗后。

（5）心脏手术体外循环术后，输入大量库血后部分病人。

3. 预防和治疗

（1）无症状低钾病人，静脉补钾的速度不应超过 10mEq/h。

（2）严重低钾伴有心律失常的病人，可在心电图持续监测下，以 40mEq/h 的速度补钾。

（3）补钾前应确认肾功能正常。

（二）高钾血症

1. 症状和体征　血清钾 >5.5mEq/L 为高钾血症，术后发生率远比低钾血症少，但由于血钾升高有时是致命的，因此必须引起高度重视。当血钾超过 7.0mEq/L 时，可发生严重的心律失常，包括心脏传导阻滞、室性心律、室颤和心脏骤停。

心电图改变包括 T 波高尖、QRS 波宽大、房室传导阻滞和 P 波丢失（见图 10-2）。

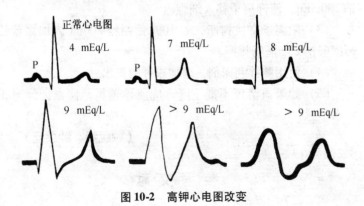

图 10-2　高钾心电图改变

心电图改变对诊断和治疗有一定的帮助，但确诊必须依靠血清钾测定。

2. 病因

（1）肾衰、醛固酮减少症、使用抑制醛固酮的利尿药如安体舒通使用后，可减少尿钾排泌。

（2）由于库血的血清钾浓度以 1mEq/d 速度增加，因此库存 21 天的库血钾浓度为 25～30mEq/L，当大量快速输入库血时可发生高血钾。

（3）严重创伤、缺氧、或严重组织酸中毒导致大量钾从损伤细胞内释放。

（4）过量钾的快速静脉输入。

这些原因可单独或同时存在，导致血清钾致死性增高。

3. 预防和治疗　严密心电图监测，及早发现异常，大量快速输血病人，应定期测量血钾，早期确诊血钾过高。

高钾血症的紧急处理：

（1）10% 氯化钙或 10% 葡萄糖酸钙 20ml 缓慢静脉注射，直到心电图改变恢复正常。

（2）静脉输注葡萄糖 50g 加常规胰岛素 20 单位，碳酸氢钠 100mEq，使钾离子移入细胞内。

（3）阳离子交换树脂，如 10% 葡萄糖 200ml 内加聚苯乙烯磺酸钠 25g 灌肠排钾。

（4）使用髓袢利尿剂，增加尿钾的排出。

（5）如果血清钾不能下降，应急诊透析，使血钾降至正常水平。

（顾晓静　钟泰迪）

参 考 文 献

1. Bernards WC, Kirby RR. A brief history of fluid and electrolyte therapy: how we got where we are today. In Kirby RR（ed）: innovantive fluid and electrolyte, nutritional, and transfusion therapy. Problems in Critical Care. 1991, 331

2. Cross JS, Gruber DP, Burchard KW, et al. Hypertonic saline-dextran solutions for the prehospital management of traumatic hypotention. Surgery. 1989(157):528

3. McGovern B. Hypokalemia and cardiac arrhythmias. Anesthesiology. 1985(63):127

4. Wong KC, Schafer PG, Schultz JR. Hypokalemia and anesthetic implications. Anesth Analg. 1993(77):1238

第十一章

手术和麻醉与肾脏并发症

术后肾衰仍然是外科病人死亡的重要原因之一，手术病人如果发生术后急性肾小管坏死，其死亡率高达 50%。因此必须对围手术期少尿或多尿病人引起特别的重视，尤其对容易发生肾衰的高危病人。这些病人包括：

（1）心脏或大血管手术；

（2）患有严重胆道疾病（特别是存在阻塞性黄疸）；

（3）大量输血病人或长时间低血压病人；

（4）行长时间手术的老年病人；

（5）术前存在肾脏疾病者；

（6）严重创伤病人；

（7）败血症病人。

在 PACU 及时地发现和认真地处理，对防止这类并发症的发生或减轻其症状的严重性具有重要的意义。

第一节　麻醉和手术对肾功能的影响

一、麻醉药物和麻醉方法对肾功能的影响

麻醉医师在选择麻醉药物和麻醉方法时，需考虑到所采用

的药物和方法对肾功能的影响：维持足够的肾血流和灌注压、减少由于手术和术后疼痛应激造成的水盐滞留反应、避免肾血管过度收缩，以及减轻或避免药物对肾脏的毒性作用等等。

1. 区域阻滞 如果仔细调节蛛网膜下腔或硬膜外腔阻滞平面，使麻醉平面控制在 T_{4-10} 以下节段，同时额外输入 25%～50% 的液体，以补充因交感神经阻滞所导致的外周血管扩张，静脉血滞留，回心血量下降，不但能有效地抑制由低血压和外科刺激所引起的交感肾上腺刺激反应（如儿茶酚胺、肾素和 ADH 分泌），而且也能维持肾血流（renal blood flow，RBF）和肾小球滤过率（glomerular filtration rate，GFR），保证足够的肾灌注压。

2. 全麻药物 所有全麻药物均降低 GFR 和尿量。

（1）吸入麻醉药：由于氟烷、恩氟醚或异氟醚合用笑气抑制心肌，使外周血管扩张，可导致轻至中度的 RBF 和 GFR 下降。如果补液充足，病人的血容量充足，吸入麻醉药的影响轻微。

（2）镇痛药：大剂量阿片类麻醉药，如芬太尼或苏芬太尼等与吸入麻醉药相比，能更有效地抑制儿茶酚胺、血管紧张素、醛固酮和 ADH 的释放，但对心肌收缩力、RBF 和 GFR 的影响较小。

（3）镇静药：如硫喷妥钠和安定只引起肾功能的轻微改变。

（4）氯胺酮：氯胺酮兴奋交感神经，增加 RBF，因此即使应用于出血性低血容量病人，氯胺酮仍能维持 RBF，但使尿量下降。

3. 吸入麻醉药的肾毒性 吸入麻醉药代谢所产生的游离氟离子可能损害肾小管，造成肾小管浓缩功能下降和急性多尿性肾衰。肾损伤的程度直接与游离氟离子浓度有关：小于 50μM/L 较少发生肾损害，但大于 150μM/L 时，急性多尿性肾衰的发生率明显升高。

（1）由于甲氧氟烷在吸入浓度大于1MAC，持续时间超过2小时的情况下，产生的游离氟离子的浓度大于$100\mu M/L$，因此这种麻醉药已停止临床应用。

（2）安氟醚代谢很快，游离氟离子浓度很少大于$25\mu M/L$，但也有个别应用安氟醚后，升高的游离氟离子引起肾毒性的报道。

（3）七氟醚比安氟醚产生更多的游离氟离子，但它潜在的肾毒性却较低。

（4）异氟醚产生的游离氟离子浓度小于$4\mu M/L$，而氟烷根本不代谢产生氟离子。

（5）应用抗结核药物异烟肼的病人，在吸入麻醉时，氟离子的产生明显多于不用的病人；应用氨基糖甙类或原有肾功能不全的病人对游离氟离子的肾毒性耐受性降低。

4. 术中控制呼吸对肾功能的影响　术中控制呼吸，如正压通气或呼吸末正压通气（positive end-expiratory pressure，PEEP）降低RBF、GFR、钠的排泄和尿量。肾功能受抑制的程度取决于平均气道压，压力越高影响越大，$15cmH_2O$ PEEP减少20%～30%的心输出量、RBF、GFR以及尿量。因此反比通气引起的改变大于间歇性指令通气（intermittent mandatory ventilation，IMV）。IMV引起的改变又大于自主呼吸时应用PEEP。正压通气对肾功能抑制的机制：

（1）由于控制呼吸时气道压升高，使胸膜腔内压上升，导致肺泡毛细血管压力增加，使静脉回流和心脏充盈减少，从而造成心输出量下降；

（2）当平均气道压力进一步升高时，肺循环受压，右室后负荷增加，使室间隔膨向左心室，从而使心室充盈和心输出量进一步下降；

（3）心输出量和外周动脉压的下降，刺激颈动脉和主动脉压力感受器，反射性增加肾脏的交感神经张力，肾血管收缩，抑制尿液分泌，减少尿钠排泄。正压通气也增加下腔静脉和肾静脉的压力，增加肾小管周围毛细血管压力，而使得肾小管钠的重吸收增加；

（4）由于心脏充盈下降刺激心房内压力感受器，抑制心房肽（atrial natriuretic peptide，ANP）的分泌，从而使交感张力升高，肾素激活，ADH 活性增强。ANP 对肾脏有重要的影响，如心源性休克情况下，心房压力增高，ANP 正常，不管心排量是否下降，RBF 都能维持在 75% 左右；然而，当低血容量休克时，心房压力下降，心房肽分泌抑制，可使 RBF 减少至正常的 10%；

（5）目前认为交感神经兴奋是控制呼吸期间水钠潴留的主要原因，交感神经兴奋使运至肾小管的钠量下降，肾素-血管紧张素-醛固酮系统兴奋无疑增强了肾脏对正压通气的反应；

（6）保持正常的循环状态、适量的输液和多巴胺治疗可以预防和逆转由控制呼吸正压通气引起的肾功能损害。

5. 控制性低血压对肾功能的影响 控制性低血压降低 GFR 和尿量，但只要低血压时间控制在 2 小时以内，很少引起永久性肾功能不全。不同的血管扩张药对 RBF 的影响有所不同：

（1）神经节阻滞药咪芬（trimetaphan）抑制自身调节系统，对 RBF 的影响最大。

（2）硝普钠对肾血管阻力影响较小，但硝普钠应用后明显增加肾素-血管紧张素的活动和儿茶酚胺的释放（可被普萘洛尔抑制），一旦突然停药，会发生反弹性高血压。

（3）硝酸甘油降低 RBF 的程度比硝普钠小。

（4）选择性多巴胺受体（DA1）激动剂非诺多泮（fenol-dopam）提供控制性低血压的同时，不会降低 RBF。

6. 主动脉阻断对肾功能的影响 无论主动脉阻断部位在

肾动脉的上方或下方，在阻断前的外科分离阶段，由于对肾动脉的直接挤压或反射性痉挛，RBF都会降低至正常值的50%。

（1）肾上动脉开放后，由于反射性充血，GFR恢复超过正常值，但2小时后又抑制至正常的1/3。术后24小时，GFR仍只有正常的2/3。肾小管浓缩功能、水钠潴留功能显著下降，但尿量仍可维持，这些变化与急性肾小管坏死相似。若阻断时间超过50分钟会造成长时间的GFR减少和一过性的氮质血症。

（2）肾下动脉的阻断对GFR的抑制较少，且能在术后24小时恢复至正常值。

（3）对主动脉阻断的病人，术前应用甘露醇预防性治疗对减少术后肾脏并发症有一定的帮助。

7. 体外循环对肾功能的影响　体外循环所形成的无搏动性低血压，使去甲肾上腺素水平持续增加，肾素-血管紧张素系统被激活，激活的血小板释放凝血恶烷，使肾血管收缩和RBF下降。但有研究证明由体外循环引起的术后急性肾衰的发生率只有2%，而且心脏术后的肾功能不全与体外循环本身无关，而与心脏手术后心输出量的下降有关。

二、缺血和肾毒性效应

1. 缺血

（1）任何原因引起的疼痛、创伤、出血、低灌注、败血症、充血性心衰，都可激活交感肾上腺系统，造成肾皮质收缩和潜在的肾小管缺血。

（2）由于肾脏相对缺乏 β_2 受体，因此内源性或外源性肾上腺素通过兴奋 α-受体或激活血管紧张素，引起肾血管收缩。

2. 氨基糖甙类抗生素

（1）氨基糖甙类的多种阳离子经过滤进入远曲小管，与远曲小管磷脂膜毛刷缘的阴离子结合，然后通过细胞吞噬作用至溶酶体和释放入细胞液，从而损害细胞的溶酶体、质膜和线粒体，其中线粒体的损害将抑制氧化磷酸化及高能磷酸化物如ATP的合成。氨基糖苷类的肾毒性直接与其阳离子的多少有关，六个阳离子位点新霉素比五个位点庆大霉素或三个位点链霉素的毒性大。

（2）下列病人在庆大霉素、妥布霉素、丁胺卡那霉素等氨基糖苷类抗生素作用下更容易发生肾损害：老年病人，术前存在肾脏疾病的病人，使用辅助药物如髓袢利尿药、万古霉素、先锋霉素、非甾体抗炎药（NSAIDs）、环孢菌素A、二性霉素B治疗的病人；败血症、低血容量、肝脏疾病、充血性心衰等肾血管收缩状态的病人和低钾血症、低镁血症、高钙血症和代谢性酸中毒等水电解质紊乱病人；二性霉素B、环孢菌素A的肾毒性强于氨基糖苷类抗生素。

（3）一旦发生急性肾衰，首先出现浓缩功能下降即多尿，逐渐发展成氮质血症。由于GFR的下降，通过肾脏排泄的药物会加剧肾毒性，因此要密切监测且反复调整所用药物的浓度。

（4）由药物造成的急性肾损害，如果不伴有其它器官衰竭，只要及时停药，预后良好。

3. 放射造影剂

（1）放射造影剂不但使红细胞变形，形成的皱缩红细胞堵塞微血管，而且可直接损伤肾小管；糖尿病性肾功能不全、低血容量、充血性心衰和骨髓瘤病人更容易造成损害。

（2）由于放射造影剂的高渗特性所引起的渗透性利尿，造成尿量增多的假象，实际反而加重低血容量和肾损害。

（3）一般放射造影剂用药后24～48小时开始出现氮质血症，3～5天达高峰。因此在这个时间段内进行外科手术会大大增加围术期急性肾衰的风险；择期手术也应该推迟至放射造影剂所造成的影响已基本消失。

（4）应用放射造影剂后，如果补液充足，并且适量给予甘露醇，可以预防放射造影剂的肾毒性。

4. 横纹肌溶解和肌红蛋白血症

（1）横纹肌溶解常发生于严重挤压伤或烧伤病人，也可以发生于血管疾病、血管损伤、长时间制动所致的急性肌肉缺血，长期严重高热、癫痫持续状态、低血钾病人作大量活动后、重度低磷酸血症、急性胰腺炎引起的直接蛋白溶解病人等等。

（2）当肌红蛋白释放入血流，即形成肌红蛋白血症，正常 GFR 病人，肾小球可快速清除以维持血浆浓度不超过 0.03mg/dl；但低血容量、低肾小管流量和酸性尿病人，进入远曲小管的肌红蛋白，在尿 pH 小于 5.6 的情况下，肌红蛋白转化为高铁血红素，沉积于远曲小管，形成急性肾衰。肾衰少尿导致高钾血症、低钙血症、代谢性酸中毒和氮质血症，血清肌酐和 BUN 的急剧上升。

（3）诊断：

受累肌肉明显缺血、肿胀、疼痛；

镜检可发现阳性肌红蛋白尿（虽然可无肉眼血尿）；

由于肾脏清除肌红蛋白的阈值较低，所以血清是清澈的（而血红蛋白血症时血清呈粉红色）；

总肌酸磷酸激酶（CPK）的测定对了解横纹肌溶解（CPK-MM 释放）的严重程度有帮助，如果总 CPK 超过 10 000 单位/升，极易导致肾损害。

（4）治疗：维持较高的 RBF 和肾小管流量，是预防横纹肌溶解急性肾小管坏死的关键。

因此采用每 6 小时 6.25～12.5g 甘露醇静脉注射进行渗透性利尿，必要时加用 10～20mg 速尿，使尿量维持在 100～150ml/h 以上。

必要时碳酸氢钠 50mEq 和/或乙酰唑胺每 6 小时 250mg，

保持尿液 PH 在 5.6 以上。

5. 其它影响肾毒性的因素

（1）由于血型不合输血（ABO 不相容）引起的急性血管内溶血可造成肾的直接损害，处理的方法与横纹肌溶解相似。

（2）术前阻塞性黄疸的程度和术后肾功能不全有直接联系，当胆红素超过 8mg/dl 时，胆盐分泌停止，循环中的内毒素引起肾血管收缩，造成类似于肝肾综合征和败血症的肾损伤。

第二节　术后少尿

少尿通常指每小时尿量小于 20ml 或 70 公斤的成年人 24 小时尿量少于 400ml。根据引起少尿病变位置的不同可分成三种类型：肾后性（梗阻、外渗）、肾前性（肾灌注不足）和肾性。见表 11-1。

表 11-1　引起少尿的主要原因

分类	原　因
肾后性	
梗阻	结石、膀胱和腹腔肿瘤；前列腺炎；手术意外阻塞泌尿通道
外渗	膀胱破裂
肾前性	
低血容量	由皮肤丢失水分（出汗或烧伤）
	液体丢失（DM 病人应用利尿药和渗透性利尿药）
出血	
肾性	
血管内溶血	输血反应；溶血（毒性或免疫性损伤）
横纹肌溶解和肌红蛋白尿	外伤；肌肉病变；长时间昏迷；癫痫；热休克；超负荷运动
肾毒性	氨基糖甙类抗生素

由于对上述三种原因引起的少尿的治疗各不相同，而且对肾前性和肾后性的特异性治疗通常很有效，而肾脏疾病所引起的少尿则仅有50%有效，因此治疗前的鉴别十分重要。

一、肾后性少尿

1. 原因　肾后性少尿在术后少尿中所占的比例较小，尿道梗阻是其主要原因；手术造成膀胱破裂，尿液外渗也是因素之一。

（1）外源性梗阻：尿道周围组织与尿道的通畅有一定关系，迅速增大的盆腔、后腹膜肿瘤、宫颈癌以及子宫肌瘤，以及因炎症淋巴结肿大可压迫输尿管，引起双侧输尿管完全梗阻。妇科手术不当误扎输尿管或造成输尿管损伤的发生率为0.1%～0.25%。

（2）内源性梗阻：尿道可被血块、结石、前列腺增生、肿瘤和尿道新生物阻塞。其中膀胱癌占32%，前列腺癌一半病人发生尿道梗阻，其它还包括尿道原发肿瘤和转移瘤，生殖泌尿道结石等。

前列腺增生病人，在腹股沟或直肠周围术后，由于镇痛使膀胱括约肌松弛，容易引起尿滞留性少尿。

（3）尿外渗：盆腔手术和创伤损伤膀胱导致尿外渗可能出现少尿。骨盆骨折膀胱破裂的发生率为9%～15%。

2. 治疗　由于尿道长时间梗阻可导致不可逆性肾功能损害，因此对肾后性少尿的治疗必须及时。

（1）留置导尿：可鼓励病人站立排尿和其它非创伤的方法处理单纯术后尿滞留（见第十二章术后尿潴留），如果非创伤的方法效果不佳，且手术切口严重疼痛或膀胱充盈过度情况下，可临时放置导尿管将尿液排空。但对长时间术后膀胱过度充盈，引起膀胱壁张力减退的病人，必须留置导尿5～7天。

（2）手术：对较复杂的肾后性少尿通常选择手术治疗。

对输尿管梗阻病人，可首先采用经皮肾造口术进行必要的尿引流；如果膀胱结石引起梗阻，可在膀胱镜下经尿道膀胱内碎石。一旦解除梗阻，大量尿液排出体外，应防止膀胱突然排空引起的反射性低血压，也应防止低血容量和电解质紊乱等情况。

二、肾前性少尿

（一）原因

术后低血容量，肾灌注不足是引起肾前性少尿最常见的原因。当肾血流量轻、中等程度减少时，肾小球滤过可出现代偿性增加，GFR 和尿生成相对不受影响；但当肾血流量显著减少时，GFR、尿生成及电解质的分泌均受到明显抑制。

1. 血容量不足　失血、体液进入第三间隙、脱水或胃肠道的引流，如术中没有及时补充液体，可导致术后血容量不足，出现术后少尿；对于一般的低血容量，在严密监测下行有效的补液可以迅速纠正；但持续而严重的低血容量可引起肾严重缺血，导致少尿型肾衰的发生。

2. 残留麻醉药的作用　术后残留麻醉药通过直接的心肌抑制、外周血管扩张使心血管系统仍处于一定程度的抑制状态，麻醉恢复期疼痛，以及其它各种刺激使儿茶酚胺、神经介质释放使肾血管痉挛，加重肾血流量的下降。

3. 其它药物

（1）应用长春新碱、博莱霉素等化疗药物的病人，由于肾小球入球动脉大量纤维血栓形成，手术后发生肾功能不全的机会明显高于其他病人。

（2）长期应用非甾体抗炎药、卡托普利的病人，术后容易发生少尿和氮质血症。

（3）应用二性霉素 B 的病人，由于肾血管收缩，也容易引起术后肾功能不全。

（二）预防

由于预防肾缺血比治疗肾缺血、肾功能减退容易得多，因此对存在术后肾功能减退可能的手术病人（见表11-2），预防十分重要。

表11-2 引起术后肾衰的危险因素

高　危	中　危
肌酐、尿素氮升高，肾功能差	恶病质
高龄	急诊手术
充血性心衰	痛风
细菌性心内膜炎	心脏手术史
动脉瘤手术	血管疾病
	低蛋白血症

1. 预防术前血容量不足　低血容量病人术前应尽可能得到纠正。研究证明：对术前容量不足，又没有得到有效纠正的老年病人，术后肾功能不全的发生率明显升高。

2. 恢复术中和术后循环容量

（1）必须及时补足由于失血、体液进入第三间隙、手术野蒸发、胃肠道引流等所造成的液体丢失和容量。

（2）全身情况差、重大手术的术后病人，可能因感染革兰氏阴性细菌，坏死细菌内毒素透过细胞壁进入血液循环，使毛细血管前括约肌松弛而后括约肌紧张，导致血液在微循环中淤积，从而引起低血容量、低血压、低氧血症及酸中毒。这种病人必须进行抗感染和抗休克治疗，维持有效的循环容量，防止肾功能进一步的损害。

（三）治疗

1. 补液　一般情况下，随着低血容量的纠正，心输出量增加，肾灌注改善，能有效防止肾缺血的发生。

（1）由于少尿发生时，细胞外液容量丢失已大于25%，因此诊断性快速静滴 500 毫升平衡液，如果病人的尿量随着输液的增加而增加，意味着必须进行补液。

（2）中心静脉压（central venous pressure，CVP）监测：CVP 监测对明确是否需要补液很有帮助。

（3）肺动脉楔压和经食道超声心动图的监测：对有严重心功能损害或严重肺疾病的病人，由于 CVP 不能正确反映左房压力，需要测定肺动脉楔压或经食道超声心动图来评估病人的容量状态。

2. 正性肌力药 如果补液后仍不能逆转少尿，病人可能发生心衰，此时必须给予如多巴胺、多巴酚丁胺或肾上腺素等正性肌力药；由于上述正性肌力药物易于控制且相对危险较小，因此围手术期远比洋地黄类药物常用。

3. 利尿药 利尿药对少尿的治疗非常有帮助，但由于利尿药有一定的副作用，因此了解这类药物的作用机制对药物的选择很有帮助。

（1）渗透性利尿药：渗透性利尿药如甘露醇通过肾小球滤过，又不被肾小管重吸收，因此排出体内的水分；由于甘露醇的高渗作用，应用后扩张血管内容量，因此禁用于充血性心衰病人；甘露醇还有阻止肾素释放的作用。

（2）髓袢利尿药：髓袢利尿药如呋塞米（furosemide）、依他尼酸（ethacrynic acid）作用于髓袢升支粗段，能特异性地与 Cl^- 竞争 $Na^+ - K^+ - 2Cl^-$ 共同转运系统的 Cl^- 结合部位，抑制 NaCl 再吸收而发挥强大的利尿作用。呋塞米也有轻度肾血管扩张作用，静脉注射后可增加 30% 的肾血流；另外，呋塞米通过致密斑（macula densa）调节肾素分泌，防止肾小球血管收缩。

当充血性心衰病人应用髓袢利尿药后，可使尿量大增，使血容量减少，最终有利于心功能的改善，因此有益于充血性心衰病人；但由于尿量的增加除了使血容量减少外，还使低血容量病人的肾缺血进一步加重，因此髓袢利尿药禁用于低血容量病人。

如果病人应用髓袢利尿药后，开始疗效显著，而后尿量又减少至小于 1ml/kg/hr，则应在仔细监测水电解质平衡的基础上继续进行利尿，通过这样的治疗可以防止从功能性肾衰向器质性肾衰发展。

对髓袢利尿药不敏感的急性少尿性肾功能不全病人，在应用速尿 200～500mg 同时，合用多巴胺 1～3μg/kg/min，有一定的疗效。

三、肾性少尿

1. 原因

（1）肾毒性药：氨基糖甙类抗生素是急性医源性肾衰主要原因之一。另外引起肾毒性的药物如化疗中使用的铂、心血管或肾造影所用的离子和非离子造影剂、非甾体抗炎药如保泰松、布洛芬、吲哚美辛等（见本章第一节），尽管它们很少引起严重的少尿或无尿，但一旦发生，则必须严密监测液体的出入量。

（2）血红蛋白和肌红蛋白血症：输血反应、自血回输、体外循环泵机械损伤等破坏红细胞，血红蛋白从破碎的红细胞中释放出来，若游离血红蛋白超过血浆中珠蛋白的结合能力，同时又超过近端肾小管的重吸收能力时，将出现血红蛋白尿。当低血容量、低肾小管流量和酸性尿病人，进入远曲小管的血红蛋白，在尿 pH 小于 5.6 的情况下，血红蛋白转化成高铁血红素，沉积于远曲小管，形成急性肾衰。但通过肾穿刺发现：肾衰时肾小管的堵塞并非是急性肾衰的主要病理性因素，肾衰的主要原因是 GFR 的下降。

误输异型血后激发了凝血过程，最终导致血小板和纤维原以及Ⅱ、Ⅴ、Ⅶ因子的下降，发生弥散性血管内凝血，使纤维集聚在肾小管内，发生肾功能不全。

广泛、严重挤压伤病人出现的肌红蛋白血症，可发生与血红蛋白血症机制相同的少尿性肾衰。

2. 治疗

（1）若在溶血发生前后即用甘露醇治疗则可改善或防止肾衰的发生，因此体外循环转机前常规予以 12.5～25g 甘露醇。

（2）一旦确认为少尿性肾衰，则应进行透析治疗。如果病人得到及时和有效的治疗，又不发生感染、出血或心率失常等并发症，肾功能有望得到恢复。

（3）若已发展到由于肾皮质坏死引起少尿，则肾功能恢复困难，只能依靠透析或进行肾移植术治疗。

第三节 术 后 多 尿

正常成人 24 小时排尿约 0.5～1.5 升，如果术后排尿量大于 2.5 升为多尿。临床上常表现为尿量过多，严重病人出现脱水、高钠，甚至发生神志不清、精神淡漠、昏迷，很容易与麻醉后苏醒困难的其它原因相混淆，因此必须加以鉴别。

一、尿浓缩功能下降

根据血清中抗利尿激素的水平分为无或微量抗利尿激素（antidiuretic hormone，ADH）型和 ADH 正常型。

1. 中枢性尿崩症

（1）通常由于脑肿瘤、颅脑外伤、神经外科术后、脑膜炎等损伤脑垂体，引起血清中极其微量或无 ADH，临床表现为渗透压为 50～200mOsm/kg 大量排尿。

（2）对这些病人，在对症治疗的同时，须应用激素替代疗法，目前最常用 8-精氨酸垂体后叶加压素（8-arginine vasopressin）类似物去氨加压素（desmopressin acetate），可静脉、皮下注射、鼻腔喷雾用药。

（3）由于收缩细胞外液容量、减少远端肾单位的过滤，噻嗪类利尿药对症状并不十分严重的中枢性尿崩症病人有较好的疗效。

（4）对脑垂体后叶仍有少量 ADH 分泌的中枢性尿崩症病人，氯丙嗪有一定的疗效。

2. 肾性尿崩症　肾性尿崩症病人血清中 ADH 正常，但肾小管对 ADH 反应减退，常见于肾盂积水、低钾、高钙、渗透性利尿药、多尿性急性肾衰，以及无尿性急性肾衰恢复期、药物如甲氧氟烷、氨基糖甙类抗生素、二性霉素 B 等对肾脏的毒性作用。肾性尿崩症病人的治疗主要是对症治疗和病因的处理。

二、液体输入过量

由于术中对循环容量的判断比较困难，造成过量液体的输入，尤其大量晶体液的输入，虽然其 3/4 量很快由血管内进入间质组织，但等渗液输入所引起的血管内容量扩张，将减少 ADH 的释放，低渗液输入引起血浆渗透压下降进一步抑制 ADH 分泌；虽然大量排尿主要发生在术后 2~3 天，但有部分病人在进入恢复室开始即大量排尿。

三、渗透性利尿

（1）当血糖为 180~200mg/dl 范围内，肾近曲小管能重吸收所有滤过的葡萄糖；但有些手术病人因手术应激、术后疼痛等刺激可使术后血糖显著升高，远远超过肾脏能够重吸收的能力，葡萄糖经尿排出，所产生的渗透性利尿带出大量水分。

（2）术中输注葡萄糖液可加重上述高血糖反应，因此除小儿手术患者外，术中应严格限制葡萄糖液的输入（有人提出限制葡萄糖输入在≤100g）。

四、利尿药应用

术中为降低颅内压、眼压、预防和治疗肾衰，常静脉注射甘露醇、呋塞米、依他尼酸等，可导致术后尿量过多。

五、吸入麻醉药引起的多尿性肾衰

由于吸入麻醉药代谢所产生的游离氟离子，损害肾小管，造成肾小管浓缩功能下降和急性多尿性肾衰。其中甲氧氟烷的毒性最大，目前已停止临床应用，其次分别为安氟醚、七氟醚和异氟醚。

（王　平　何非方　钟泰迪）

参 考 文 献

1. Sladen RN. Effect of anesthesia and surgery on renal function. Critical care Clin. 1987(3):380

2. Novis BK, Roizen MF, Aronson S, et al. Association of preoperative risk factors with postoperative acute renal failure. Anesth Analg. 1994 (78): 143

3. Zaloga GP, Hughes SS. Oliguria in patients with normal renal function. Anesthesiology. 1990(72):598

第十二章

术后尿潴留

术后急性尿潴留是手术和麻醉后的常见并发症。其发生机制包括：膀胱括约肌痉挛、膀胱颈堵塞、逼尿肌麻痹。此外，麻醉性镇痛药和副交感神经阻滞剂应用后也会导致尿潴留。尿潴留不但会引起严重后果，而且由于门诊手术的大量开展，病人手术后将出院回家，术后急性尿潴留影响病人的出院，有时使病人重新入院。故早期诊断和正确治疗是很重要的。

第一节 尿 的 排 放

尿的生成是个连续不断的过程。持续不断进入肾盂的尿液，由于压力差以及肾盂的收缩而被送入输尿管。输尿管中的尿液则通过输尿管的周期性蠕动而被送入到膀胱。但是膀胱的排尿（micturition）是间歇地进行的。尿液在膀胱内存到一定量时，才能引起反射性排尿动作，将尿液经尿道排放于体外。

一、膀胱与尿道的神经支配

1. 膀胱逼尿肌和内括约肌的神经支配　膀胱逼尿肌和内

括约肌受交感和副交感神经支配。由 $S_2 \sim S_4$ 骶髓发出的盆节神经中含副交感神经纤维支配。它的兴奋可使逼尿肌收缩、膀胱内括约肌松弛，促进排尿。交感神经纤维是由腰髓发出，经腹下神经到达膀胱。它的兴奋则使逼尿肌松弛、膀胱内括约肌收缩，阻抑尿的排放。但在排尿活动中交感神经的活动比较次要。

2. 膀胱外括约肌的神经支配 膀胱外括约肌由骨骼肌组成，受阴部神经中的体神经纤维（$S_3 \sim S_4$）支配，后者受意志控制。它的兴奋可使外括约肌收缩。至于外括约肌的松弛，则是阴部神经活动的反射性抑制所造成。膀胱还受来自次级肠系膜神经节的交感神经支配（见图 12-1 和表 12-1）。交感性刺激可抑制膀胱收缩，增加膀胱内括约肌张力。正常排尿时，这些神经不发生作用。然而在某些异常情况下，这些神经会异常兴奋，导致膀胱功能紊乱或抑制排尿。

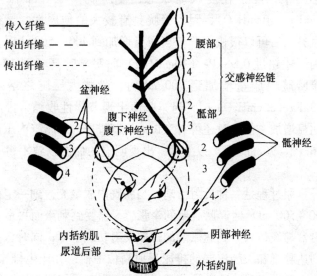

图 12-1 膀胱和尿道的神经支配

表 12-1　排尿的控制

控制因素	效　应
副交感神经纤维（$S_2 \sim S_4$）	逼尿肌收缩
体神经纤维（S_3-S_4）（受意志支配）	支配尿道外括约肌
交感神经（来自次级肠系膜神经节）	抑制膀胱收缩，增加膀胱内括约肌张力
膀胱内尿量（ml）	
150 ml（10cmH$_2$O 膀胱内压）	排尿感
400 ml	强烈尿胀感受

二、排尿反射

　　排尿是脊髓的一种自主反射，但高级中枢可促进或抑制这种反射。在正常情况下，膀胱逼尿肌在副交感神经紧张性冲动的影响下，处于轻度收缩状态，使膀胱内压经常保持在 0.98kPa（10cmH$_2$O），因为膀胱具有较大的伸展性，导致内压稍升高后可以很快回降。当尿量增加到 400~500ml 时，膀胱内压才超过 0.98kPa（10cmH$_2$O）而明显升高（图 12-2）。如果膀胱内尿量增加到 700 ml 时，膀胱内压随之增加到 3.43kPa（35cmH$_2$O）时，逼尿肌便出现节律性收缩，排尿欲也明显增加，但此时还可有意识地控制排尿。当膀胱内压达到 6.86kPa（70cmH$_2$O）以上时，出现明显的痛感以致不得不排尿。

　　排尿过程是一种反射活动。当膀胱内尿量充盈到一定程度（400~500 ml）时，膀胱壁的牵张感受器受到刺激而兴奋。冲动沿盆神经传入，到达骶髓的排尿反射初级中枢；同时，冲动也到达脑干和大脑皮层的排尿反射高位中枢，并产生排尿欲。排尿反射进行时，冲动沿盆神经传出，引起逼尿肌收缩、尿道内括约肌松弛，于是尿液进入后尿道。由此可见正常的排尿反

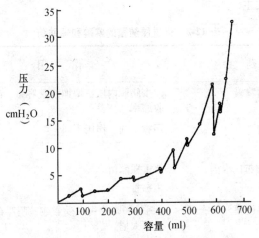

图 12-2　膀胱容量与压力的关系

射需要完整的神经肌肉系统和尿路的通畅。

第二节　尿潴留的原因

　　临床上许多原因可引起术后尿潴留。手术种类和手术部位对术后尿潴留的影响比麻醉种类及药物的影响要大得多。这种手术主要是尿生殖道、盆腔和膀胱内或周围的手术、直肠手术或术前存在前列腺肥大的病人的手术，由于手术损伤了逼尿肌和盆腔神经，抑制膀胱排尿的动力，引起排尿困难；膀胱颈周围水肿、因疼痛或焦虑引起括约肌反射性痉挛也可以引起尿潴留。此外，还常见于仰卧位、术中或术后低血容量及深度镇静的病人。但这里着重讨论麻醉对尿潴留的影响。

一、麻醉辅助药物

　　许多用于麻醉的药物和术后尿潴留有关（表 12-2）。特别是那些术前已存在尿道阻塞性疾病，如前列腺肥大的病人，尤其容易发生。

表 12-2　促进尿潴留的麻醉和辅助药

药　物	作　用
莨菪类生物碱	减少膀胱内压，增加膀胱容量，减少膀胱收缩率
全麻药物	药物不同，作用不同
局麻药	
长效（如布比卡因）	严重尿潴留
短效	不严重
蛛网膜和硬膜外镇痛药	几乎 100% 的病人受影响，吗啡的影响大于芬太尼
镇静镇痛药	直接影响小，但由于病人意识减弱，有可能促进尿潴留

　　1. 莨菪碱生物类　临床上常将阿托品和东莨菪碱作为术前用药，以减少呼吸道分泌物。此外，阿托品还常和新斯的明一起用于拮抗残留肌松药。应用这些药物后会导致术后尿潴留，但其机制尚不完全清楚。有一点可以肯定的是莨菪碱生物类的副交感抑制作用，可降低膀胱内压、增加膀胱容量、减少膀胱收缩频率。另外可部分抑制膀胱收缩。因此，当病人有下尿道阻塞病变时，应用这些药物尤其容易导致术后尿潴留。

　　2. 全麻药物　不同的全麻药物对尿动力学的影响各不相同，但均有致尿潴留作用。

　　（1）硫喷妥钠 5mg/kg，可降低膀胱内压，增加膀胱内容量。

　　（2）1.5% 氟烷吸入，膀胱内压可稍微下降，但膀胱容量却显著增加。

　　（3）笑气对尿动力学的影响很小。

　　3. 镇静镇痛药　手术结束后，如果病人仍处于较深的镇静镇痛状态，也易导致尿潴留。然而这些药物对尿动力效应的直接影响是很小，如肌注安定 10mg、哌替啶 100mg 或吗啡 10mg 导致逼尿肌松弛作用很小。静脉注射 10mg 吗啡可导致短时间逼尿肌松弛，但这种松弛作用仅为同等剂量吗啡硬膜外注射后的 1/6。因此，镇静镇痛药所致的病人尿潴留是因为应用这些药物后，病人意识减退，对膀胱膨胀失去了感觉，使膀胱过度膨胀导致膀胱壁张力弛缓，出现膀胱排空后功能恢复迟缓，需要进行留置导尿治疗。然而术后过度的疼痛也会使病人排尿困难，因此围手术期镇静镇痛药的合理应用需要很高的技术要求。

二、区域阻滞麻醉

区域阻滞麻醉比全麻更有可能导致术后尿潴留。其机制可能是区域阻滞使膀胱自主神经恢复延迟、膀胱过度膨胀、致使膀胱收缩无力。

1. 长效和短效局麻药比较　一组接受骶管连续阻滞的分娩镇痛的产妇，应用布比卡因的病人中有 63% 出现尿潴留，而用氯普鲁卡因的仅为 22%。类似的硬膜外连续阻滞下腹股沟疝修补术病人，一组采用布比卡因，另一组用短效局麻药加布比卡因局部浸润，结果前者尿潴留发病率为 30%，后者仅为 6%。蛛网膜下腔麻醉的情况也相类似，应用长效局麻药布比卡因后，因其产生较长时间的运动阻滞比短效局麻药术后尿潴留的可能性更大。这个差异与病人的年龄、麻醉平面和静脉输液总量无关。

2. 蛛网膜下腔麻醉　当将混合 10% 葡萄糖的 20mg 布比卡因，或者混合 10% 葡萄糖的 15mg 丁卡因注入蛛网膜下腔，排尿反射很快被阻断。用药后 7~8 小时，虽然逼尿肌肌力恢复，麻醉平面恢复到 L_5 或更低，但病人的排尿功能需等到骶尾部皮肤对针刺有感觉后才能恢复。因此考虑到支配膀胱的神经在手术期内被阻滞，术中常规输液速度又在300ml/h以上，如果手术时间较长，若没有置入导尿管，病人经常会出现膀胱过度膨胀。

3. 蛛网膜下腔镇痛药的应用　蛛网膜下腔镇痛药应用后，100%的病人会导致尿潴留。尿潴留是这种术后镇痛方法中较常见的一种副作用之一。而硬膜外分别给予2，4和10mg吗啡后，出现与蛛网膜下腔阻滞程度类似的逼尿肌松弛，膀胱内容量增加。在吗啡0.5～8mg范围，其尿潴留发病率是一样的。由此发现蛛网膜下腔吗啡镇痛其尿动力效应是非剂量依赖型的。其效应持续时间约为14～16小时。

第三节　临　床　表　现

体检发现有强烈小便意识，但不能排尿，是术后尿潴留患者最常见的临床表现。此时若在耻骨上摸到一柔软、扩张的膀胱可确立诊断。

一般来说，术中、术后应该排尿的时间未能排尿者都有可能导致尿潴留，但具体视手术时间和输液量有所不同。当病人不能排出小便时，为了防止发生膀胱张力弛缓，需要置入留置导尿管。

第四节　鉴　别　诊　断

病人术后不能排尿除了上述原因外，还有一些其它原因（表12-3）。全麻过深血压下降，使肾血量、肾小球滤过率降低，导致尿量生成减少。术中或术后未予足够输液，也会引起少尿，排尿延迟。急性肾衰病人常有少尿、极少数病人出现无尿。无尿也是尿路梗阻的重要症状，如双侧输尿管结石。另外还有手术损伤，流出道被血块、脱落乳头状组织阻塞等。

表 12-3　尿潴留的鉴别诊断

肾血流量和肾小球滤过率下降	输尿管结石
液体入量不足	手术损伤
急性肾功能不足、衰竭	血凝块堵塞
尿道梗阻	

第五节　尿潴留的预防和治疗

一、预防方法

鉴于上述引起麻醉术尿潴留的原因，预防也从两方面着手。除了对于那些术前已存在尿道阻塞性疾病，如前列腺肥大的病人，应谨慎给予镇静药、莨菪碱生物类副交感神经拮抗剂和静脉输液外，外科医生术中仔细操作，防止尿生殖道损伤是预防的重要一部分。

二、物理治疗

轻度尿潴留最好保守治疗，鼓励病人排尿（表 12-4）。大多数病人不习惯于平卧位排尿，可坐位或站位以利排尿。若条件许可，早期下床活动也有帮助。听流动的水声，不受干扰的环境，热水或冷水浴。一般来说，良好的护理、积极鼓励病人能取得最好效果。

表 12-4　尿潴留的治疗

物理疗法	药物和导尿
鼓励	拟副交感药物
不受干扰的环境	纳洛酮或酚苄明
站着或坐着排尿	置入导尿管
早期活动	
听流动的水声	
热水或冷水浴	

三、药物疗法

1. 副交感性药物　当保守治疗失败后，就需用一些其它方法（见表12-4），予拟副交感药物（如匹鲁卡品 6～8mg 口服或新斯的明 15mg，1 日 45mg）常有效地增加逼尿肌张力，促进排尿。应用时小剂量地增量给药直至出现满意结果或防止出现过度胆碱化症状，如胆道或肠绞痛。拟副交感性药物不能用于前列腺肥大的梗阻性尿潴留患者。

2. 纳洛酮和酚苄明　纳洛酮能有效地拮抗蛛网膜下腔镇痛后出现的尿潴留。常以 100μg 缓慢静脉注射，然后逐渐增加剂量至有效，但总量控制在 400μg 之内或以 10μg/（kg·h）速度静滴，可治疗尿潴留但保留了椎管内用药的镇痛作用。有报道，蛛网膜下腔镇痛时合用酚苄明可降低尿潴留发病率。具体用法是在蛛网膜下腔镇痛前 24 小时，0.5 小时，镇痛后 8 小时和 16 小时分别口服 10mg。用药后须预防直立性低血压的发生。

3. 针灸　针灸治疗手术后非梗阻性尿潴留有一定的疗效，常选用的穴位有中极、曲骨、阴陵泉、三阴交等。亦可穴位注射新斯的明 0.25mg。

四、置入导尿管

1. 适应证

（1）对前列腺肥大或膀胱及周围组织严重受损病人，为防止进一步损伤，需留置导尿管减轻尿潴留。

（2）膀胱颈梗阻病人的手术（除了前列腺手术），在手术开始时就应置入导尿管，待膀胱功能恢复后拔管。

（3）若预期手术会导致膀胱功能紊乱或手术时间很长的病人，也应导尿。

2. 维持

（1）导尿须无菌操作，且十分小心以防加重组织损伤。

（2）保证导尿管不扭曲、堵塞。

（3）导尿管留置期间应每日清洁尿道口，定期更换引液系统，以防止尿盐沉积和细菌感染。导尿管拔掉后，需多观察病人确保已无尿潴留。由于用生理盐水或轻度弱酸消毒药液（孟德拉明液）冲洗膀胱不能防止膀胱感染。因此不提倡常规冲洗。

3. 细菌培养，予抗生素治疗 若病人确实尿路感染，须进行细菌培养，予抗生素治疗。

五、膀胱造口

不能插入导尿管的病人，可在无菌操作下自耻骨上缘穿刺膀胱，抽出尿液。如需长期引流，应行膀胱造口术。

（陈惠香 裘燕 钟泰迪）

参 考 文 献

1. Axelsson K, Mollefors K, Olsson JO, et al. Bladder function in spinal anaesthesia. Acta Anaesthesiol Scand, 1985(29):315

2. Cousins MJ, Mather LE: Intrthecal and epidural administration of opioids. Anesthesiology, 1984(61):276

第十三章

术后急性痛的治疗

疼痛是组织损伤或潜在组织损伤相关的一种不愉快感觉和情绪体验，包括痛感觉和痛反应。痛感觉即疼痛的感觉，它受情绪、生理因素、精神状态、文化背景、年龄、遗传、过去疼痛的体验等许多因素影响，表现为不安、烦躁等反应。痛反应是机体对伤害刺激所产生的一系列病理生理反应，如对呼吸、血压、内分泌、内稳态的影响。疼痛是一种生物生存功能，甚至认为是生命的第五体征。术后疼痛处理不仅是一种人道行为，更是一种减少机体过度反应，减少术后并发症、促进尽早康复、防止疼痛后综合征的有效手段。术后疼痛尤为剧烈，目前仍有很大比例病人术后疼痛没有得到及时处理，即使在有严格疼痛质量控制的医院仍有 25% ~50% 没有得到适当的处理。因此，讨论术后镇痛具有十分重要意义。

第一节　疼痛对机体的影响

疼痛对呼吸、循环、胃肠道、肾功能、肌肉的代谢和功能、神经内分泌、炎症介质等有广泛影响，这些反应通过有效的镇痛，可以减轻或消除。

一、对呼吸功能的影响

手术部位对术后疼痛程度有很大的影响，上腹部和胸部手术比下腹部更疼，四肢次之，大的关节表面或深部组织也能引起疼痛。胸部或上腹部手术后疼痛引起的最常见和最重要的结果是呼吸功能紊乱。来自损伤区域的有害传入信号导致该区域反射性肌肉痉挛，同时，由于伤害感受器传入纤维一般经过进入后角突触前部位的上或下的 2~3 个背外侧束，因此，还累及周围肌群，引起广泛肌肉痉挛，产生肺功能改变，其肺活量、潮气量、残气量、功能残气量、用力呼气第一秒容量都会降低。腹肌张力增加和膈肌功能下降，使肺顺应性降低，难以深呼吸和有力的咳嗽，易引起低 O_2、高 CO_2 血症、分泌物潴留、肺不张。术后肠蠕动减弱和腹带所致的腹内压增加及患者害怕深呼吸疼痛，加剧了对呼吸功能的影响。然而，也要注意镇痛药本身对呼吸的抑制作用。

二、对心血管的影响

疼痛可刺激交感神经，产生心动过速，每搏量、心肌做功和心肌氧耗增加，破坏心肌氧供需平衡，增加了心肌缺血和心肌梗死的机会。疼痛限制了身体活动，并可使血小板粘附功能增强，纤溶活性降低，可能导致静脉淤血、血栓形成甚至肺栓塞。

三、对肌肉骨骼系统的影响

疼痛反应的节段和节段上运动神经元激活会引起肌肉痉挛，进一步加重疼痛，引起恶性循环，增加了周围伤害感受器的敏感性，甚至局限性的病灶也可引起广泛的紊乱。持续性疼痛和活动受限会伴发肌肉代谢显著障碍、肌肉萎缩和明显延迟正常肌肉功能。这种疼痛和反射性肌肉收缩反应，至少部分可被良好的镇痛所缓解。

四、对消化和泌尿生殖系统的影响

疼痛使交感神经的兴奋性亢进引起胃肠道反射性抑制，平滑肌张力降低，括约肌张力增加，出现胃肠蠕动减弱、肠麻痹、恶心、呕吐等不适，延迟经肠道营养的恢复。胃肠功能紊乱使肠粘膜屏障作用减弱，细菌容易易位，诱发败血症和内毒素血症。周围神经阻滞可能缓解肠功能障碍。交感神经兴奋也可引起泌尿道括约肌兴奋性增高，引起尿潴留。

五、对神经内分泌和代谢的影响

疼痛可引起强烈的应激反应，产生神经内分泌、免疫、细胞信号传递广泛作用。主要影响下丘脑-垂体-肾上腺皮质和交感肾上腺反应。使促肾上腺皮质激素、儿茶酚胺、生长激素、肾素、醛固酮、胰高血糖素、皮质醇、血管紧张素-II、抗利尿激素等分泌增加；胰岛素、睾丸酮等分泌减少及胰岛素抵抗。产生水钠潴留，K^+排出增加，功能性细胞外液减少，移入细胞内；血糖、游离脂肪酸、酮体、乳酸增高，氧耗增加，形成负氮平衡。

六、对炎症介质、细胞因子的影响

疼痛可使5-HT、缓激肽、P物质、花生四烯酸代谢产物、氧自由基等炎症介质大量产生。使白介素-1、肿瘤坏死因子、*c-jun*、*c-fos*等表达增加。他们对代谢、细胞信号传递、心血管均有广泛的影响，这方面正在进行大量的研究并取得了很大的进展。

第二节　疼痛的评估

疼痛是机体对伤害性刺激所产生的带有情绪的反应，因此疼痛的强度受各种因素影响，如心理因素、文化水平、表达能力等。手术后疼痛与外科手术部位、持续时间、切口类型和大小；病人身体及精神素质；围术期的各项准备；麻醉处理、护理质量等因素有关。因此疼痛的评估和量化有一定的困难，至今没有统一的金标准。但疼痛程度的评估对疼痛处理的规范化具有重要意义。

一、视觉模拟评分法

视觉模拟评分法（visual analogue scale，VAS），是白纸上画一条直线，一般 10cm 长，在线的左端附注无痛，在另一端写上最剧烈疼痛，在直线上不要刻任何标记，在评分时也不要让患者看见任何过去的记录或数字，但要让病人充分了解两端的意义。让病人根据自己的疼痛程度在线上作一标记，然后从无痛端开始测量到病人标记的距离，即为评分值。也可用一个 10cm 直尺，在一面刻上 1～10cm 的刻度，另一面不作刻度，但两端写上无痛和剧痛字，患者作标记后，反过来可知评分值，可精确到毫米。一般认为 VAS 是疼痛强度测量中最敏感的方法。

无痛　　├───────────────┤　　　　最剧烈疼痛

VAS 评分的文字表达内容为：0 分为翻身、咳嗽时不痛；1 分为安静平卧不痛，翻身、咳嗽时痛；2 分为咳嗽时痛，深呼吸时不痛；3 分为安静平卧不痛，咳嗽和深呼吸时痛；4 分为安静平卧时断续疼痛；5 分为安静平卧时持续疼痛；6 分为安静平卧时疼痛较重；7 分为疼痛较重，翻身不安、疲乏；8 分为持续疼痛难忍，全身大汗；9 分为剧烈无法忍受痛，有生不如死感。

二、口述分级法评分（verbal rating scales，VRS）

用词汇来描述疼痛的强度，有 4 级评分法；5 级评分法；

6级评分法；12级和15级评分法：

4级评分法：1无痛，2轻度痛，3中度痛，4严重痛。

5级评分法：1无痛，2轻度痛，3中度痛，4严重痛，5剧烈痛。

病人根据描述文字，选择对应数字级别即可。

三、行为疼痛评分法

六点行为评分法（6-point behavioal rating scale，BRS-S）由Budygski提出。该方法是与日常生活联系起来，以干扰生活程度而评估疼痛。分6级：①无痛；②有疼痛但易被忽视；③有疼痛无法忽视，但不干扰日常生活；④有疼痛，无法忽视，干扰注意力；⑤有疼痛，无法忽视，一切日常生活受影响，但能完成进食等生理需要；⑥存在剧烈疼痛，无法忽视，需休息或卧床。

另外还有数字评分法、多因素疼痛调查法等。

四、Prince-Henry 评分法

主要用于胸腹部手术后疼痛测量，从0到4共分5级。

（1）0分：咳嗽时无疼痛；

（2）1分：咳嗽时才有疼痛；

（3）2分：深呼吸时即有疼痛发生，安静时无疼痛；

（4）3分：静息状态下即有疼痛，但较轻，可忍受；

（5）4分：静息状态下即有剧烈疼痛，难以忍受。

另外根据世界卫生组织标准和术后病人睡眠、咳嗽等活动情况，据此把术后疼痛分为四级：①0级（无痛）病人咳嗽时无疼痛；②1级（轻）：轻度可忍受疼痛，能正常生活，睡眠基本不受干扰，咳嗽时感受切口疼痛，但仍能有效地咳嗽；③2级（中）：中度持续的疼痛，睡眠受干扰，需用镇痛药，病人不敢咳嗽，怕轻微振动，切口中度疼痛；④3级（重）：

强烈持续的剧烈疼痛，睡眠受到严重干扰，需用镇痛药治疗。

第三节 镇痛相关药理学

世界卫生组织（WHO）的镇痛三级阶梯疗法在癌症疼痛治疗方面取得了显著的效果。首先采用外周作用药物如阿司匹林、扑热息痛或非甾体类抗炎药，如疼痛没有控制可引入弱吗啡类药如可待因，如果疼痛仍没有控制，应用强阿片类药等措施。见图 13-1。

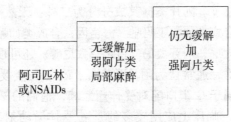

阿司匹林或NSAIDs

无缓解加弱阿片类局部麻醉

仍无缓解加强阿片类

图 13-1 WHO 镇痛阶梯

然而术后镇痛有其特殊规律，世界麻醉学家联盟（WFSA）也形成治疗急性疼痛的镇痛阶梯疗法（见图 13-2）。因为术后疼痛随着时间的推移，是由强到弱的过程。开始剧烈的疼痛就要用强效镇痛药物、局部阻滞等，由于外科手术后疼痛剧烈且术后常需禁食，因此只能通过胃肠外途径给药；随时间推移术后疼痛逐渐减轻，第二阶段可能不再需用强阿片类药，用外周作用药物或弱阿片类药即可镇痛并可改用口服；最后，疼痛用阿司匹林等非阿片类药物即可控制。

一、阿片类药

阿片类镇痛药，仍是术后镇痛的最常用药物，是其它药物的标准对照。由于人们的认识不足，阿片类药物用量不足或过分担心成瘾性使其镇痛效果受到一定影响。临床上，阿片类可

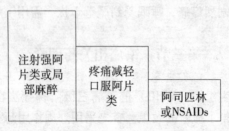

图 13-2 WFSA 镇痛阶梯

分强阿片类和弱阿片类，主要是相对效能而不是强度而言，弱阿片类由于其不良反应发生率随作用增强而增加，其镇痛作用有一个最高限度。阿片类据其成分分为三种：天然类如吗啡、可待因；半合成类如叔丁吗啡、海洛因；合成类如哌替啶、芬太尼、苏芬太尼、阿芬太尼、雷米芬太尼等。还可根据受体亲和力加以分类，通常认为阿片类有 μ、κ、δ 三类受体参与疼痛调节，均属于 G 蛋白配对受体超家族，他们的氨基酸序例有 60% 相似。临床上应用较多的是 μ 受体激动剂，如吗啡、芬太尼、哌替啶；叔丁啡（buprenorphine）、普罗法朵（Profadol）及西吡兰（Propirain）是部分 μ 受体激动剂；布托啡诺（butophanol）和纳布啡（nalbuphine）是部分 κ 受体激动剂，又是 μ 受体的拮抗剂，常称为混合型激动-拮抗剂（见表 13-1）。

（一）阿片药的特性

1. 吗啡　吗啡仍是判断其它镇痛药的金标准，是强效、廉价的经典药，至今仍是术后镇痛十分常用的药物。吗啡脂溶性低，渗透扩散能力低，起效较慢。吗啡口服生物利用度为 15% ~ 64%，平均 38%。口服/胃肠外作用强度比是 1∶6。肝脏首过效应明显，皮下注射的生物利用度为 80%。与血浆的蛋白结合率为 20% ~ 40% 左右，静脉给药后迅速分布于高血流灌注的组织、器官，但消除半衰期长，不易通过血脑屏障，其效应和血浆浓度相关性差。可透胎盘屏障，影响胎儿。

表 13-1 阿片药分类

分类	定 义	药物
激动剂	与受体结合时能使受体兴奋至最大水平；按定义，一个完全激动剂的内在活性为 1	吗啡、芬太尼、哌替啶
部分激动剂	与受体结合时能使受体兴奋至一定水平，但低于最大水平；按定义，部分激动剂的内在活性在 0-1 之间	叔丁啡（部分 μ 受体激动剂）
混合激动-拮抗剂	同时作用于不同亚型的受体，对一种或一种以上亚型的受体可能是激动或拮抗作用	喷他佐辛（部分 μ 受体激动剂，κ 受体激动剂，δ 受体拮抗剂）
拮抗剂	与受体结合时，完全不能使受体产生兴奋；按定义，纯拮抗剂的内在活性为 0	纳洛酮

吗啡 60%～70% 在肝脏与葡萄糖结合生物转化，肝脏提取、清除率高，肾脏是另一个关键的代谢器官，几乎占其清除量的 40%。吗啡-3-葡萄糖醛酸是主要代谢产物，不与阿片受体结合，几乎没有镇痛作用。另一个代谢产物吗啡-6-葡萄糖醛酸（M-6-G），占其代谢产物的 10%，是一个比吗啡更强的 μ-受体激动剂，作用时间与吗啡相似。由于吗啡肝脏首过效应明显，口服给药可产生有临床意义的吗啡-6-葡萄糖醛酸水平，因此口服后 M-6-G 可能是发挥镇痛作用的主要成分。

镇痛量的吗啡起效慢，主要由于脂溶性低，因此，吗啡肌注或静注，血浆浓度和起效时间相差不多，吗啡用于术后即刻疼痛或突发性疼痛的治疗不是最合理的选择。

2. 芬太尼 芬太尼脂溶性很高，起效快，持续时间短。静脉注射后很快分布到脑、心脏和其它血流丰富组织，属三室模型。其较易通过血脑屏障，3～5 分钟即出现峰效应。在很短的时间内，药物广泛分布全身，稳态分布容积大于 4L/Kg，血浆水平很快下降。有研究表明 3 ~ 5 分钟后脑内药物浓度大于血浆 10 倍，如此大的浓度梯度有利于药物从脑内迁移至外周。当再分布完成后，消除相开始，此时血药浓度下降缓慢。芬太尼在肝内生物转化成无活性的产物去甲芬太尼，仅 6% ~ 8% 原样经尿排出。肝清除率很高约 12 ~ 13ml/min。然而，较大的分布容积，意味大多数药物在血管外而不能生物转化，药物可重新进入中央室，因此消除半衰期长（3 ~ 4h）。

芬太尼血浆水平与脑脊液药物浓度和药物效应有相关性，芬太尼血浆药代学可预测一些重要的药效特性。当小剂量（1 ~ 3μg/kg）时药物再分布后即终止了镇痛效应，作用短暂；而当大剂量（>20μg/kg）时，再分布后血浆水平仍在治疗水平之上，镇痛的终止依赖于消除过程，作用延长。较长的消除半衰期意味着重复静脉注射后可产生蓄积作用。肝清除率高，但易受肝血流影响。药物首过效应明显，因此口服途径效果差。药物可经鼻、经口粘膜给药，其不经门脉循环，可产生较高的血药浓度。

3. 阿芬太尼　在芬太尼类中有独特的生化特性，有较高的脂溶性，但比芬太尼低。90% 与血浆蛋白结合，主要是糖蛋白。最主要的是，在生理 pH 下，因为 Pka（6.5）低，药物几乎 90% 是非离子型，因此，尽管脂溶性比芬太尼低，但阿芬太尼的扩散能力似比芬太尼强，起效快，作用消退亦快。常描述为二室或三室模型，其清除率为 $4 ~ 9ml . min^{-1} . kg^{-1}$，稳态分布容积只有 $0.4 ~ 1.0L \cdot kg^{-1}$，分布容积小是半衰期短的主要原因。主要经肝代谢，代谢产物为几乎无活性的去甲阿芬太尼等，只有 <1% 原型经尿排出。要注意，肝硬化病人阿芬太尼的清除率明显降低，仅为正常人的 25%。

4. 哌替啶　哌替啶与吗啡血浆药动学有一定相似性，但脂溶性更大，镇痛起效快，持续时间短。通过肝生物转化，有较高肝清除率，也意味着肝首过效应明显（48%～56%），其消除半衰期3～7小时，经肺首次摄取约65%，哌替啶与蛋白结合率达65%～80%，主要是α_1-酸性糖蛋白。哌替啶很快去甲化形成去甲哌替啶，其它还有哌替啶酸和去甲哌替啶酸，小于7%经尿原型排出。哌替啶代谢产物在药效上发挥重要作用，去甲哌替啶具有50%的哌替啶镇痛效应，然而它是一个强致痉剂，致痉作用是哌替啶的二倍，其消除半衰期8～12小时，所以可能有蓄积作用，在肾功能不全病人，长期应用大剂量哌替啶的病人可出现癫痫样发作。

许多资料表明哌替啶血浆水平与药效有相关性，对个体而言，药物镇痛浓度范围较窄，然而个体间镇痛浓度相差可达40%，因此，传统用法常引起剂量不够或过量。

由于阿片类作用相似，药代特性在药物的选择中起关键作用。阿片药的生化和药代特性见表13-2。

表13-2 常用阿片类的生化和药代学特性

	吗啡	哌替啶	芬太尼	苏芬太尼	阿芬太尼
pKa	8	8.5	8.4	8	6.5
蛋白结合率（%）	20～40	39	84	93	92
$t_{1/2\alpha}$（min）	1～2.5	—	1～2	1～2	1～3
$t_{1/2\beta}$（min）	10～20	5～15	10～30	15～20	4～17
$t_{1/2\gamma}$（h）	2～4	3～5	2～4	2～3	1～2
Vdc（L/kg）	0.1～0.4	1～2	0.4～1.0	0.2	0.1～0.3
Vd_{ss}（L/kg）	3～5	3～5	3～5	2.5～3.0	0.4～1.0
清除率(ml/min/kg)	15～30	8.8	10～20	10～15	4～9

$t_{1/2\alpha}$ $t_{1/2\beta}$ $t_{1/2\gamma}$为快速分布相、慢速分布相、终末分布相半衰期
Vdc 为中央室分布容积，Vd_{ss}为稳态分布容积

（二）阿片类药物主要副作用

阿片类药有许多相似的副作用，只是发生率及程度不同，主要副反应如下：

1. **呼吸抑制** 脑呼吸中枢有高浓度的阿片受体，所有作

用于 μ 受体的阿片类，可引起剂量依赖性呼吸抑制，甚至在镇痛浓度下的阿片量也可致呼吸抑制，主要是直接作用于脑干呼吸中枢。阿片可使 CO_2 对通气的刺激作用减弱，静息呼气末 CO_2 上升。阿片类可产生呼吸停顿、呼气延迟、不规则呼吸、潮气量降低或增加，对呼吸频率的影响大于对潮气量的影响。呼吸抑制过程常常是呼吸频率减低，有时有深呼吸→呼吸减弱，但低氧、高 CO_2、疼痛、噪音、光线仍可刺激呼吸→呼吸遗忘，但可按指令呼吸→呼吸停止。以前未曾用过阿片类、疼痛不严重、老年及虚弱病人、合并存在呼吸和神经系统疾病、合用周围及中枢神经抑制药及不同途径同时给药，增加了呼吸抑制发生率。

吗啡、芬太尼、苏芬太尼、阿芬太尼，均可发生延迟性或再次呼吸抑制。由于较大的周边室及摄取的变异性，许多研究已发现，在消除期有第二个阿片类血药高峰。静脉给药可达 20% 聚集在胃内，一旦胃肠蠕动，药物可进入小肠引起重吸收，另外骨骼肌由于温度升高、颤抖、活动增加了血液灌注，加速药物入血；止血带的释放、睡眠，其它药物应用、低温、血流动力学改变、加用镇痛剂等其它药物都可能是延迟呼吸抑制的原因。相对而言，吗啡延迟性呼吸抑制发生率较高。

2. 恶心呕吐　阿片类药物应用后约 40% 伴恶心，15% 有呕吐，尤其是第一次给药后容易出现。可能系直接刺激了第四脑室侧壁舌状小区的化学感受器，增加了前庭系统敏感性引起。由于催吐和抗吐中心都存在阿片受体，因此阿片类具有催吐和抗吐两重性。小儿、女性、月经初期手术、肥胖、焦虑紧张、胃蠕动减弱、腹部手术、长时间手术和急诊手术，易引起恶心和呕吐。与麻醉有关的增加呕吐、恶心的因素有：阿片类作术前药，胃膨胀，气道损伤，依托咪酯和笑气应用。但异丙酚的应用可明显减少其发生率。由于术后恶心呕吐不但增加费用、延迟病人的康复，而且增加住院天数，因此对其预防和治疗显得尤为重要。可用抗胆碱能药-东莨菪碱或阿托品、氟哌啶 0.005~0.07mg/kg 和多巴胺能拮抗剂甲氧氯普胺治疗，5-羟色胺受体拮抗剂（恩丹西酮）可能是最有效的，由于其头痛和肝酶升高发生率低，在高危病人也可应用。当然，饮食、心理措施、仔细护理病人也是十分重要的。

3. 阿片耐受和依赖性　在正常生理情况下，阿片受体仅部分被内源性阿片肽占领，使用吗啡后，它们与尚未占领的阿片受体结合，产生镇痛作用。反复使用阿片类药物后，通过负反馈机制，使内源性阿片肽基因表达减少，需更多的外源性阿片类去结合受体，于是产生了耐受性。一旦停用阿片类药物，阿片受体既无外源性，又因内源性阿片肽表达下调，缺少内源性结合，对外源性阿片产生依赖性，戒断症状从而产生。

反复给药后，阿片效应可不同程度耐受，可耐受正常量的 25 倍而不致中毒。对镇痛作用耐受出现较快，对呼吸等耐受出现较慢，可能需数月才能产生。因此增加剂量，可能引起呼吸抑制但镇痛不足。不同的阿片作用强度、受体动力学不同，耐受性也不同，不同阿片药相互间也不完全产生交叉耐受性，因此，长期应用可交替使用，但换药后起初只给换算等效剂量的50%，以后视效果调整。另外给药方法和途径也影响耐受性。必要时给药法（prn）比按规律定时给药产生更高的耐受性。

对阿片类依赖性过分担心，已经导致许多病人的疼痛没有得到良好的处理。连续给药一周内几乎不可能产生耐受，至少连续使用 20 天，将会产生不伴有心理依赖的生理依赖。对情绪不稳定病人、对其它药物（包括酒精）有依赖或滥用史的病人、有情感性疾病的患者，使用时注意心理依赖，对急性疼痛病人短期、大剂量应用极少可能发生心理依赖。

4. 肌肉僵硬　阿片类可产生胸及腹肌僵硬。用芬太尼后可能使 80% 病人产生 60~90 秒胸壁僵硬，发生程度随剂量、速度、病人的年龄、有否合用肌松剂及 N_2O 而不同。轻度僵硬可在意识消失前出现，但一般在意识消失或消失后出现。僵硬可降低肺顺应性、功能残气量和通气量，可产生高 CO_2、低 O_2 和颅内压增高。阿片引起的僵硬以肌张力增高为主，一般先从腕屈肌开始，程度从单一肢体、多肢体到全身癫痫样活动、严重强直不等。它一般出现在用药时，但也可能出现在用药后数小时。可预先用肌松剂预防。没有同时出现肌酸激酶上升，提示对肌肉损伤轻微，其机制可能与阿片类刺激 GABA 能神经元，改变纹状体多巴胺浓度有关，类似于帕金森氏病。

5. 瘙痒　产生瘙痒的机制不明，曾经认为与组织胺有关，但不产生组织胺的阿片也产生瘙痒，瘙痒也不是一个过敏的表现，药物防腐剂也不是瘙痒的原因。纳洛酮可拮抗阿片产生的瘙痒，提示与受体有关的中枢机制。人类可能有像动物一样的延髓"瘙痒中心"，椎管内阿片引起的瘙痒可能通过神经元传递而影响远离部位，因此面部瘙痒不一定是阿片直接作用于三叉神经核的结果，而可能是远离部位阿片引起的神经元传递的作用，面部尤其是鼻部易患瘙痒，可能是保护性反应，以刺激呼吸，抵抗阿片引起的呼吸抑制。

另外阿片药的过敏反应、支气管收缩作用、对意识的影响、对心血管的影响也应注意。

（三）阿片拮抗药纳洛酮

阿片拮抗剂是评价阿片和阿片受体的重要科学工具，临床上用其逆转由于麻醉药物或阿片过量引起的呼吸抑制。另外，阿片拮抗剂用于减轻或逆转阿片诱导的恶心、呕吐、瘙痒、尿潴留、肌肉僵硬、胆道痉挛等。

纳洛酮 60 年代末期引入临床，许多研究表明它可逆转呼吸抑制，不久报道了心跳增加、血压增高、甚至肺水肿、死亡等副作用。起初推荐剂量 0.4～0.8mg，这样高的剂量引起剧烈的心血管反应，麻醉后没有必要使用如此大剂量，但如果是阿片过量可能需要 1~2mg 甚至更高。没有静脉通道，相似剂量的药物经气道给药也可有效吸收。引起心血管反应的因素有：①疼痛；②意识转醒；③交感神经活动增强。在低温病人，应用纳洛酮可产生代谢应激增加，出现颤抖、氧耗增加，加重心血管负担，也可能增加脑血流和脑代谢率。纳洛酮静脉注射 1~2 分钟起效，持续时间大约 30~60 分钟，其主要在肝脏通过葡萄糖醛化。每 2~3 分钟注射 $0.5~1.0\mu g \cdot kg^{-1}$，总量达到 $1~2\mu g/kg^{-1}$，可有效逆转呼吸抑制。对于阿芬太尼甚至更小的剂量就有效。

给药后由于纳洛酮作用时间短及阿片类的重吸收可再次出现呼吸抑制。试图通过增大其单次用量以弥补作用时间短，可能增加并发症发生率和严重性，再阿片化在长效阿片类如吗啡更常见，这样，有必要另外肌注或持续输注纳洛酮，但这并不能代替对呼吸的密切观察和护理。短效的阿片如阿芬太尼则很少出现再阿片化。

纳洛酮对 μ、κ、δ 受体均有作用，但对 μ 受体亲和力最强，纳洛酮逆转呼吸的同时不可能总是保留镇痛作用，仔细调节纳洛酮用量可能充分恢复自主呼吸而保留镇痛作用。

总之，纳洛酮应用要十分注意剂量的调节，用小剂量就可，同时充分考虑其副作用，以权衡利弊。

二、非甾体类药（NSAIDs）及其它

非甾体类药物已广泛用于轻中度疼痛，也可作为其它镇痛方法和药物的辅助药。常用有扑热息痛、阿司匹林、布洛芬等，他们通过抑制环氧酶，阻断花生四烯酸产生前列腺素和血栓素的合成，以减少这些介质引起的炎症反应。研究一致认为他们的应用能使阿片类药物减少 20%~30%，因而能减少25% 阿片类引起的副作用。但要注意他们的副作用如胃肠道损害，对凝血机制的影响及肝肾功能损害等。因此，消化性溃

疡、出血倾向、抗凝治疗病人慎用。有关参考数据见表13-3。

表13-3　非甾体类药物

药名	剂　　型	每天剂量	半衰期（h）
布洛芬	片剂，糖浆	600～1200mg	1～2
双氯芬酸	片剂，栓剂，注射剂，糊剂	75～150mg	2～4
萘普生	片剂，缓释剂，栓剂	500～1000mg	14
酮洛酸	片剂，注射剂，	10～30mg	4
吲哚美辛	胶囊，缓释剂，栓剂	50～200mg	4
阿司匹林	片剂，肠溶剂	500～2000	2～4
扑热息痛	片剂	500～1500mg	2～3
吡洛昔康	胶囊，缓释剂，糊剂，注射剂	10～30mg	35＋

曲马多:它具有弱阿片 μ 受体结合力,其结构与阿片类衍生物有相似之处,因此也有归为阿片类药,效价为吗啡的十分之一。它有中枢和外周双重作用,抑制去甲肾上腺素和5-羟色胺重吸收,口服易于吸收,生物利用度约90%,主要在肝内降解,消除半衰期6小时。早期研究认为它没有依赖性、耐受性和呼吸抑制作用。现在认为它亦存在药物滥用、癫痫发作和过敏反应,因此如果作为常规的术后镇痛药物要考虑其风险。

总之, 我们不仅要注重药物的选择,也要注意药物的相互作用。尤其应注意局麻药与β-受体阻滞剂、钙通道阻滞剂、抗心律失常药同用;NSAIDs 与抗凝药、ACE 抑制剂合用;阿片类与三环类抗抑郁药、巴比妥类、MAOIs 合用。以防常规剂量产生严重副反应。

第四节　治 疗 方 法

一、普通途径给阿片类药

阿片类药主要通过激动中枢神经系统阿片受体起镇痛作

用，可通过口服、直肠、经皮、舌下或肌肉注射和静脉注射给药。由于技术和应用简单，肌肉注射仍是发展中国家常用的术后镇痛选择。然而，推荐的标准用量仅对一部分病人来说是最佳剂量，个体间几乎没有灵活性，保守的给药使许多病人没有得到充分的镇痛，因为个体间的药效学和药代学存在巨大的差别，肌注一次标准剂量阿片药，其血中浓度可相差 5 倍，到达峰浓度的时间可相差 7 倍，产生镇痛水平的血清浓度个体间可相差 4 倍。以体重和体表面积计算剂量并没有科学依据。一般认为肌肉注射是安全的，然而呼吸停止、呼吸形式异常、氧饱和度下降可能比其它给药方法更严重，因此常需要对病人不断的观察评估，调整剂量，以达到个体镇痛最佳化。肌注难以形成稳定的血药浓度、注射部位疼痛及起效慢是其缺点，尤其小儿难以接受。

静脉注射只有在抢救设备和人员具备的情况下方可实施。持续静脉输注不会引起血药浓度的明显个体间差异，易调整以达到病人个体的需要，但对中长半衰期药物，可能出现蓄积作用，因此，需不断调整以符合变化。如果不给负荷剂量 24 小时内难以达到稳定血药浓度，负荷量过大，会出现副作用，因此，负荷剂量以一定时间内输注为妥。输注速度的调控及输注装置的准确性是成功镇痛的关键。许多机械弹力泵就是这种恒速给药装置。也有严重呼吸抑制问题，一定程度上限制其广泛的应用。

口服适当剂量的阿片药可产生有效的镇痛，表面手术12~24 小时后可口服给药代替胃肠外给药，一些腹腔手术后一旦能口服也可应用。口服病人能自己选择给药剂量和时间以适应病人的需要有利于改善镇痛。

全身性给阿片类药应注意：镇痛药的剂量要体现个体差异，根据手术大小、病人年龄、一般情况等进行剂量调整并有规律定时给药；可辅助用镇静药及非甾体类药以减少阿片用量，降低副作用；不应盲目增加剂量，应查找镇痛不足的原因或更换药物及治疗方法；一般不要其它途径同时给阿片类药。

如前节所述，非甾体类抗炎药等药物也可经常规途径给药，主要用于轻中度疼痛及术后镇痛的后期，以降低阿片类的用量及副作用。有关参考用法见表13-4。

表13-4　口服及胃肠外阿片类药有关参考数据

药物	给药途径	剂量 (mg)	起效时间 (分)	峰值时间 (分)	持续时间 (小时)
吗啡	静脉	2.5~15	1~3	5~20	2~7
	口服	10~30	15~60	30~60	2~3
	肌注	2.5~30	1~5	30~60	2~7
	直肠	10~20		20~60	
	皮下	2.5~20	15~30	50~90	2~7
芬太尼	静脉	0.025~0.1	0.5	5~15	30~60
	肌注	0.025~0.1	<8	<15	1~2
	口粘膜	0.2~0.4	5~15	20~30	1~2
	经皮	25~100μg/h	12~18		3d
吗啡控释片	口服	15~60	60~90	60~240	12
哌替啶	肌注	50~100	7~30	60	2~4
可待因	口服	15~60	15~60	30~120	3~4
美沙酮	口服	2.5~10	30	90~120	4~8
镇痛新	口服	50			4~8
	肌注	30~60	7~30	60~180	3~6
曲马多	口服	50~100		120~180	4~5

注：剂量为70kg正常成人最大量，只供参考，使用时需调整

二、静脉内病人自控镇痛（PCA）

PCA是七十年代末发展起来的一种新型镇痛方法，它具有以下优点：①弥补个体间的药代和药效学差异，容易维持个体化的最低有效镇痛浓度，基本解决了个体差异，便于患者在不同时刻不同强度下获得最佳镇痛效果；②降低了术后疼痛并发症的发生率；③镇痛质量优于肌肉注射，用量有时也可减

少，避免了肌肉注射的起效慢及注射疼痛；④有利于病人配合治疗，患者满意率高。

最小有效镇痛浓度（MEAC）是治疗基础之一，根据这一理论，当阿片药浓度低于 MEAC 时，病人感到疼痛，自我给小剂量的阿片类药，以达到 MEAC 产生镇痛，形成这样一个负反馈机制。然而，如果医护人员、家属负责给药，即破坏了这个负反馈，增加了过量给药的危险性。

大多数 PCA 装置包括：微处理器控制的泵，泵可用压手柄起动，这样一个预先设置的药物量进入病人体内；一个定时装置，设定两次给药之间的最小间隔时间（锁定时间），以限制药物追加的量，控制给药量在临床安全参数内，锁定时间应足以使前一剂量起效；贮药袋、连接管及单向活瓣。

现在，许多阿片类及非阿片类药已用于病人自控给药，而最适合的是起效快、作用强、持续时间中等、安全范围大的强效阿片类药物。吗啡、哌替啶、芬太尼等已广泛应用，过去吗啡应用较多，但吗啡恶心、呕吐、瘙痒及延迟性呼吸抑制等发生率高，近来逐渐被芬太尼取代。但芬太尼作用时间短、分布容积大，并不是一个理想的药物，苏芬太尼脂溶性比芬太尼大二倍、作用效力是芬太尼的 2~7 倍、作用时间中等，是一个很有前景的药物。

应用模式有：①单纯 PCA；②负荷剂量 + PCA；③负荷剂量 + 背景剂量 + PCA。

负荷剂量：即给予一定的冲击剂量，以迅速达到镇痛所需的最低有效浓度实现无痛。负荷量应根据麻醉方法（如全麻应了解术中应用镇痛药的量及反应性）、疼痛程度，尤其是病人的年龄等选择剂量。一般吗啡负荷剂量为 1~2mg，芬太尼为 0.025~0.1mg，分二次或以上给药，每次间隔 6~10 分钟。如病人需要术后镇痛，应适当加大术中镇痛药用量，以维持较高血药浓度，防止苏醒期疼痛，平稳过渡到术后，也可减少负荷剂量的应用。

PCA 单次剂量：单次剂量大小的设定是成功实施镇痛的关键。不同病人之间对疼痛的耐受性和对镇痛药的反应差异十分显著，使得达到镇痛的药物剂量个体差异很大，因此根据每个病人的情况调整单次剂量十分必要。过分强调单次剂量会使用量增加，同时剂量相关性不良反应也随之增加，而超过个体有效镇痛剂量并不会使镇痛效果进一步提高；反之，剂量过小会导致镇痛不足。尽管病人对镇痛药的需求与体重之间相关性不大，但开始 PCA 时仍可以体重、一般情况，尤其年龄作为参考指标。如果病人有足够次数给药后仍镇痛不全，应将剂量增加 25%~50%；如伴过度镇静、恶心、呕吐，则将剂量减少 25%~50%。吗啡常用单次剂量为 0.5~2.5mg，哌替啶 5~25mg，芬太尼为 10~20μg。手术后，只要病人有能力使用镇痛泵就应提供，常常在 PACU 就可以让病人开始使用 PCA。对翻身、换药等突发性疼痛，PCA 是较好的预防和治疗方法。

PCA 锁定时间设置：锁定时间指该时间内 PCA 装置对病人再次给药的指令没有反应，以防止病人在上次给药充分生效前再次给药，是一种保护措施，减少病人过量给药的潜在危险。锁定时间应根据药物的起效时间、效应部位维持时间（清除率）和 PCA 剂量大小而定。如吗啡静注后 3 分钟起效，5~15 分钟达最大镇痛作用，因此吗啡的锁定时间也应在这个范围内，通常设定为 5~15 分钟。

背景剂量：一般 PCA 泵在病人自控的基础上有持续输注（背景剂量）功能。理论上认为其优点包括：①血药浓度更稳定；②改善镇痛，尤其在睡眠期；③在有一定血药浓度的基础上，病人容易最终调控镇痛剂量以达到最佳镇痛。缺点：①难以确定个体化的最佳输注速率，因此，有过量或不足的可能性；②同样，睡眠病人提供给药，也增加了危险性；③更多的参数调整，带来更多的人为程序调节错误。研究发现，与单独应用 PCA 相比，背景剂量用药更多，镇痛效果差别不明显，可能会使呼吸抑制等剂量相关性不良反应增加，也可能出现危险性泵程序错误。因此，背景剂量的应用要注意：①不应常规使用；②应限于一定的适应证，如睡眠期间疼痛、小儿、阿片耐受者等；③病人自控给药量应占总用量的 30% ~ 50%；④应调整白天与晚间背景剂量或只晚间应用。

与别的镇痛方法一样，PCA 需要仔细计划，建立适当的规则和步骤方法，护士的培训、术前病人的指导及不时的病人观察评价至关重要。如果一个 PCA 程序沿用至整个术后镇痛期而不加调整和观察，这种方法是错误和危险的。下面是 PCA 每日观察记录内容：

（1）过去 24 小时病人的用量（总量及 PCA 量），检查 PCA 参数设置。

（2）评价病人休息尤其功能活动时的疼痛强度，如果疼痛与外科损伤程度及时间不相称，应及时观察与分析并与外科医生沟通。

（3）考虑手术类型和术后时间、有否副作用来调整阿片用量。

（4）针对发现问题作体检，注意动态生命体征变化，如果生命体征不稳定，应做适当的诊断检查（如 Hct、ECG 等）。

（5）分析是否需要改变 PCA 程序或药物。

（6）是否改变整个治疗方案，或应用辅助镇痛药及非药物治疗。

（7）全面评估病人对治疗的满意度。

（8）评价病人对以前调整的反应。

（9）估计病人能否转到口服等更简单的镇痛方法。

（10）在病历上记录这些计划、出现的症状和体征。

（11）保证有一定经验的医生在任何时间能处理这些问题。

另外，PCA 应有规范的医嘱及病程记录单，包括使用药物、剂量、时间、生命体征观察内容、副作用的观察和处理、镇痛不全时的处理办法、避免使用其它阿片药及抑制 CNS 的药物等十分详细完整的内容。

PCA 注意事项及并发症：

（1）阿片类本身的副作用：尤其恶心呕吐、瘙痒、呼吸抑制。

（2）医嘱及配药错误：药品及剂量搞错，原药没有稀释即注入泵内。

（3）连接问题：最好有专门的 PCA 通道，但通常用三通与病人的输液通路连在一起。如果留置针堵塞，则 PCA 泵中的液体返流入静脉输液管，由于药液没有进入体内，镇痛效果不好，病人就多次用药，这样药物大量逆流进入输液通路。一旦堵塞解除，药物短时间内大量进入体内，造成危险。因此，应有单独 PCA 通路，如果与输液管连在一起，应在输液管的出口接一个单向活瓣。

（4）机械故障：泵程序错误、漏电、电量不足、给药按钮失灵、贮液袋破损、漏气。

（5）病人不会使用 PCA：病人害怕药物过量、成瘾而不用；病人对镇痛要求过高，频繁使用，家人或护士代为应用，造成给药过量。常用的静脉内 PCA 方案见表13-5。

表 13-5　静脉内 PCA 常用方案

药物	浓度（mg/ml）	单次给药量（mg）	锁定时间（分）
吗啡	1	0.5～2.5	5～10
哌替啶	10	5～10	5～10
芬太尼	0.01	0.01～0.02	3～10
苏芬太尼	0.002	0.002～0.005	3～10
阿芬太尼	0.1	0.1～0.2	5～8
美沙酮	1	0.5～2.5	8～20
镇痛新	10	5～10	5～15

三、椎管内镇痛

(一) 阿片类

1979 年报道阿片应用于蛛网膜下腔和硬膜外腔，它们已大量应用于许多手术。

蛛网膜下腔单次注射吗啡后，病人可镇痛 24 小时或更长时间，如果研制成吗啡缓释制剂或多聚体制剂，作用时间可更长。鞘内单次用芬太尼，作用时间太短。

硬膜外途径应用更广泛，主要是由于硬膜外技术的广泛推广，没有硬脊膜穿破后头痛的危险等因素。吗啡在硬膜外用量只要肌肉注射用量的 1/7 即能达到更完善的镇痛，能早期活动，肺部并发症减少，肠功能恢复快，能缩短住院时间，减少住院费用。表 13-6 推荐了开始剂量和持续剂量，但使用中必须不断评估应用情况以改变剂量。如需要快的起效，脂溶性高的芬太尼是适合的。如果起始硬膜外吗啡量不足，间断硬膜外注射 50 ~ 75μg 芬太尼可很快达到镇痛。如单用芬太尼镇痛，可先用 25 ~ 100μg 接着 25 ~ 100μg/h。硬膜外持续输注阿片可减少间断大剂量给药向头侧扩散、血药浓度波动大、副作用大的缺点。一些地方硬膜外使用阿片拮抗-激动剂，这类药物镇痛效果超过纯阿片类的可能性不大，但恶心呕吐等发生率可能降低。

椎管内吗啡存在呼吸抑制等潜在危险，我们务必保持高度警觉。硬膜外注药后 2 小时内出现呼吸抑制，一般是药物吸收入血及再分布的原因，6 ~ 12 小时出现呼吸抑制，可能与药物在脑脊液中向头部扩散进入第四脑室有关。呼吸抑制发生率报道不一，有报道要使用纳洛酮的概率是 0.25% ~ 0.4%，美国 74 个机构报道呼吸功能受损的发生率是 1.9% ~ 2.3%，较少的华盛顿医学中心发生率是 0.2%，但常规途径应用吗啡也有 0.9% 出现严重的呼吸抑制，没有证据表明椎管内阿片类比常规途径有更大的危险性。治疗过程中最大的危险性是延迟性呼吸抑制，老年人、广泛外科创伤、合用全身阿片药、中枢抑制药常是诱发因素，尤其要注意避免围手术期大剂量肠外阿片类应用。

应有训练有素的护士定期观察病人的呼吸频率和深度及意识水平。单纯呼吸频率不是一个合适的指标，尤其是开始24h要有更全面的观察评价，其中重要的是意识水平，意识水平下降常伴呼吸抑制，在健康人，PCO_2 80mmHg 左右就会失去意识，对每一个接受椎管内阿片的病人，意识水平下降就应考虑有呼吸抑制。对老年、重大外科手术、严重合并症的病人尤其应加强监测。良好的护士素质、严密的呼吸监测、并发症的及时处理大大提高了治疗的安全性。

严重的呼吸抑制应予通气支持。现经面罩无创通气技术如 BiPAP 等日益推广，小剂量纳洛酮（0.08mg）静注可及时恢复适当的呼吸，由于它作用时间短，有时常需反复使用。和其它途径给药一样，椎管内阿片亦可引起恶心、瘙痒、尿潴留等并发症，经椎管内给药这些并发症是否增加需要进一步研究。

总体来说，蛛网膜下腔单次注射吗啡曾经广泛应用，但由于有一定的延迟性呼吸抑制发生率而减少使用，蛛网膜下腔连续给药由于对输药管要求高、脑脊液渗出、鞘内感染可能而很少应用。硬膜外吗啡给药，由于其脂溶性低，脊髓吸收慢，从脑脊液中清除也慢，导致起效慢、作用时间长、扩散范围广、吗啡经脑脊液可扩散至颅内可能出现延迟性呼吸抑制等情况亦减少使用。硬膜外应用芬太尼脂溶性高、吸收快、相同剂量药物与经静脉给药相比血药浓度无明显差别，但增加了硬膜外本身的并发症，因此也无突出优点。而较常用的是硬膜外局麻药与小量阿片类联合应用。椎管内常用方法见表13-6。

表 13-6　椎管内阿片类常用方法

药物	单次剂量 （mg）	输注速度 （mg/h）	起效时间 （分）	单次量持续时间 （h）
硬膜外				
吗啡	1 ~ 6	0.1 ~ 1	30	6 ~ 24
哌替啶	20 ~ 60	10 ~ 60	5	4 ~ 8
芬太尼	0.025 ~ 0.1	0.025 ~ 0.1	5	1.5 ~ 3
苏芬太尼	0.01 ~ 0.06	0.01 ~ 0.05	5	2 ~ 4
阿芬太尼	0.5 ~ 1	0.2	15	1 ~ 3
蛛网膜下腔				
吗啡	0.1 ~ 0.3	–	15	8 ~ 24
哌替啶	10 ~ 30	–	?	10 ~ 24
芬太尼	0.005 ~ 0.025	–	5	3 ~ 6

（二）阿片-局麻药联合用药

阿片和局麻药联合应用，可减少每一种药物的剂量。局麻药浓度降低，可减少低血压发生率，减轻感觉和运动阻滞；阿片类剂量减少，可降低呼吸抑制、恶心呕吐等副作用的发生率。混合剂中的阿片作用于脊髓背角抑制 P 物质释放，而局麻药阻滞神经轴索的冲动传递，两个不同的作用机制可产生镇痛的协同作用。

布比卡因是术后镇痛中最广泛应用的局部麻醉药，它能更好地阻滞感觉神经，对运动神经阻滞作用较轻。低浓度布比卡因在提供镇痛的同时保留运动神经功能，但即使低浓度也可产生一定程度的交感、感觉和运动神经阻滞，因此也会产生低血压、压迫性损伤、移动困难、咳嗽功能下降等。不同浓度的布比卡因可产生不同的影响，其应用浓度有各种报道，但均在 0.0625% ~ 0.25% 之间，可根据手术部位、范围、病人年龄调整，一般在胸部手术、老年可用较低浓度，下肢可适当高一些。不同浓度布比卡因对机体的影响见表13-7。罗哌卡因在术后镇痛中的应用已日益增加，其对运动神经的影响可能更轻。

许多阿片类已与局麻药合用，最常用是芬太尼和吗啡。硬膜外单独应用阿片类没有掩盖肌筋膜综合征的危险，但与局麻药配合应用仍无结论，因此联合应用在可能出现肌筋膜综合征的高危病人尤要注意检查。

表 13-7　不同布比卡因浓度的影响

布比卡因浓度	0.0625%	0.125%
低血压	无	罕见
感觉阻滞	不定	常见
运动阻滞	不定	常见
本体感觉	轻微影响	明显影响
临床应用	高容量输注	低容量输注

（三）硬膜外 PCA 给药

硬膜外及全麻-硬膜外、腰麻-硬膜外联合技术的应用，为经硬膜外镇痛提供了方便。Chrubasik 等认为硬膜外自控镇痛（PCEA）与硬膜外持续给药和静脉 PCA 相比，吗啡用量减少。Walmsley 在 4000 个病人用吗啡负荷剂量 2~3mg，单次剂量 0.2mg，锁定时间隔 10~15 分钟，背景剂量 0.4mg/h，证明有效而安全。芬太尼用于 PCEA 与静脉内相比，其用药总量、镇痛效果、血浆浓度、副作用无明显差别。0.0625%~0.25% 的布比卡因及 0.1%~0.2% 罗哌卡因与阿片类药尤其芬太尼（2μg/ml）联合应用于 PCEA 也已普遍应用。局麻药与阿片类药从不同机制阻断伤害性冲动，理论上有一定的优点，但局麻药和阿片药的最佳浓度、药物浓度与单次剂量及背景剂量大小的关系还在不断的探索。总的说来，PCEA 与静脉内 PCA 相比具有镇痛效应增强、病人满意率高、焦虑少、镇静作用轻、阻滞交感神经等优点。但它有硬膜外本身的并发症如导管问题、神经损伤、感染、出血；感觉减退引起压伤、烫伤、褥疮；运动神经阻滞引起活动困难等问题，也可能有局麻药及阿片类快速耐受、用药量增加的问题。因此，硬膜外 PCA 除了观察静脉 PCA 的内容外，还应增加感觉、运动、阻滞平面等内容。硬膜外 PCA 常用参考方案见表 13-8。

表 13-8 PCEA 建议方案

药物	浓度	负荷剂量	单次剂量	锁定时间（分）	背景剂量/h
吗啡	50μg/ml	2～4mg	0.1～0.2mg	10～15	0.3～0.6mg
芬太尼	5μg/ml	75～100mg	10～15μg	6	30～75μg
苏芬太尼	2μg/ml	30～50mg	4～6μg	6	5～10μg
哌替啶	5mg/ml	30mg	30mg	30	–
布比卡因 + 吗啡	0.125% + 30μg/ml	5ml	2ml	10～15	0.4～0.6mg
布比卡因 + 芬太尼	0.0625% + 2μg/ml	0.5% 布比卡因	3ml	6	6ml

腰麻-硬膜外联合应用后实施 PCEA，也应引起特别的重视。因为已先行腰麻，试验量后一般能排除血管内置管，但硬膜外管是否在硬膜外腔则难以确定，一般认为给试验量后比原来阻滞平面高二个节段就认为在硬膜外腔，但临床常难以测出平面变化，就无法确认导管在硬膜外腔。另外，联合穿刺针在蛛网膜产生的小孔，增加了药物的扩散，可能出现广泛阻滞和呼吸抑制。

（四）氯胺酮

氯胺酮可能通过胆碱能、肾上腺素能和 5-羟色胺能系统起作用。有研究用于硬膜外取得满意的镇痛效果，也有鞘内应用氯胺酮的报告，认为氯胺酮在与阿片药、局麻药等合用时可发挥重要作用，能减少阿片用量及副作用，但对其效果仍有不同的争论。氯胺酮应用的副作用包括产生镇静、视力模糊、心动过速、高血压、幻觉等。对神经变性、组织学改变等神经毒性不同的动物有不同的结果。因此，在人类氯胺酮常规应用于硬膜外或鞘内仍不推荐。目前氯胺酮研究主要着眼于以下几个方面：①寻找最佳剂量及最佳途径；②左旋氯胺酮的作用；③与不同药物合用时混合剂的长期生化稳定性；④氯胺酮的脊髓毒性；⑤小剂量氯胺酮对认知及记忆的远期影响。

（五）可乐定

属 a_2 受体激动剂，已得到广泛的研究，在一些地方已用于临床椎管内。口服可乐定可增强椎管内阿片作用。单独硬膜外、鞘内也可产生镇痛作用。也有报道鞘内可乐定不能提供良好镇痛。

（六）新斯的明

新斯的明是一个镇痛的新方法。和局麻药不同，它不产生神经轴索阻滞，也不同于 a_2 肾上腺素能激动剂，它不是作用于某一种类的受体，而是通过抑制脊髓内源性神经递质乙酰胆碱的降解，减少神经冲动起作用。早期研究认为具有前景，但在临床应用中可能的作用仍要进一步研究，有人认为单独应用没有镇痛作用。鞘内新斯的明镇痛作用和副反应认为是剂量依赖性的，$50\mu g$ 没有明显的副作用，$150\mu g$ 有轻度的恶心，$500\sim750\mu g$ 产生腿无力、深反射减弱，$750\mu g$ 产生焦虑、血压增高、心率加快、呼末 CO_2 降低。

另外鞘内悬浮体介质、细胞移植研究也取得了进展。

四、局部麻醉技术

各种局部麻醉技术可用于术后镇痛。长效局麻药可在术后产生较长时间的镇痛作用。肌间沟臂丛阻滞可维持满意镇痛 $12\sim24h$。胸部及上腹部手术后，肋间神经阻滞可产生 $6\sim12h$ 镇痛。

胸膜腔内放置注药管，注入局麻药可产生单侧胸腔镇痛，可能是药物经壁层胸膜扩散入肋间神经所致，但它的应用有些争论。不同研究者产生镇痛的局麻药剂量不同，其中一些达到产生毒性症状和体征的中毒血清浓度。镇痛也可能是体位性的，坐位或活动时失去镇痛作用，也有报道由于留管产生张力性气胸者，也有支气管痉挛及注药管进入肺内的情况。

局麻药输入腋鞘、股鞘、坐骨神经也用于相关部位手术的镇痛和交感神经阻滞，尤其对整形手术可增加血流灌注，维持一定的功能活动。

局部麻醉药切口浸润研究也已取得了效果，尤其药物多聚体技术应用，有望使作用时间延长，是将来镇痛的一个重要方向。

五、其它途径

（一）经皮给药

经皮给药，要求有高的水溶，以通过角质层、高的脂溶性以通过真皮层、低的分子量、高效力及对皮肤无刺激。正常情况下10%的心输出量经过皮肤，但在热应激下，其血流可增加近10倍，在冷刺激下皮肤血流可严重降低。身体的不同部位，药物经皮渗透性不同。芬太尼经皮给药的优点包括：①不经肝首次效应；②病人接受性好、方便、舒适、镇痛持久；③无创性，减少护理工作，对睡眠干扰小。手术后经皮芬太尼应用也是有效的，对不愿或不能口服的患者是一种有用的方法，它避免了注射的不适，经过一定时间可达到治疗浓度，也可见该药的常见副作用，当然剂量也必须个体化。临床用于术后镇痛有严重呼吸抑制的报告，所以不推荐应用。美国FDA批准仅用于对阿片耐受的病人。在一些静脉路径困难的情况下，通过PCA皮下给药也可应用，尤其对晚期癌症病人。其给药装置和静脉相似，药品选择也相同，只是药物浓度应增加5倍以减少药物容量，追加剂量和间隔时间也与静脉PCA相仿。

（二）经粘膜给药

　　口腔和鼻腔血管和淋巴丰富，因此药物吸收比口服吞咽和经皮途径更快，它能用于术前给药、术后镇痛和慢性疼痛的治疗。

　　阿片激动-拮抗剂丁丙诺啡有较长的半衰期，经粘膜吸收快，相当适用于经舌下和颊粘膜给药，有报道其可达到常规肌肉注射度冷丁或吗啡的镇痛效果，但在发达国家如美国仍没有批准应用。

　　经口粘膜芬太尼制剂（OTFC）是将芬太尼制成棒状糖锭，当口含时，芬太尼通过口粘膜吸收，一部分吞咽进入胃肠道。对儿童应采用痛苦较少和不令人恐惧的镇痛方法，在没有静脉通道的情况下，经粘膜给药不失为一种有效的方法，可以用于一些较小的手术，但也可能引起呕吐，呼吸抑制等副作用。

　　经鼻苏芬太尼也有成功应用的一些报道。另外吗啡、芬太尼经肺吸入给药及不同种类的吗啡直肠栓剂也已应用，先应用即释的栓剂，相当于负荷剂量，然后缓释制剂，以维持镇痛。也有哌替啶和芬太尼鼻内 PCA 的报道。给药新途径的应用，为临床增加了选择机会。

　　除了上述的疗法外还可应用如超声波、冷热敷、电离子导入、激光、频谱照射等物理疗法及精神心理疗法。

第五节　镇痛新概念

一、预先镇痛

　　传统方法是手术结束和病人感到疼痛时用镇痛药，但现在理论认为，手术创伤及炎症反应释放的炎症介质可使传入纤维敏感性增加，阈值下降，产生神经可塑性变化，出现外周敏化。外周伤害性刺激传入脊髓后角神经元，使其释放兴奋性氨基酸、神经肽等神经递质如谷胺酸、P 物质、神经激肽 A 等，这些神经递质使 A_δ 和 C 类纤维传入终止神经元持续放电，使中枢神经系统对伤害性刺激的敏感性增强，处于致敏感状态，出现中枢敏化。根据这样的理论，对于术后疼痛病人，在遭受疼痛之前设法阻断手术损伤的伤害性刺激向中枢的传入，防止或减轻脊髓神经元的兴奋性或在中枢神经系统接受伤害性刺激之前，其兴奋性已受到抑制。报道有用不同种类药物如局麻药、阿片药、NSAIDs、NMDA 受体拮抗药、钙通道阻滞剂等用于预先镇痛，但研究结果不一。可能由于：对伤害性刺激阻断不完全，剂量不足，时间上不够充分；不能把预先镇痛和术后镇痛混为一谈，广义上讲许多麻醉药本身也有预先镇痛作用，这样，研究结果难以区别；实验条件无法精确控制，研究间可比性差。因此，仍要对预先镇痛的机制、实施方法作进一步的研究。另外从基因水平调控受体与炎症介质，也是未来预先镇痛及疼痛治疗的一个重要方面。

二、多模式镇痛或平衡镇痛及多模式康复

多模式镇痛是指二种以上镇痛药物或技术用于止痛的方法。它避免了单一药物、一个环节阻止疼痛药物剂量大、副作用多的缺点。平衡镇痛针对镇痛调控的多个水平，采用小剂量、不同途径的镇痛药物或方法，从外周到中枢的多层次阻断疼痛信号的产生和传导，改善镇痛效果的同时最大限度减少了不良反应。例如阿片类和非甾体药联合应用，小剂量局麻药和阿片类在硬膜外的联合应用。它为镇痛提供了一个新的思路，也是目前镇痛的一个重要原则和方向。术后镇痛不应局限于一、二种药物、一、二种方法，而应根据病人的一般状况、年龄、手术种类、手术大小、疾病性质、精神素质、麻醉方法、医疗条件、技术水平、药物特性、药物严重副作用、经济能力等因素综合考虑，使镇痛方法多样化、药物联合化、剂量个体

化，以达到完善的镇痛。

　　由于影响病人恢复的因素很多，我们不仅要注重术后镇痛，更要注重术前计划、术中处理、术后康复的其它措施，从术前开始，完整考虑病人生理状况及治疗康复计划，不片面着眼于某一阶段或某一方面。如术中适当的麻醉深度，最大限度降低应激反应；术中低血压处理，应避免大量输液，导致术后水过多；术后完善与足够时间的镇痛，达到活动时无痛，以尽早恢复正常生理功能；防止恶心、呕吐及低氧、改善睡眠、加强营养等措施无一忽视。只有这种多重康复模式才不会顾此失彼，真正达到尽早康复的目的。

三、PCA 的进一步发展

　　术后镇痛未来必将作为术后常规治疗之一。PCA 由于充分体现了现代医学模式要求，已广泛应用。PCA 的概念日益扩大，从狭义讲只是静脉内自控给阿片类药；再扩大一点，自控给药不分给药途径和药物种类，途径从静脉扩大到硬膜外、鞘内、皮下、粘膜、舌下、手术切口等方法并在不断拓展，药物从阿片扩大到局麻药、镇静药、非阿片类镇痛药、全麻药、抗胆碱酯酶药等；更广义讲，抛开 PCA 装置，它是病人自我给药、自我控制的一种理念。其 PCA 泵也在进一步发展，出现了智能化的病人自控镇痛泵（"smart" patient-controlled analgesia），该泵设计了一个新的计算机伺服系统，不断改变单次剂量和背景剂量以改善镇痛，它有一个病人根据自己疼痛程度在 1～10 之间评分输入装置，机内专家给药方案根据疼痛评分信号和前次剂量，调整单次剂量及背景剂量。初步研究认为其能降低疼痛评分、减少单次给药次数，但用药量增加，副作用未见增加，其效果需进一步研究。

　　另外随着计算机技术迅速发展及价格下降，药代学的进展、靶控技术的成熟，专门用于术后镇痛的靶控输注与 PCA

高度集成泵也会应用于临床。

（王祥和）

参 考 文 献

1. 赵宝昌，崔秀云主译. 疼痛学. 辽宁：辽宁人民出版社，2000

2. Huford WE, Bailin MT, Davison JK, et al. Clinical Anesthesia Proce-
   dures of the Massachusetts General Hospital. Philadelphia：Lippincott
   Williams&wilkins, 1998

3. Miller RD. Anesthesia. 5th ed. Beijing：Science Press, Harcourt Asia,
   2001

4. 景华主编. 实用外科重症监护与治疗. 上海：第二军医大学出版社，
   1999

5. Omolguo S. The Anesthesia Drugs Handbook. 2nd ed. St. Louis：Mos-
   by, 1995

6. Carr DB, Goudas. Acute pain. Lancet, 1999(353)：2051-2058

7. Rudolph H, Cade JF, Morley PT, et al. Smart technology improves pa-
   tient-controlled analgesia：a preliminary report. Anesth Analg, 1999
   (85)：1226-1232

8. Kehlet H. Acute pain control and accelerted postoperative surgical recovery.
   Surgical Clinics of North America, 1999(79)：431-443

9. Sorkin LS, Wallace SM. Acute pain mechanisms. Surgical Clinics of
   North America, 1999(79)：213-229

10. 安刚，薛富善. 现代麻醉学技术. 北京：科学技术出版社，1999

11. Ducharme J. Actue pain and pain cintrol：state of the art. Ann Emerg
    Med, 2000(35)：592-603

12. Kissin I. Preemptive analgesia. Anesthesiology, 2000(93)：1139-1143

13. Shoemarker WC, Ayres SM, Grenvik A, et al. Textbook of Critical
    Care. 4th ed. Beijing：Science Press, Harcourt Asia, 2001

14. Pasero C, Mccaffery M. Multimodel balanced analgesia in critically ill.
    Crit Care Nurs Clin North Am. 2001(13)：195-206

15. Schmid RL, Sandler AN, Katz J. Use and efficacy of low-dose ketamine in management of actue postoperative pain: a review of current techniques and outcomes. Pain, 1999(82): 111-125

16. Abdel-ghaffar ME, Abdulatif MA, et al. Epidural ketamine reduces post-operative, epidural PCA consumption of fentanyl/bupivacaine. Can J Anaesth, 1998(45): 103-109

17. Charlton DE. The management of postoperative pain. Update Anaesthesia. 1997(7): 1-7

18. Kehlet H. Multimodal approach to control postoperative pathophysoiology and rehabilitation. Br J Anaesthesiol, 1997(78): 606-617

19. Marlowe S, Engstrom R, et al. Epidureal patient-controlled analgesia (PCA): an alterative to continuous epidural infusions. Pain, 1989 (37): 97-101

20. Vercauteren M, et al. Cost-effectiveness of analgesia after caesarean section. Acomparison of intrathecal morphine and epidural PCA. Acta Anaesthesiol Scand, 2002(46): 85-89

21. Rogers MC, et al. Principle and Practice of Anesthesiology. St. Louis: Mosby. 1993

22. Aitkenhead AR. Text of Anaesthesia. 3rd ed. Beijing: Science Press, Harcourt Asia. 1996

第十四章
烧伤病人的术后管理

烧伤病人术后管理的要点是维护心血管系统、呼吸系统、水电解质、代谢和温度调节等系统功能的稳定,控制感染并给予恰当的疼痛治疗。因此,麻醉医师围手术期的正确管理对减少烧伤病人围手术期死亡率显得十分重要。本章重点介绍烧伤病人的血流动力学变化及其监测、烧伤病人的液体复苏治疗、呼吸道管理、感染的控制、代谢及体温的调控等方面的内容。

第一节　烧伤的分类

一、皮肤的功能

皮肤作为屏障在防止细菌入侵、体液丢失和体温调节中起重要作用。皮肤分表皮和真皮为两层。表皮的最外层是死皮,具有机械屏障作用。真皮内含有血管和神经,故留有真皮层的部分皮层烧伤,可产生剧烈的疼痛,而全层皮肤烧伤则反而完全无痛。

二、烧伤的严重程度

烧伤的严重程度主要取决于烧伤的深度和面积。烧伤病人的预后取决于烧伤的严重程度、抢救处理的正确及时与否、病人的年龄、有无合并症以及烧伤前的并存疾病等。一般而言，在其他条件相同的情况下，高龄和婴幼儿烧伤的死亡率较高。

1. 烧伤的深度

Ⅰ度烧伤：仅损伤表皮的角质层，真皮和乳头层血管充血，其特点为疼痛和红斑，一般一周内可愈合，对全身影响轻微，无手术必要。

浅Ⅱ度烧伤：累及表皮全层和真皮乳头层，其特点是表皮与真皮之间有血浆样渗出，形成大小不等的水泡，因神经末梢受损，故疼痛较剧烈。一般 7~10 天创面愈合，常无明显的疤痕。

深Ⅱ度烧伤：烧伤达真皮深层，虽仍有皮肤附件残留，但数量较少，愈合过程中有肉芽组织生长，因此多留有疤痕、功能障碍等，常需整形治疗以改善功能状态。

Ⅲ度烧伤：表皮和真皮层完全破坏，甚可深达皮下脂肪、肌肉或骨骼，由于皮肤及皮下组织全部被毁，无上皮增生的可能性，必须根据病情及烧伤部位实施植皮手术，创面方能较好的愈合。

2. 烧伤面积的估算　烧伤的面积和深度不仅与液体复苏密切相关，也是烧伤严重程度的评估指标，因此烧伤面积的估算非常重要。烧伤面积的计算方法有多种，其中以 9 分法（详见图 14-1）和手掌法最为实用。不论性别、年龄，将烧伤病人自己的手掌五指并拢，手掌加手指的面积为 1%，这种方法快捷、简便、易掌握，适用于小面积烧伤时面积的计算。

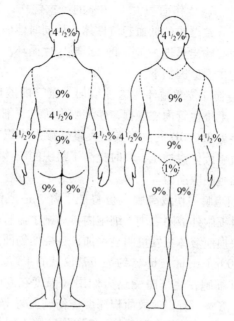

图 14-1　9 分法计算烧伤面积

第二节　烧伤病人的血流动力学变化及其监测

　　严重烧伤病人的心血管系统可发生明显改变，导致显著的血流动力学变化；烧伤早期死亡的主要原因是低血容量性休克及由此继发的肾功能衰竭等。因此，了解并监测烧伤病人（尤其是烧伤早期）的血流动力学变化并及时进行以液体复苏为主的综合治疗对改善严重烧伤病人的预后非常重要。

一、低血容量性休克

　　烧伤面积大于 30% 的烧伤病人，其血浆丢失量可超过

4ml/（kg·h）；烧伤面积大于 40% 的严重烧伤，因继发性液体转移，可导致严重的低血容量性休克，同时体内产生心肌抑制因子，使心输出量进一步降低，形成恶性循环。烧伤后引起低血容量的主要原因如下。

（1）烧伤部位微循环通透性增加，血管内液体外渗而致间质水肿；毛细血管内皮受损，使细胞内所有非细胞成分和许多分子量接近 35000D 的血浆蛋白大量外渗入组织间隙，进一步降低了血浆胶体渗透压，同时提高了组织的胶体渗透压，促使体液在细胞间隙潴留。

（2）细胞膜损伤致跨膜电位势能下降，造成钠离子进入细胞，大量细胞外液随之进入细胞内，加剧了血管内容量的缺失；皮肤缺损使液体蒸发量明显增加，自烧伤创面蒸发而丧失的水分达 100ml/（m^2·h），约为正常皮肤的 4 倍。

（3）红细胞在烧伤时受热力作用（温度在 60℃ 以上时）后立即发生溶解，有报道大面积深度烧伤病人每 1% 的Ⅲ度烧伤可损失 1% 的红细胞；血液在流经烧伤区域下层的血管床时受热力的作用，在烧伤后二、三日出现延迟性溶血；烧伤区域血栓形成、红细胞半衰期缩短、红细胞生成受抑制等均可使红细胞丢失增加，造成急性贫血。此外，手术操作失血，以及麻醉药物的使用进一步加重低血容量的程度。

二、组织水肿

烧伤后组织水肿是烧伤病人的突出临床表现之一。当组织间液的生成大于回流时，局部组织液即不断积聚，进而产生显著的水肿。水肿发生的速度和严重程度与烧伤面积、作用温度和时间、损伤组织的致密程度以及随后的液体复苏有关。如在液体复苏中只输入大量晶体液或输液过多，会造成严重血液稀释，由于流体静水压增加，液体从内皮细胞的裂隙中丢失增多，也可产生严重水肿。

大面积烧伤所致的低血容量可延缓水肿发生，此类病人往往在损伤后 18～24h 水肿达到高峰。较小面积的烧伤后数分钟，烧伤区域血管内皮细胞即可产生裂隙，并持续几天甚至几周，从而使微血管中的血浆及蛋白质渗漏至组织间隙。此外，烧伤部位释放的血管活性物质如白三烯、氧自由基、前列腺素、5-羟色胺、激肽、血小板激活因子及黄嘌呤氧化酶产物等，均参与微血管的变化。

小面积烧伤病人，明显的水肿仅限于烧伤部位；较严重的烧伤，水肿可出现在烧伤邻近部位的组织；极严重的烧伤，水肿可见于全身包括内脏等组织，尤其在松软的组织部位和肺部，因此大面积烧伤病人常易发生肺水肿和蛋白尿。

由于烧伤区域的组织水肿，增加了氧弥散距离，因而易引起组织缺氧，加重已缺血组织细胞的损伤；组织水肿使组织内压力增加，不仅影响烧伤区域的血供从而加重组织缺血，还可导致烧伤深部缺血区尚能存活的组织细胞死亡，进而使Ⅲ度烧伤的面积扩大，这种变化在四肢尤为明显，因四肢环形烧伤增加深部筋膜下组织的压力，使肢体的血供严重或完全受阻，因此及早作筋膜切开，恢复烧伤远端的血液供应，对严重烧伤（尤其是四肢烧伤）极为有利。

三、烧伤病人的血流动力学监测

由于提倡早期清创切痂治疗，因此许多进入 PACU 的烧伤病人仍然处于大量液体从血管内到血管外、从细胞外到细胞内转移的时期，尤其是伴有吸入性烧伤的病人，因烧伤累及肺，增加液体的渗出，使输液量的评估更加困难，因此加强烧伤病人围术期特别是 PACU 期间的血流动力学监测显得尤为重要。

1. 血压监测　血压监测能直接了解循环状态。四肢烧伤时无法用袖带法测压，但若用搏动法自动测血压，即使创面覆盖少量敷料仍可测得正确的血压值。对于严重烧伤病人或病情危重时，应作动脉直接测压。一般选用桡动脉、足背动脉穿刺，避免使用无吻合支的肱动脉或股动脉，一旦栓塞，后果严重。必要时通过创面穿刺，并可保留 1～2 天。虽然烧伤病人因大量分泌儿茶酚胺，血压作为液体复苏是否足够的参数并不十分可靠，但仍有一定的参考价值。

2. 中心静脉压与肺动脉压监测　　中心静脉压（CVP）对评估烧伤病人的血容量和右心功能具有重要价值，肺毛细血管楔压（PCWP）则反映左室舒张末压，可了解左、右心室前负荷状态。因而病情危重的烧伤病人可放置 Swan-Ganz 导管或中心静脉导管进行有创血流动力学监测，以便更准确、全面地了解血流动力学变化的性质和程度并指导液体复苏。在特殊情况下，可通过烧伤创面进行穿刺置管，若导管保留时间在 72h 以内，并发症较少。如保留时间需超过 72h，应及时更换导管，否则感染的机会大大增加。

3. 脉搏血氧饱和度监测　　烧伤病人监测 SpO_2 具有简便、无创、连续的优点，可及时动态地了解病人的氧合情况，从而减少血气测定的次数，减少频繁抽血可能引起的污染。

4. 呼末二氧化碳分压监测　　呼末二氧化碳分压（$P_{ET}CO_2$）能反映病人的呼吸功能、循环功能和肺血流情况，是临床常用的呼吸功能监测方法之一，可用于气管插管或气管切开行机械通气病人和非机械通气病人的呼吸功能监测。具有连续、无创，且与动脉二氧化碳分压有良好相关性等优点，在烧伤病人围术期呼吸功能的监测中有重要的意义。若同时监测 SpO_2，可间接了解病人的通气和氧合功能。

5. 心电监测　　心电监测可连续观察心率、心律变化，了解心肌供血状况。对于心肌损伤如电击伤，和原有心肌供血障碍的病人尤为重要。大面积烧伤病人如电极放置困难时可用无菌注射针头刺入皮肤作电极。成年人烧伤后的短时间内，心率会升至 110~130bpm，经液体复苏后，首先出现心率减慢，随后尿量逐渐增加。因而临床上可根据心率减慢及时调整输液速度，可防止补液过量出现严重组织水肿。

6. 尿量监测　监测尿量可了解烧伤病人的肾脏灌注和滤过等状况，也是液体复苏是否适当最容易和有效的监测方法。成年烧伤病人术中和 PACU 停留期间尿量应保持在 0.5~1.0 ml/（kg·h），小儿为 1ml/（kg·h）。若低于此值，说明灌注不良，此时应加快输血输液速度，避免使用利尿药物，后者虽使尿量增加，但不能反映肾脏血流灌注的改善情况。此外，电烧伤和肌红蛋白尿患者，可导致急性肾小管坏死、无尿；此时不应把尿量作为液体复苏是否恰当的监测指标。

7. 血气监测　血气监测是了解病人通气功能、组织供氧和心肺功能状态的重要手段。一氧化碳或氢化物吸入性肺损伤时，体内产生线粒体抑制酶，使有氧代谢障碍，无氧酵解增加，产生代谢性酸中毒。烧伤病人复苏早期血 pH 轻度降低（7.2~7.3）非常多见，但经过持续液体复苏治疗后，多可恢复正常。若动脉血 pH 长时间低于 7.2，表示休克状态持续存在，多见于对液体治疗无效的患者。

8. 体温监测　肛温代表躯干深部体温，能及时反映体温的升降变化、体温有无过度丧失和所采取的保温或降温措施是否有效等。肢端体表温度与肛温的差别能间接反映末梢循环状态，也是反映机体灌注是否良好的一个指标。

9. 电解质监测　烧伤病人特别是严重烧伤病人因创面液体的蒸发、细胞内外液体的流动、大量液体复苏等的影响，极易发生电解质尤其是血钾、血钠浓度的变化，严重时可诱发心律失常、低钠血症、脑水肿等并发症，因而围术期密切监测血电解质十分重要。

10. 凝血功能监测　正常人机体的凝血系统和抗凝系统处于相互对抗、相互依存的动态平衡中。一旦这种平衡失调，就会导致异常的出血或血管内血栓形成。因此对烧伤合并休克或脏器功能衰竭的病人或出凝血功能异常的烧伤病人进行凝血功能监测十分必要。

四、循环管理

血容量是维持机体内环境稳定最基本、最重要的条件。临床证明严重烧伤病人手术麻醉期间所出现的并发症大多与血容量不足有关。有资料表明，自手术室返回且经补液等治疗的烧伤病人，其中大部分仍存有血容量不足。烧伤术后早期约34%病人的血容量缺失在0.5L之内，53%的病人血容量缺失在0.5~2.0L之间。因此术后还应该根据血流动力学各项监测指标，继续进行液体治疗和循环管理。近年来人们用一氧化碳或稳定的浓缩同位素标记红细胞，以及用羟乙基淀粉作为血浆稀释剂等进行血容量测定。可以得到比较精确的循环血容量值，从而使液体复苏治疗更加有的放矢。

烧伤后因心肌损伤以及心肌抑制因子等的影响，使心肌收缩力减弱、心排出量下降，因而在输血输液的同时要注意心功能的维护，尤其是小儿、老年以及原有慢性心肺疾患的病人，必要时可使用正性肌力药。如果经补液后患者的肺毛细血管楔压在18~20mmHg时仍然少尿，应给药物辅助治疗，常用小剂量多巴胺2~3μg/（kg·min）持续静滴，能有效地增加尿量，并在一定程度上提高心排出量。如经治疗后尿量达到理想水平，通常无需给其它药物，可按常规方法继续复苏。若小剂量多巴胺不能有效增加尿量而又需要正性肌力药物支持时，可选择多巴酚丁胺维持，可使烧伤后降低的心排出量恢复到正常水平。

在清创和植皮时有可能引起大出血，且在术后恢复期继续渗漏出血，可根据①血红蛋白和血细胞压积；②血小板计数；

③钙离子；④凝血谱等实验室指标，决定是否给以血制品。

第三节 烧伤病人的液体复苏治疗

一、烧伤病人的液体复苏

烧伤后机体丧失的主要物质为血浆样液，包括钠离子、水分和蛋白质。因而烧伤病人术中和 PACU 期间的补液原则和具体方法应以烧伤的病理生理为基础。液体复苏的需要量应根据病人的年龄、烧伤面积、烧伤深度进行计算，同时参考血流动力学和尿量等监测指标及时进行调整。

成年烧伤病人常见的液体复苏处方见表14-1。复苏处方只是作为复苏初期的一个计划，复苏一旦开始，以后所有的治疗都应根据患者对前期补液的病理生理反应随时调整。

表 14-1 成年烧伤病人常用液体复苏处方

	晶体液	胶体液	含糖液(5% GS)
第一个 24h			
Moore 处方	乳酸林格氏液：1000～4000ml	给量相当于体重 7.5%	1500～5000ml
Evans 处方	0.45% NaCL：1200ml		
	0.9% NaCL：1.0ml/(kg·1% TBSA)	1.0ml/(kg·1% TBSA)	2000ml
Brooke 处方	乳酸林格氏液：1.5ml/(kg·1% TBSA)	0.5ml/(kg·1% TBSA)	2000ml
Prakland 处方	乳酸林格氏液：4ml/(kg·1% TBSA)		

	晶体液	胶体液	含糖液(5%GS)
高渗钠溶液	输含 Na^+ 250mmol/L 的 高渗乳酸盐液 维持尿量 30ml/h		需监测 Na^+ 离子浓度 $Na^+ <165m Eq/L$
改良的 Broke 处方	乳酸林格氏液: 2ml/(kg·1% TBSA)		
上海瑞金 医院处方 第二个 24h	1.0ml/(kg· 1% TBSA)	0.5ml/(kg· 1% TBSA)	2000~3000ml
Moore 处方	乳酸林格氏液: 1000~4000ml 0.45% NaCL: 1200ml	给量相当于 体重 2.5%	1500~5000ml
Evans 处方	第一 24h 需 0.9% NaCL 液的 1/2	第一 24h 输 入量的 1/2	2000ml
Brooke 处方	第一 24h 输入 量的 1/2~3/4	第一 24h 输入 量的 1/2~3/4	2000ml
Parkland 处方		计算的血浆量 的 20%~60%	维持合适 的尿量
高渗钠溶液	高渗乳酸盐液: 0.6ml(/kg· 1% TBSA) 服 0.3% NaCL 液 <3500ml		
改良的 Brooke 处方		0.3~0.5ml/ (kg·1% TBSA)	维持合适的尿量
上海瑞金 医院处方	第一 24h 输 入量的 1/2	第一 24h 输入 量的 1/2	2000~3000ml

注:TBSA 为烧伤面积

烧伤病人大量分泌儿茶酚胺、应激导致血糖升高,所以成年烧伤病人一般不需输入葡萄糖液；且含糖液产生的渗透性利尿会掩盖尿量作为补液是否恰当的重要指标，因而复苏用液体一般以无糖液或低糖液为主。但儿童与成人不同，其体内糖原储备不足，缺乏将脂肪和蛋白质转换成糖的能力，所以儿童病人应适量输含糖液，若出现糖尿，则应输入无糖或低糖液。在相同烧伤程度下，小儿较成人所需的液体更多，因而即使很小的烧伤面积也需要正规的液体复苏治疗。在液体复苏时要注意输液的速度、密切观察心率、心律和尿量等的变化，结合血流动力学监测指标，以指导液体复苏；同时也要注意晶、胶的比例和输入顺序。临床和实验研究表明，烧伤病人采用晶体-水-胶体-水循环输注的方式较为合理。

二、烧伤后电解质紊乱的处理

1. 低钠血症　是烧伤患者最常见的电解质紊乱，可发生于烧伤病程的任何时期。低钠血症对机体的影响与低钠的程度、血钠下降的速度等有关。当血浆钠浓度降至 120mmol/L 并有明显症状时，需用高渗 NaCl 溶液快速输入（持续 4h 左右），待血钠升至 125mmol/L 或稍高后则可减缓输入速度并监测血钠，使血钠浓度在 24~48h 内达到或接近正常水平。若血钠快速下降至 125mmol/L，就可能出现因脑细胞水肿而导致的抽搐、惊厥等中枢神经系统兴奋症状，应立即采取措施控制惊厥，同时限制水分输入、利尿，并继续输入含钠或高渗氯化钠溶液，有利于低钠血症的快速纠正。

2. 高钠血症　烧伤后高钠血症多为高渗性脱水所致，即水分的丧失超过了钠的丧失或单纯的急性失水。虽然血钠增高，但体内总钠量却是减少的，多见于创面大量水分蒸发，或因渗透性利尿，使体内水分大量丧失而未及时补充者。高钠血症重在预防，不论烧伤早期还是烧伤后期均应根据患者血钠水平及失钠情况合理补充水分和钠盐，一旦出现高钠血症，应在限制钠入量的同时静脉滴注5%葡萄糖液或0.45%氯化钠液，通过补充已丧失的液体来纠正高钠血症。

3. 高钾血症　烧伤后高钾血症的常见原因是肾脏排钾减少、组织损伤和细胞破坏使细胞内钾到达细胞外液以及钾摄入过多等。治疗时应针对病因，改善肾功能，脱水者应补充液体；在消除和控制诱发高血钾原因的同时积极处理原发病、停用含钾药物等。

4. 低钾血症　烧伤后低钾血症的主要原因是钾离子从创面、肾脏及消化道丢失，钾的异常转移及钾的补充与摄入不足等。大面积烧伤患者钾离子的需要量很大，其中相当一部分经创面丢失，因此在计算补钾量时，除尿钾外，尚需加上经创面丢失的钾离子。

第四节　呼吸道烧伤病人的气道管理

呼吸道和肺部烧伤是引起热烧伤病人死亡的主要原因，其死亡率约45%～78%。其最直接的死亡原因是一氧化碳（CO）中毒，因CO和血红蛋白（Hb）的亲和力是氧的200～300倍，CO和Hb一旦结合形成碳氧血红蛋白（HbCO），就难于分离，从而使血液的携氧能力下降甚至丧失，导致组织严重缺氧而死亡。

一、呼吸道烧伤的诊断

1. 临床表现　发生于密闭空间的烧伤或吸入刺激性、腐蚀性气体，若有意识丧失的病史，则可增加吸入性损伤的危险性。通常有刺激性咳嗽，痰中有细炭颗粒。典型病例有声嘶、呼吸困难和喘鸣、吞咽困难或疼痛等症状。

2. 体检　面、颈、前胸部烧伤，特别是口、鼻周围深度烧伤；部分病人可发现眉毛、鼻毛烧焦、口唇肿胀、口咽红肿、水泡等。

声嘶和喘鸣是呼吸道烧伤早期最常见、最具有诊断意义的症状。声嘶表明喉部损伤，喘鸣表示因痉挛和水肿使气道变窄，使正常的气流由层流变成涡流。刺激性咳嗽是另一个常见的症状，它表明气管和支气管已发生炎症水肿。

咽部粘膜充血水肿，水泡形成，粘膜坏死剥脱，声音嘶哑等即可诊断为上呼吸道损伤。病程中有气管、支气管粘膜脱落者，可确诊为下呼吸道烧伤。出现哮喘，肺部听诊可闻干、湿啰音者，可能为下呼吸道和肺实质损伤。

3. 辅助检查

（1）X 线检查：烧伤特别是怀疑呼吸道烧伤的患者定期进行胸部 X 线检查，不仅能及早诊断吸入性损伤及其程度，还可发现继发性肺部并发症。

（2）纤维支气管镜检查：是确诊吸入性损伤最直接的方法，它可检查咽喉、声门、气管、支气管粘膜有无充血水肿、出血、水泡、粘膜脱落、溃疡等病变，还可发现气道内含炭粒的痰液和大量分泌物。

（3）支气管肺泡灌洗液：支气管肺泡灌洗液检查是了解下呼吸道损伤的一种无创方法，可在纤维支气管镜检查时进行，也可经气管插管导管进行。计算灌洗液中肺泡巨噬细胞、淋巴细胞、粒细胞、上皮细胞等的总数和分类，观察其形态和结构的变化，均有助于诊断吸入性损伤。

（4）其它：呼吸功能检测也有助于吸入性损伤的诊断，此外，氙通气/灌流扫描也可用来明确远端气道的损伤情况，将放射性同位素氙置于生理盐水中静注，90 秒后氙仍在肺泡中呈现节段性滞留，表示存在吸入性损伤。

二、吸入性损伤的病理生理改变

1. 低氧血症 各种化学制品的建筑材料燃烧后会产生大

量有害物质和 CO。Hb 与 CO 结合后失去了携氧能力，导致低氧血症；且 HbCO 的增加可使氧离解曲线左移，使氧供减少，加上烧伤后氧耗增加，更加重了低氧血症。

2. 呼吸功能的影响　机体在燃烧时吸入的许多毒性产物停留于呼吸道，可引起呼吸道的化学性烧伤。水溶性气体如氯、氨水、氯化氢、二氧化硫等作用于上呼吸道，与气道粘膜表面的水层起化学反应，生成强酸和强碱，导致粘膜溃疡或水肿。脂溶性气体则可在呼吸道进一步转运，引起深部组织烧伤。所有这些有害物质都将损伤呼吸道纤毛，影响它清除粘液和细胞碎片的功能，从而导致小气道阻塞，使呼吸功能进一步恶化。

此外，有毒气体对呼吸道的化学刺激和神经反射刺激引起广泛的支气管收缩或痉挛，导致肺不张、通气/灌流失衡、肺内分流增加、肺顺应性降低、肺泡表面物质活性降低，引起肺充血和肺不张。呼吸道粘膜损伤糜烂、纤毛活动减弱、趋化因子释放、白细胞增多、肺部隔离液形成、表面活性物质减少或活性降低等因子共同作用产生管型，堵塞小气道或产生球状活瓣，最后形成区域性充气过度和肺不张，严重影响呼吸功能。

3. 肺水肿　烧伤合并吸入性损伤病人，肺毛细血管通透性明显增加，导致水分向肺间质移动；液体复苏时输入大量晶体液也可聚积在肺间质，进一步加重肺水肿。吸入性损伤可激活机体一系列的炎症反应，且在多种神经、体液和细胞因素参与下，肺水肿呈逐渐加重的趋势。

由于①幼儿的气道直径小，轻微的水肿就可发生气道狭窄；②小儿呼吸储备功能弱，呼吸道烧伤后呼吸增快极易发生呼吸肌疲劳；③小儿烧伤能显著增加基础代谢和氧耗等。因此同样程度气道的烧伤，幼儿比成年人更危险。

三、呼吸道烧伤病人的术后管理

1. 继续保持呼吸道通畅，解除梗阻　伴有呼吸道损伤的热烧伤病人其危险性主要在于上呼吸道梗阻。因而对疑有上呼吸道损伤的任何烧伤病人，均有必要进行早期气管插管。否则因气道进行性水肿，气管插管将越来越困难，若在气道水肿后行气管切开，则死亡率明显增加。

吸入性损伤病人手术后保留气管插管的适应证为：①有面部、口、鼻周围烧伤，声音嘶哑，水肿迅速加重有上呼吸道梗阻可能者；②出现呼吸道梗阻体征者；③呼吸道分泌物增多而咳嗽无力者；④有明显烟雾吸入史者；⑤术中大量出血，进行大量的输血输液治疗者。如头、面、颈部深度烧伤出现呼吸道梗阻症状，而经口、鼻插管困难者，或气管导管已留置 7 天以上者应行气管切开术。在 PACU 期间，可通过气管插管、气管切开或纤维支气管镜直视下清除气道内分泌物和气管、支气管粘膜碎屑、炭粒等。

2. 呼吸道湿化　吸入性损伤后，因气道的温湿度调节功能受损，如连续吸入干燥空气 3～5h，呼吸道可被粘稠的分泌物堵塞、肺泡表面活性物质失活，可产生局灶性肺不张。所以，呼吸道湿化不仅可防止肺部蒸发所致的热量丢失，也是防止呼吸道痰液阻塞和肺不张、减轻肺部感染的重要治疗措施。

3. 呼吸器的应用　对烧伤病人施以气道正压呼吸，有利于提高功能残气量，降低 V/Q 比例，既改善通气功能，防止肺萎缩，又减少呼吸作功，从而改善低氧血症。伴呼吸道损伤的烧伤病人或吸入性肺损伤病人手术后出现①呼吸困难，频率 >35 次/分；②PaO_2 < 60mmHg，$PaCO_2$ > 50mmHg；③$P_A～aDO_2$ >30mmHg；④肺顺应性 <30mmH_2O；⑤肺内分流 >15%或⑥重度一氧化碳中毒者，为预防呼吸功能不全，应使用呼吸器，必要时给予一定的 PEEP。

4. 清除呼吸道分泌物和气道灌洗 呼吸道烧伤或吸入性损伤患者气道内的假膜、水肿液、血性液、纤维蛋白炎性渗出液和脱落坏死的粘膜可阻塞支气管乃至细支气管，从而引起广泛的小气道阻塞和肺不张。因此清理气道内的异物和分泌物是吸入性损伤治疗的关键，它不仅能保持气道通畅，防止肺不张，保护良好的通气功能，还能清洁气道，减轻感染，促进糜烂的粘膜和溃疡早期愈合，减少呼吸道并发症。

吸痰是有效的治疗措施，在重度吸入性肺损伤病人，因大小气道内都充满粘稠分泌物、坏死碎屑等，单纯气道吸引常不易清除干净，须借助纤维支气管镜直视下进行；即便如此，对某些严重吸入性损伤病人有时也难于将气管清理干净，对此类病人可采用灌洗方法。先将吸痰管缓慢插入左或右支气管内，然后注入 5ml 无菌生理盐水，数秒钟后，当病人开始呛咳时，立即由里向外吸引，常能取得满意的清理效果，因而气道灌洗是目前治疗重度吸入性损伤最为有效的措施之一。

不仅是吸入性损伤病人，其他烧伤病人在 PACU 也需严密的呼吸道管理，如有气管插管并控制呼吸，应给予适量的镇静药；但在自主呼吸状态下给予镇静剂时，必须仔细评估患者的呼吸功能。如果手术在烧伤后不久进行，尤其是疑有吸入性损伤时，气管拔管一定要谨慎。拔管后若呼吸频率增加 25% 或氧饱和度下降 5% ~ 10%，麻醉医师应对病人的呼吸功能进行重新评估，并考虑再次气管插管。

第五节 温度调节

体温是重要的生命体征之一，正常时身体散热和产热呈动态平衡，当这一平衡因环境变化、疾病、麻醉等影响遭破坏时，就会出现体温下降或升高，这种体温变化可引起严重的后果。皮肤温度和中心温度监测是危重病人围术期重要的监测指标之一。如经努力救治，皮肤温度与中心温度差很快缩小至 4℃以内，表示末梢循环状态良好，否则考虑使用血管扩张药、正性肌力药等措施改善周围循环。

一、低体温

烧伤病人因皮肤保护层缺失和高代谢状态，通过破坏的皮肤蒸发和对流使体热大量丢失，易导致体温降低。体温下降可引起全身血管收缩、寒战、心律失常等，由此增加耗氧量 400%～500%，而且容易导致肺部并发症。

严重烧伤病人广泛切痂术时因①手术期间体表大面积暴露及大面积皮肤消毒带走大量热量；②术中输入大量冷液体和低温库存血液；③全麻下病人的温度调节机制被破坏，代谢降低、产热减少；④在室温低于 21℃的手术室时间过长等，常引起术后体温降低、清醒期延长，小儿尤其明显。

围术期采取：①将所有的静脉溶液加温后输入；②尽可能多地给病人盖上手术床单，减少暴露的面积；③温暖和湿化所有的吸入气体；④使用变温毯或在病人近处放置红外线取暖器；⑤使室温维持在 24℃～25℃等措施可防止不必要的热量丢失，有利于严重烧伤病人体温的维持。

二、高体温

烧伤病人高体温情况比较少见，主要见于：①室温长时间超过 28℃，且湿度过高；②无菌单覆盖过于严密，妨碍机体的正常散热；③麻醉前阿托品量过大，抑制出汗；④输血输液反应；⑤长时间循环紧闭法麻醉，钠石灰产生的热量通过呼吸吸收使体温升高。

预防措施：①控制手术室及 PACU 内温度不超过 26℃；②一旦发现体温升高，应立即采取物理降温等治疗措施；③监测中心温度的变化。

第六节　控　制　感　染

　　烧伤病人通常存在开放的大创面，这些充满坏死组织的创面成为细菌繁殖的良好培养基，加之创面血液供应较差，机体免疫力低下等原因，存在于人体的任何微生物均可作为烧伤病人的病源菌，且微生物繁殖速度极快。其他潜在的感染因素是胃肠道菌群、未烧伤皮肤的正常菌群、阴道菌群等。烧伤创面感染后，细菌、坏死组织中细菌裂解产生的内毒素及细菌产生的外毒素等进入循环，引起菌血症、毒血症和脓毒败血症等，严重者出现心动过速、呼吸急促、血压降低、感染性休克等，是烧伤病人死亡或严重并发症的主要原因之一。因此预防和控制创面感染对改善烧伤病人的预后具有重要的临床意义。

　　通过清创和皮肤移植使较大的创口早期愈合，可大大减少创面感染的机会；合理选用抗生素，同时监测创面细菌生长情况，定期进行细菌培养和药敏试验，以指导抗生素的应用；切实加强烧伤病人的营养支持并注意维持正氮平衡，增强机体的免疫力和抗病能力等措施均有助于预防和控制创面感染。此外，除应严格执行无菌操作技术外，有条件时烧伤病人PACU期间应单独安置在无菌房间，其目的是为了防止来自医护人员、仪器设备方面的细菌污染以及病人间的交叉感染等。

第七节　疼　痛　治　疗

　　围术期疼痛刺激可使烧伤病人产生呼吸、循环、消化、泌尿、神经内分泌、免疫和代谢等一系列病理生理反应，结果使机体的储备能力明显受损。因而围术期对烧伤病人进行适当的疼痛治疗，不仅能减轻及消除围术期疼痛刺激对机体生理功能的影响，而且还可消除病人的心理创伤。

一、镇痛药物的选择

烧伤病人围术期疼痛治疗应根据烧伤严重程度和不同阶段选择镇痛药物，提倡平衡镇痛，即联合两种或两种以上镇痛药物或镇痛技术以增加镇痛效果、减少围术期镇痛副作用的治疗方法。阿片类药物镇痛作用强，是烧伤病人疼痛治疗中常用的药物。通过联合应用阿片类镇痛药和非甾体类抗炎药可明显减少药物用量，降低镇痛药物毒副作用的发生率。伍用苯二氮䓬类药，不但加强镇痛，同时也可减轻焦虑，但在高龄和严重烧伤病人中可能引起消除半衰期的延长和药物蓄积。近年来在严重烧伤病人中采用异丙酚镇静，24h 连续应用后无快速耐受和蓄积，值得推荐。

氯胺酮是一种具有浓度镇痛，且对呼吸和循环系统影响较轻的静脉麻醉药，尤其体表镇痛效果好，是烧伤病人换药或短小清创手术的常用镇痛药物，缺点是病人在清醒过程中可能产生幻觉、噩梦等不良反应，若在病人苏醒前，注入小剂量的安定类药物或氟哌利多可预防或减轻其副作用。

二、镇痛方法

烧伤病人应用麻醉性镇痛药可能会产生一些不良反应，故通常应在病人血流动力学稳定和确保呼吸道通畅的情况下谨慎选择麻醉性镇痛药的种类和剂量。给药方法可用静脉注射、持续滴注或病人自控镇痛（PCA），必要时也可按时肌注或口服。其中最常用的方法是 PCIA 和 PCEA。PCA 的常配方有：吗啡＋氟哌利多，吗啡＋咪达唑仑，芬太尼＋氟哌利多，氯胺酮＋吗啡，曲马多＋氟哌利多，吗啡＋局麻药等。由于烧伤病人的病情变化多端，因而镇痛药物的处方并非固定不变，治疗方案应根据病人的病情及时调整，以适合病人的需要，确保安全。

（周景琳　孙建良　周海燕）

参 考 文 献

1. Bortolani A. Fluid replacement in burned patient. Acta Chir Plast, 1996, 38(4):132

2. Dries DJ, Waxman K. Adequate resuscitation of burn patient may be measured by urine output and vital signs. Crit Care Med, 1991(19):327

3. Guo ZR, Sheng CY, Diao L, et al. Extentive wound excision in the acute shock stage in patients with major burns. burns, 1995(21):139

4. Dougherty W, Waxman K. The complexities of managing severe burns with associated truama. Surg Clin North Am, 1996(76):923

第十五章

小儿手术和麻醉后管理

　　对经历麻醉手术后的儿科患者，由于周围陌生的环境、不熟悉的人群往往使患儿感到焦虑不安，麻醉恢复期可能是最为紧张、最害怕的时期，也最容易发生危险。

　　由于婴儿和儿童的解剖、生理和心理都与成人不同，所以在术后恢复室（PACU）应特别注意这些差异，以及这个年龄段特殊的外科手术问题。实际上，很多术后的准备工作应在术前已经开始。例如为一个早产儿麻醉，由于其术后需作呼吸监测，在麻醉诱导开始前就应配备好监测呼吸和心率的床；对胸、腹部或神经外科大手术的病人，应做好麻醉恢复期进行特别监测的准备。

第一节　小儿解剖和生理特点

　　由于婴幼儿的解剖、生理和心理都与成人不同，所以在麻醉手术后恢复期也有一定的特殊性。首先是气道解剖的不同使全麻后苏醒期容易发生上呼吸道梗阻和通气不足。其次体形的区别最为明显，体重轻但其体表面积大，因此易受环境温度的影响，术后容易发生低温或高温。另外，身体构造的相对比例也不同，新生儿的头大胸廓小，腹部隆起，这影响术后呼吸。

一、气道

小儿气道的解剖结构有以下特点：

（1）头颅大颈部短。

（2）舌头相对较大。

（3）会厌较长，呈 U 形，并且位置较高。

（4）喉部呈漏斗形，较成人窄，软骨柔软，血管丰富，声带及粘膜较柔嫩，而且声门向头后倾斜（见图 15-1）。易发生充血、水肿、声嘶和吸气性呼吸困难。

（5）婴幼儿下呼吸道比成人短，各段距离亦短，影响呼吸运动。下呼吸道口径小，软骨柔软，缺乏弹力组织，支持作用薄弱，粘膜血管丰富，因此轻微的粘膜肿胀即可显著减小气道直径及增加气道阻力，引起气道堵塞。

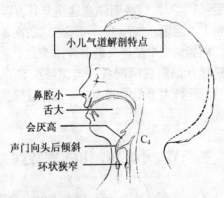

图 15-1　小儿气道解剖特点

二、呼吸系统

（1）婴幼儿的胸廓短，呈桶状，肋骨呈水平位，这限制了胸廓的扩展。

（2）出生时肺所包含的肺泡数只有成人的8%，且肺泡的发育要持续到8岁。

（3）在成人总气道阻力的80%是由大气道形成的，而小于5岁的患儿总气道阻力主要是由小气道形成，所以小气道疾病（细支气管炎）的症状和体征在儿童很明显。

（4）胸廓狭小而肺相对较大，几乎填满整个胸腔。

（5）呼吸肌不发达，呼吸时胸廓活动范围小，肺不能充分地扩张、通气、换气，易因缺氧及二氧化碳滞留而出现青紫。

（6）功能性残气量小，肺顺应性只有成人的1/10～1/20。

（7）体表面积与体重之比较成人明显增大，这样为维持正常体温所需的氧耗、每分通气量增加，容易迅速发展成低氧血症。

（8）膈肌位置高，因此任何原因使腹腔内容物体积增加或腹内压升高，均可使本来较高位置的膈肌活动更受到限制，影响呼吸。例如术中胃内积气没有排除，影响术后呼吸。

（9）另外，呼吸参数也有一定的差异（表15-1）。

表 15-1　成人和新生儿在呼吸参数上的差异

呼吸指标	成人	新生儿
呼吸频率（次/分）	20	40
潮气量（ml/kg）	6～7	6～7
肺泡通气量（ml/（kg·min））	60	100～150
死腔（ml/kg）	2.2	2.2
功能性残气量（ml/kg）	34	34
PaO_2（mmHg）	80～100	60～80
$PaCO_2$（mmHg）	38～40	32～35
pH	7.38	7.38

由上表可以发现，虽然新生儿和成人的潮气量相同（6～7ml/kg），但儿童的呼吸频率较快。新生儿的肺泡通气量是成人的两倍（成人是60，而新生儿是100～150）。闭合气量也增加，且直到6岁才超过功能性残气量，这也会引起低氧血症。

三、心血管系统

（1）婴儿的心血管系统未发育完全，心脏收缩力较差，心输出量依靠心率。

（2）交感神经也未发育完善，容易导致明显的迷走神经反射。

（3）由于基础代谢率高，心输出量是成人的两倍。

（4）而由于心输出量依赖于心率，心动过缓要比心动过速更令人担忧。新生儿的心率平均为120～140次/分，1岁以内110～130次/分，2～3岁100～120次/分，4～7岁80～100次/分，到12岁时逐渐降至80次/分。

（5）出生时，右心室比左心室大，且室壁较厚，但六个月后，即达到成人的心室比例。

（6）婴幼儿由于心搏出量较少，血管口径较粗，动脉壁柔软，所以动脉压较低，其后随年龄增长而逐渐升高。为便于推算，可采用下列公式计算儿童血压：收缩期血压＝（年龄×2）＋80mmHg，此数值的2/3为舒张期血压。小儿年龄越小则血压越低。

（7）由于心率不能很好地反映血容量是否不足，而血压与循环血容量有很好的相关性，因此儿童血压的测量尤其重要。

（8）根据体重计算的血容量在儿童要相对较大（表15-2）。

表 15-2　　儿童和成人按体重计算的血容量对比

年龄	新生儿	婴儿 (12 个月)	儿童 (1 ~ 12 岁)	成人
血容量(ml/kg)	85	80	75	65

四、泌尿系统

小儿的肾功能有以下特点：

（1）由于血压低，肾入球及出球小动脉阻力高而致超滤压力较低；肾小球滤过面积小；肾小球毛细血管通透性低；因此小婴儿肾小球滤过率较成人明显低。

（2）肾小球的发育要比近球小管快，以致球管失衡。

（3）新生儿的尿液浓缩功能低，只有成人水平的一半，新生儿的尿液比重是 1.025，成人是 1.040；这削弱了其对脱水的代偿能力。

（4）由于不能储钠，新生儿是必然的失钠者。

上述特点在出生后 4 ~ 6 周内最明显，以后随着年龄的增加，肾功能逐渐达到成人的 80% ~ 90%。

体液的代谢率是成人的 2 ~ 3 倍，因此饥饿 24 小时后，成人的体重下降 4%，而新生儿下降 10%。儿童对氧的新陈代谢率也较高，婴儿的基础氧需要量是 $6ml/kg^{-1} \cdot min^{-1}$，而成人是 $3 ~ 4ml/kg^{-1} \cdot min^{-1}$。另外，婴儿的糖储备量较少，再加上较高的代谢需求，容易引起低血糖和代谢性酸中毒。

五、体温调节

婴儿，尤其是早产儿，容易发生术后低温：

（1）相对于体重来说，他们的体表面积较大：足月产新生儿的体重是成人的 5%，而体表面积是成人的 15%，这使身体更多的暴露而增加了对流、传导和辐射所丧失的热量。

（2）婴儿的皮下脂肪薄，相对较少的皮下脂肪限制了与环境的隔绝，其中心温度传导到外周比成人容易4倍。

（3）婴儿每公斤体重的肺泡通气量比成人多2到2.5倍，这使已被婴儿加热和湿润的气体在呼出时带走了更多的热量。在使用干冷吸入气的麻醉中，这一点显得尤为重要。

（4）下丘脑体温调节中枢未发育成熟。

（5）不像成人，三个月以内的婴幼儿不能用寒战来产热，他们最主要的产热机制是棕色脂肪代谢；棕色脂肪存在于颈部、纵隔、肩胛骨之间、肾脏和肾上腺附近；棕色脂肪细胞富含线粒体，有丰富的血供和大量的交感神经支配；低温使交感兴奋，并促使去甲肾上腺素释放，棕色脂肪在去甲肾上腺素的作用下水解为自由脂肪酸和甘油，这种代谢只在氧供足够时才能进行，由于低温使肌体氧耗显著增加，婴幼儿特别容易发生缺氧，因此在缺氧状态下，会抑制对寒冷的产热反应。这种由非寒战产热所产生的热量比寒战产生的热量要少，且可致代谢性酸中毒。

由此可见，良好的婴幼儿围手术期保温，不但避免脂肪代谢反应，而且可防止代谢性酸中毒。在婴幼儿低温的预防中，保持良好的环境温度很重要，红外线灯的使用对减轻环境低温有帮助。表15-3为不同年龄所推荐的环境温度。

表15-3　不同年龄所推荐的环境温度

年龄	环境温度
早产儿或新生儿	27℃
1～6个月的婴儿	26℃
6个月～2岁	25℃

六、中枢神经系统

（1）中枢神经系统功能不健全可导致呼吸运动和肌肉活

动不稳定。

（2）儿童吸入麻醉药的最小肺泡浓度（MAC）较高，这意味着要达到同样的麻醉深度需要更多的药物。但由于每分肺泡通气量和功能性残气量之比远比成人高，因此吸入麻醉药的排出也快，麻醉苏醒较快。

（3）由于血脑屏障通透性增加以及缺乏髓磷脂，药物容易在脑内积聚。例如儿童中枢神经系统内的巴比妥类药物浓度远高于成人。尽管如此，除新生儿期以外的儿科病人仍需要更高剂量的麻醉药物。

（4）婴儿由于迷走神经占优势，因此对缺氧的反应是心动过缓，而不像成人是心动过速。尽管肾上腺出生时就很大，但其功能却很不足。有资料表明在新生儿期去甲肾上腺素发挥的作用要比肾上腺素大，而去甲肾上腺素主要是通过交感神经系统由嗜铬性交感神经节产生。

七、体液和电解质

年龄愈小，体液总量相对愈多，主要是细胞外液量的间质液量和体液总量较多（表15-4）。随着年龄的增长，细胞外液量的比例逐渐减少，直到2岁达到成人水平。

表15-4　不同年龄的体液分布（占体重的百分比）

体液分布	新生儿	1岁	2~14岁	成人
细胞外液-血浆量	5	5	5	5
细胞外液-间质液	40	35	25	15~20
细胞内液	35	40	40	40~45
体液总量	80(2L)	70	65	55~60(40L)

八、心理差异

（1）小儿缺乏自控能力，而且通常难以说服学龄前儿童去做违背其意愿的事。

（2）小于1岁的婴儿从手术中恢复后，会对亲人的搂抱带来的舒适感到满足。

（3）初学走路的孩子在陌生的环境中醒来后，需要PACU的医护人员给予舒适和富于感情的护理，以避免出现永久的心理并发症。

（4）给烦躁的儿童使用镇静药前要考虑到可能引起呼吸抑制和通气不足。

（5）对儿童来说父母在场可能是最好的镇静药。

第二节　麻醉苏醒初期

一旦麻醉药物停止使用，就意味着麻醉苏醒初期的开始。一般根据手术的类型及麻醉后的方案来降低吸入麻醉药的浓度、减少镇痛药、肌松药的剂量。

一、拔管前

小儿麻醉病人拔管前，必须做好以下准备：

（1）必要的术后监测及生命支持设备，如：呼吸监测仪、心电监测仪、呼吸机，以及气道处理和气管插管等用品。

（2）止吐药物的准备，对于斜视纠正或睾丸固定术病人、或运动性呕吐（如晕车）病史的病人尤为重要。对于这些病人，应当考虑预防性地使用止吐药如氟哌利多或盐酸甲氧普铵（灭吐灵）。

（3）术后疼痛程度的估计及最佳的镇痛方式的选择，如估计患儿术后疼痛轻微，麻醉医师只须注重于气管拔管；如估计患者术后有中度或严重的疼痛，则拔管前就应作好镇痛的准备，包括阿片类药物、非甾体抗炎药、区域阻滞麻醉技术等。

（4）保持心率、血压和心律在合理范围之内，足够的呼吸频率和潮气量。

（5）经口腔用胃管或吸痰管清除胃内容物，减小胃容积和腹内压，从而减轻膈肌上移和作用于肺上的压力，提高FRC。

二、拔管时

对于一般小儿气管插管的全麻病人，有两种可供选择拔管方法，即清醒拔管和非清醒拔管。

（1）清醒拔管：吞咽、咳嗽反射恢复、睁眼、出现痛苦表情和患儿有意识活动后进行气管拔管。

（2）非清醒拔管：患儿有自主呼吸，但仍处于气道反射抑制状态，无意识活动，此时进行气管拔管为非清醒拔管。由于这种拔管容易发生上呼吸道梗阻，因此拔管后，最好置患儿于侧卧位，及时清除口咽部分泌物，面罩吸氧，观察小儿通气是否足够，如果需要可放置口咽或鼻咽通气管开放气道。

（3）介于清醒与非清醒状态下拔管容易导致喉痉挛。

对于行择期手术的健康小儿，麻醉医师可根据自己的偏好或手术选择拔管方式。

三、运送至 PACU

从手术室送至 PACU 这段时期应非常重视，尤其应注意避免缺氧的发生。有研究表明，向 PACU 转运的途中如无氧气支持，21%～28% 的小儿病人出现 SpO_2 此下降。因此全麻后的小儿病人在送往 PACU 途中均应辅助吸氧，同时麻醉医师应细心观察病人。

（1）运送途中置患儿于侧卧位，可以防止胃内容物反流和误吸、允许分泌物排出、避免软组织下坠引起的气道梗阻。

（2）途中应用便携式指脉搏氧饱和度仪可让麻醉医师警惕缺氧和低血压的发生。

（3）观察患儿胸廓运动、皮肤色泽、感觉呼出气，或通过心前听诊监护心跳和呼吸音。

（4）小儿病人应置于有防护栏的转运床上转运，谨慎地使用安全绑带，以防摔伤。

（5）对于胸、腹部或颅脑大手术后的患儿，转运时应进行血压和指脉搏血氧饱和度仪的监测。

（6）如呼吸已经恢复，但仍需保留气管插管的患儿，则转运至PACU途中需用供氧简易呼吸器对病人辅助通气。到达PACU后，应重新检查气道和通气情况，护士应得到包括患儿手术过程、药物使用情况、及任何特殊处理在内的完整报告。然后在患儿的生命体征监测完毕，并确保各项生命体征平稳后，麻醉医师方可离开。

四、监测

苏醒过程从手术室开始，在PACU继续，患儿逐渐恢复知觉，且心血管功能进一步稳定。多数情况下，全麻后患儿须在PACU待上至少1小时。在这期间，要严密监测以下情况：

（1）脉搏：频率、节律、脉搏强弱。

（2）心电图：应常规监测

（3）呼吸：注意胸廓和腹部呼吸运动正常，听诊双侧呼吸音对称，频率和深度正常，防止发生气道梗阻。

（4）给氧：常规面罩吸氧，意识尚未恢复或深度镇静的患儿，在指脉搏氧饱和度仪指导下供氧。

（5）血压：袖带的合适宽度应是上臂长度的2/3，袖带过窄会给出过高的错误血压。

（6）皮肤颜色。

（7）体温。

（8）意识情况：清醒、昏睡、定向障碍、或意识不清。

（9）进量（液体和血液代用品）和出量（胃液、尿液、创口引流液或活动性出血)。

第三节 气道并发症

在 PACU 患儿主要的气道并发症为气道梗阻、拔管后喉水肿、呼吸抑制、肺误吸、急性呼吸衰竭。

一、气道梗阻

气道梗阻是术后早期最常见和最严重的并发症,应迅速解除。

1. 常见原因

(1)软组织后坠阻塞上呼吸道:麻醉后会厌、舌仍没有恢复正常的张力,相对较大的舌可后坠,容易引起咽部梗阻。

(2)扁桃体或腺样体肿大。

(3)喉痉挛。

(4)喉水肿。

(5)气道或周围组织的手术。上呼吸道梗阻可发生在腭裂修补术、舌部分切除术、或扁桃体、腺样体切除术后。

(6)口腔内手术切口出血所形成的血凝块,可以阻塞气道从而使气道完全梗阻。

2. 气道梗阻的症状 气道梗阻患儿可出现三凹征(胸骨上、肋骨下、肋间),鼻翼扇动,吸气喘鸣,甚至只见胸腹部呼吸运动,但无吸入气流进入肺部。由于气道梗阻后动脉二氧化碳分压($PaCO_2$)迅速升高(第一分钟内 $PaCO_2$ 升高 6mmHg,以后每分钟升高 3~4mmHg)和动脉氧分压(PaO_2)的进行性下降(肺泡氧分压降低),必须迅速处理。

3. 气道梗阻的处理

(1)由舌后坠引起的气道梗阻,可通过侧卧位、过伸头颈部、及抬高下颌有效地克服。如果梗阻仍未解除,可放置鼻咽或口咽通气道。由于鼻咽通气道刺激较小，容易为病人所耐受。口咽通气道可刺激引起恶心、呕吐或喉痉挛。

（2）面罩吸 100% 的氧，直到梗阻解除。

（3）术后渗血较多（如腭裂）的患儿，慎用镇静药、注意头位，以及注意口咽部吸引，防止血凝块阻塞气道。

二、喉痉挛

全麻苏醒拔管后可发生喉部肌肉痉挛，造成喉的狭窄或关闭。通常由于分泌物、血液或上呼吸道操作刺激声门，引起部分或全部的喉内或喉外肌痉挛，气道梗阻。

1. 喉内肌肉受刺激　浅麻醉情况下，吸引会厌部或气管导管，刺激喉内肌肉痉挛，引起声带像开关一样间歇性关闭，结果出现吸气或呼气时的气道不完全梗阻。处理包括停止刺激、使用简易呼吸器和 100% 氧浓度加压面罩给氧。

2. 喉外肌受影响　内脏神经受刺激后，通过球瓣机制引起喉反射性闭合，导致喉完全梗阻。

3. 治疗

（1）停止任何刺激

（2）清除口咽部任何刺激物，如分泌物、血液、或过长的口咽通气道。

（3）100% 纯氧加压面罩吸氧。

（4）提下颏或托下颌角开放气道。

（5）必要时给小剂量的琥珀胆碱（10～20mg），同时行正压通气直至肌肉功能完全恢复。

三、喉水肿

拔管后喉水肿，更确切地说，声门下水肿，临床出现喘鸣症状，其发生率大约为插管患儿的 1%～4%。1～3 岁婴幼儿较成人更易发生插管后声门下水肿是由于以下解剖原因：

1. 解剖因素

（1）喉较小：在成人，1mm 的水肿仅引起轻微的嘶哑；而在婴儿同样的水肿可使腔径减少 75%，引起严重的气道梗阻。

（2）声门下区域的粘膜下组织松弛，水肿液容易积聚。

（3）软骨环形成完整的环状结构。

2. 手术和麻醉因素

（1）气管内导管过粗或气囊注气过多；

（2）插管损伤；

（3）插管时间过长（超过 48 小时）；

（4）在正压通气时移动头部而使气管内导管移动；

（5）头颈部手术，或支气管镜操作；

（6）同时伴有气道感染；

（7）低血压；

（8）抗凝治疗；

拔管后喉水肿出现喘鸣的症状通常发生在拔管后 30 分钟内，6~8 小时是发展的高峰期，一般在随后的 24 小时缓解。诊断依据是喘鸣、胸廓凹陷、声嘶、犬吠样咳嗽、及不同程度的呼吸困难。

3. 治疗

（1）首先将患儿头部位置放置正确，避免气道扭曲受压；

（2）吸入湿化的氧气；

（3）将 0.5mg 肾上腺素用蒸馏水或盐水以 1∶8 的比率稀释至 4ml 的（较年长儿童可用 1∶4 的浓度）放入雾化器内，雾化吸入 15 分钟。

（4）重新插管：如果症状在 30 分钟内得不到控制，且发生通气不足并伴随 $PaCO_2$ 升高，表现迟钝时，需重新插管保持气道通畅。重新插管所用的气管导管应比原先的导管至少小一个号。插管后，在保持气道压 25～30mmH$_2$O 的情况下，听诊检查气管导管漏气情况，如漏气严重，应更换合适型号的导管。

（5）治疗中类固醇的使用仍然有争议，最常用的药物和剂量是地塞米松 0.2～0.5mg/kg。

四、呼吸抑制

PACU 中发生呼吸抑制有多种不同的原因，治疗根据原因有所不同。

（一）呼吸抑制的常见原因

1. 残留麻醉药的影响

（1）所有的吸入麻醉药都有呼吸抑制作用，如果术后残留，对呼吸的恢复有一定的影响。

（2）巴比妥类既抑制潮气量又抑制呼吸频率。

（3）麻醉性镇痛药，尤其是吗啡，按公斤体重给药时，婴儿要比年长儿童和成人更容易引起呼吸抑制。这种相对过量主要影响呼吸频率，使呼吸频率减慢和瞳孔明显缩小，但潮气量基本保持正常。

2. 肌松药残留

（1）术中所用的肌松药未完全清除引起残留的神经肌肉阻滞。神经肌肉功能未完全恢复可致疲劳和呼吸衰竭。

（2）婴儿的神经肌肉接点未发育成熟，故应使用神经刺激器来评价其恢复的程度。

3. 先前存在的肺部疾病　先前存在肺部疾病患儿，容易在残留麻醉药物的影响下，引起呼吸抑制。

（二）治疗呼吸抑制的措施

（1）PACU 工作人员用言语和触觉刺激患儿产生自发呼吸，对轻度呼吸抑制者通常有效。

（2）由于纳洛酮为一种完全的麻醉性镇痛药拮抗剂，通过竞争性逆转镇痛药所致的呼吸抑制作用，其作用持续时间30 ~ 60 分钟。由于其持续时间较短，用药后必须密切观察患者的情况，防止呼吸抑制再发。为维持纳洛酮更长的拮抗时间，可将纳洛酮 1/3 剂量静注后，其余的 2/3 肌肉注射。

（3）可用抗胆碱能酯酶结合抗胆碱能药来拮抗残留的肌松药。

（4）控制性通气可维持正常的 $PaCO_2$，并可增加肺泡通气量而加快吸入性麻醉药的排泄。

五、肺误吸

每 1 万例儿科患者的麻醉中，2 ~ 3.3 例出现麻醉死亡；这些死亡患儿中，26% 是由于呕吐物和血液的误吸所致。

1. 婴幼儿更易发生反流和误吸的原因

（1）婴儿的静息胃内压高于成人；胃相对较小、哭喊时吞入较多的气体、较强的腹式呼吸。

（2）食道短。

（3）食管胃连接处较松弛，出生后六个月内，喂食后易出现反流。

（4）咳嗽反射未发育完善。

（5）早产儿和呼吸困难的婴儿其呼吸和吞咽动作不协调。

（6）阿托品降低了食管胃连接处的肌张力。

2. 误吸物

（1）酸性误吸物引起肺的化学烧伤。当胃液的 pH 值低于2.5，误吸量超过 0.4ml/kg（成人是平均 25ml）时，将引起肺的损伤。

（2）颗粒性食物的误吸或含大量细菌误吸物的误吸，如肠梗阻所致者，可能是致命的，此时 pH 值不是首先要考虑的问题。

（3）诊断依据是有胃内容物反流史、呼吸加快、呼吸困难、支气管痉挛、发绀、休克和肺水肿，控制呼吸时气道压力异常高。动脉血气可提示缺氧、继发于呼吸加快初期的低碳酸血症和后期所致的高碳酸血症。由于呼吸性或代谢性酸中毒，动脉血的 pH 值可下降。胸片显示不规则、斑驳的密度影，但这种改变至少在 8 小时后才出现。当仰卧位发生误吸时，可出现典型的右下肺叶尖段病变。

3. 治疗

（1）患者呈头低位，且头偏向一侧以利于引流出反流物。

（2）吸引口腔和口咽部以清除残留物。

（3）纯氧加压面罩呼吸；

（4）缺氧未能改善应立刻行气管插管；

（5）必要时，气管插管后用生理盐水 5～10ml 反复支气管冲洗；

（6）查动脉血气和拍胸片；

（7）给予持续的正压通气以增加 FRC 和提高通气血流比；

（8）尽可能维持心血管系统稳定和酸碱平衡；

（9）由于研究表明并不提高生存率，因此不提倡常规使用类固醇；

（10）只在细菌误吸物的误吸后使用预防性抗生素。

六、急性呼吸衰竭

婴儿和儿童术后急性呼吸衰竭是指肺泡的通气和换气功能受损明显，足以立即威胁到生命。

1. 病因

（1）术前存在肺部疾病（支气管炎、哮喘持续状态、病毒性肺炎）；

（2）中枢神经系统功能障碍（脑炎、药物过量、Reye 综合征）；

（3）循环衰竭（充血性心力衰竭）。

2. 临床诊断标准

（1）严重的吸气凹陷和呼吸辅助肌参与呼吸；

（2）呼吸不规则或窒息发作；

（3）听诊呼吸音减弱或消失；

（4）血压下降或测不出；

（5）骨骼肌张力低下；

（6）意识水平下降，对疼痛刺激的反应差。

3. 实验室检查

（1）高碳酸血症（$PaCO_2 > 60mmHg$）；

（2）低氧血症（吸入 100% 氧浓度，$FiO_2 = 1.0$ 时，$PaCO_2 < 100mmHg$）；

（3）持续、严重的代谢性酸中毒。

符合三条临床诊断标准和一条实验室标准，即可诊断为急性呼吸衰竭。

4. 治疗

（1）通过 100% 纯氧正压通气和上呼吸道分泌物的吸引提高肺的氧供和气体交换；

（2）必要时静脉使用碳酸氢钠，可提高动脉血 pH 值到 7.2；

（3）使用以上措施后仍然未见明显好转，行气管插管。

七、特殊病例的处理

1. 早产儿　早产儿在出生后数月内进行手术和麻醉，其并发症的发生率明显高于足月儿。所有的并发症都累及呼吸系统。

（1）窒息；

（2）术后肺不张；

（3）吸入性肺炎；

（4）拔管后喉水肿；

（5）分泌物过多；

（6）咳嗽和发绀。

窒息是最常见的并发症，好发于有窒息史和周期性呼吸暂停的婴儿。它在手术后 12 小时出现，可通过人工的刺激和/或面罩吸 100% 的氧来治疗。窒息的原因仍不明确，可能与吸入性麻醉药的抑制作用或感受缺氧的化学感受器受抑制有关。麻醉后数小时内出现窒息可能继发于呼吸肌乏力。故早产儿在手术后 24 小时内应仔细、严密地监测呼吸。

2. 睡眠窒息综合征

（1）睡眠呼吸暂停综合征通常发生于曾经做过扁桃体切除术、体重超常的儿童。

（2）由于经历了手术的患儿，其呼吸功能需要数周时间才能恢复正常，这些患儿即使切除了扁桃体，解除了梗阻的因素，但镇静和镇痛药的作用，仍可引起手术后迟发性呼吸暂停。

（3）术前就存在缺氧表现的手术患儿，术后呼吸控制不当可发生呼吸暂停。因此，对这种手术患儿，手术快结束时，应拮抗残余的神经肌肉阻滞药，且要等患儿完全清醒后再拔管。

（4）由外科医师所放置的鼻咽通气道在鼻咽部手术后应保留 24 小时。所有患者术后均应严密监测呼吸 48 小时。只有在术后睡眠过程中不出现呼吸暂停或梗阻，才可让患者出院。

（5）术前就存在缺氧表现的手术患儿不适合门诊手术。

第四节　术后疼痛和烦躁

一、疼痛

术后疼痛是最常见的问题之一，术后疼痛常使患儿烦躁不安、血压增高，以及因胸腹部肌肉疼痛影响呼吸所致的通气不足，继发于通气不足或肺不张的低氧血症。由于过去对小儿应用镇痛药尤以麻醉性镇痛药的药动学了解不够，并且对小儿术后疼痛缺乏满意的方法，加上小儿害怕打针，即使术后疼痛也静卧于床，因此小儿术后用镇痛药较少。

1. 影响疼痛发生和严重程度的因素

（1）年龄：各年龄段的小儿，包括新生儿和早产儿都有疼痛感觉。近年研究发现小儿对疼痛可产生明显的应急反应，表现为血浆肾上腺皮质激素、儿茶酚胺、生长激素、胰高血糖素增高而胰岛素降低。有人对氧化亚氮和肌松药麻醉下手术的早产儿研究发现，手术后这些早产儿血中肾上腺素、去甲肾上腺素和血糖明显升高，但加用芬太尼后，趋向于正常。这表明早产儿镇痛亦有效。

（2）心理因素，包括患儿焦虑程度和术前恐惧：充分的术前准备可明显减少术后吗啡的需求量。

（3）手术部位：会阴部矫形手术后的疼痛更严重。

（4）麻醉技术：吸入麻醉药无术后镇痛作用，如果术前或术中未使用镇痛药，可使恢复过程很不稳定。术前应用镇痛药后可明显延迟术后第一次需要镇痛药的时间，而且预防给药的镇痛作用远比发生疼痛后进行药物控制要容易得多，因此建议在术前或术中使用镇痛药来防止苏醒早期发生疼痛和焦虑。

2. 镇痛方法

（1）全身用药：肌注给药本身可引起疼痛，对小儿应避免肌注给镇痛药，可通过静脉给药较快地控制患儿的疼痛和烦躁，与肌肉注射相比无注射时的痛苦。一般采取小剂量静脉滴注，或输液泵控制持续给药，术后首次剂量应减少至常规剂量的一半，且只有在需要时才重复给药，而不是按固定的药物剂量给药。用药后要仔细观察患儿有无出现镇痛药副作用，包括剂量相关的呼吸抑制、过度的镇静、恶心、呕吐。有少部分患儿用药后仍然存在疼痛，但已发生部分呼吸抑制。因此，对体重小于 10 公斤的患儿应慎用或避免使用镇痛药，以防抑制过深。

（2）直肠给药：对乙酰氨基酚是小儿常用的非激素类抗炎镇痛药，它抑制中枢神经系统的环氧酶，由此抑制前列腺素和血栓素合成，而产生镇痛作用。乙酰氨基酚副作用较少，不抑制呼吸，也无中枢作用，无成瘾性，应用较大剂量（每天 $60mg/kg$）仍属安全，主要用于术后轻度疼痛，常用量 $30mg/kg$ 肛门塞药。其它非激素类抗炎镇痛药如消炎痛、萘普生也可应用。这类镇痛药作用较弱，且用至一定剂量后有封顶作用。小儿应用非激素类抗炎镇痛药的胃肠道症状比成人少见，即使出现症状也轻微。

（3）区域神经阻滞：在麻醉苏醒前进行支配手术部位的区域神经阻滞（腹股沟神经阻滞、阴茎背侧神经阻滞、肋间神经阻滞等），将明显减轻术后疼痛及减少术后躁动和哭闹。阴茎根部阻滞是包皮环切术、尿道下裂修补术、睾丸固定术时最常用的减轻术后疼痛的方法之一，由于操作简单，能提供良好的镇痛效果，且不会推迟术后下床走动的时间，因此很受欢迎。

（4）病人自控镇痛：超过 8 岁的儿童，可使用病人自控镇痛，镇痛效果好又不会产生呼吸抑制。

（5）硬膜外镇痛：对于胸或腹部的手术，即使较小的儿童也可硬膜外注射吗啡（$0.05 \sim 0.1 \, mg/kg$）以提供术后较长时间的镇痛。然而这些儿童需要监护以防迟发性呼吸抑制的发生。

二、烦躁

术后兴奋躁动是儿科病人麻醉苏醒时相当常见的问题，尤其是 3 ~ 9 岁的患儿。病因是多方面的，具体如下：

1. 病因

（1）药物反应是术后烦躁的一个原因。巴比妥类麻醉患儿，如果手术结束时未辅助镇痛药物，可致术后难以控制的躁动，这种躁动在受疼痛刺激时更明显。抗胆碱能药也可增加术后兴奋躁动、谵妄的发生率；其中东莨菪碱比阿托品更多见。氯胺酮麻醉后，极度活跃的状态会持续很长时间。卤化吸入麻醉药也与苏醒时出现谵妄有关，与氟烷相比，安氟醚发生率更高且更严重。

（2）疼痛；

（3）低氧血症；

（4）高碳酸血症；

（5）膀胱扩张、尿液潴留；

（6）儿童离开父母后会感到不安，且醒来后发现自己处在陌生的房间里会出现紧张情绪。

2. 治疗措施

（1）给镇痛药前，要确定有足够的通气，排除低氧血症；

（2）解除胃和膀胱扩张；

（3）应用镇痛药缓解疼痛，或在疼痛出现以前就正确地运用局部阻滞；

（4）使用简单的方法来控制持续的烦躁，如让患儿父母待在其身边；

（5）用小剂量苯二氮䓬类（安定、咪唑安定）控制焦虑。

三、恶心呕吐

恶心呕吐也是儿童全麻后较常见的并发症之一。

（1）它在某些手术后更常见，尤其是斜视矫正。

（2）呕吐在手术疼痛存在时也更常见。

（3）门诊手术后出现严重呕吐，可使病人不能及时出院，而且在恢复早期可导致误吸，甚至发生吸入性肺炎。意识不清的患儿如果有可能出现呕吐，应使其侧卧来预防误吸。

（4）术中静脉使用氟哌利多（0.075mg/kg）可明显减少术后呕吐的发生率。氟哌利多也可在 PACU 中给呕吐病人使用，但其效果较差。

（5）门诊手术后儿童，须等待到他能耐受经口喂食后才可以出院。

第五节 体温调节

一、低温

由于前面所提到的原因，婴儿比成人更容易发生低温。

1. 低温（35℃时）的影响

（1）增加氧耗量（体温每下降1℃，使其上升所需的能量代谢率增加10%）；

（2）由于氧耗量增加而又未供给足够的氧，容易出现低氧血症；

（3）继发于缺氧出现无氧糖酵解，其分解糖原的速度比有氧糖酵解要快20倍，从而发生低血糖；

（4）由于无氧糖酵解和继发于低温所致的血管收缩，使组织灌注不良，出现乳酸堆积和代谢性酸中毒；

（5）心律失常；

（6）呼吸不规则和呼吸困难；

（7）肺血管收缩，导致血液通过卵圆孔或动脉导管，出现右向左分流；

（8）血液粘滞度增加；

（9）低钙血症；

（10）麻醉苏醒延迟；

（11）增加术后并发症和死亡率。

2. 低温的处理

（1）体温监测；

（2）供氧足够；

（3）提高室温；

（4）用温热毛毯覆盖患儿身体，棉布裹住四肢，保温帽戴在头上；

（5）体重小于10公斤的患儿用温褥垫；

（6）使用红外线灯加温；

（7）液体加温。

二、高温

1. 高温的原因

（1）环境温度过高；

（2）脱水；

（3）二氧化碳滞留；

（4）原先存在感染和发热；菌血症，尤其是泌尿道手术后；

（5）输液反应；

（6）阿托品可使体温升高。

（7）恶性高热。

发热增加氧耗量和二氧化碳的产生，从而刺激循环、呼吸系统和导致代谢性或呼吸性酸中毒，如果不纠正，可引起抽搐、缺氧性脑损伤、低血压、甚至心脏停搏。

2. 治疗措施

（1）降低环境温度；

（2）尽可能减少患儿的衣服；

（3）在颈部、腹股沟、腋窝放置冰袋；

（4）酒精擦浴

（5）输入凉的液体；

（6）应用解热药，如阿司匹林、扑热息痛、氯丙嗪。

三、恶性高热

1. 定义　恶性高热是有氧和无氧代谢都旺盛的高代谢综合征，由此产生的大量热量、二氧化碳和乳酸引起代谢性酸中毒，同时伴随心动过速和其他循环体征改变。

2. 病理生理改变　恶性高热引起细胞内钙离子突然失去控制，导致肌质钙离子水平升高，引起：

（1）磷酸化酶激酶激活后继发糖酵解；

（2）腺苷酸环化酶（ATPase）激活后，三磷酸腺苷（ATP）水解成腺苷二磷酸（ADP）；

（3）肌钙蛋白受抑制，导致肌肉收缩；

（4）膜不稳定；

（5）氧化酶可能解偶联。

3. 恶性高热的发生率　据报道儿童麻醉手术后恶性高热的发生率是1/15000，而成人是1/50000。

4. 诊断依据

（1）不能解释的心动过速；

（2）心律失常；

（3）肌肉强直；

（4）呼吸急促；

（5）面孔潮红、出汗和皮肤出现斑点状阴影；

（6）发绀；

（7）高热；

（8）血压不稳定，甚至心脏停搏。

5. 治疗措施

（1）寻求帮助；

（2）更换供氧的螺纹管；

（3）100%纯氧以高于正常分钟通气量3倍的速度过度换气；

（4）体内外降温措施；

（5）碳酸氢钠（2～4mEq/kg）静脉滴注，监测动脉血气和pH；

（6）维持血容量，按照每小时2～8ml/kg的速度输入盐水；

（7）通过输液、呋塞米（1mg/kg）、甘露醇（1mg/kg），维持尿量每小时2ml/kg；

（8）普鲁卡因酰胺治疗急性发作的心律失常；

（9）硝苯呋海因钠1～10 mg/kg，极量为300 mg；推荐的平均剂量为3 mg/kg，可每5～10分钟重复给药；

（10）监测生命体征、心电图、体温、动脉血气、尿量和中心静脉压；

（11）送检血、尿标本，监测血清电解质、酶（CPK、LDH、SGOT、醛缩酶）、血糖、尿素、肌酐、尿血红蛋白和肌红蛋白；

（12）避免使用钙、强心甙、血管加压药、利多卡因。

第六节 液体管理

体液分布的差异、有限的肾功能、较高的代谢率和呕吐发生率都对婴儿和儿童的液体治疗有影响。液体管理分为三部分：

1. 维持液体量：估计液体需要量（EFR）和估计丢失量（EFD）；

2. 补液治疗（第三间隙丢失和呕吐所失）；

3. 补充失血。

一、维持液体量

目的是补充非显性液体丢失：湿润呼吸道吸入气所蒸发的液、皮肤失液和维持肾脏正常排钠量所需的最少尿量。

1. 液体的类型　由于所失的液体基本上是无钠液，所以维持液应是低渗液。临床常用的维持液是 0.25% 的盐水中含5% 的葡萄糖的溶液。所含的葡萄糖不但提供能量，防止肝糖原耗损，防止酮症，还节省内源性蛋白的消耗。标准量是每消耗 100 卡热能静脉补充 5 毫克葡萄糖。

2. 补充量　液体需要量可根据以下指标来计算：体重、体表面积、估计的代谢率或能量消耗（最准确的方法）。

下面是根据能量消耗来计算儿科补液治疗量的公式，通过相关的体重和能量消耗而间接得出：

估计丢失量（EFD）＝估计液体需要量（EFR）×禁食时间

其中一半的丢失量在第一个小时内输入，但速度不能超过10ml/kg/h，以避免输入过多的葡萄糖。如果是失液量大，必须使用无糖溶液以防出现高血糖及糖尿。剩下的丢失量分为两半分别在第二和第三个小时内输入。大部分补液量应在围手术期输完。

二、补液疗法

补液疗法的目的是纠正由于外部丢失（呕吐、胃管吸引）或内部转移（烧伤，肠梗阻时进入肠壁和肠腔）所造成的失液量。这种失液通常要在损伤后 3～5 天才停止。

1. 液体类型　第三间隙液来源于血浆，后者从间质液重新得到补充，所以这种失液接近等渗。合适的补充液体有乳酸林格液、生理盐水。第三间隙失液量和因此所需的补液量与损伤的严重程度有关。有时为维持血压和尿量需大量补液（表

15-5），保证最低尿量 0.5～1 ml/kg/h。

表 15-5　根据手术不同估计的第三间隙失液量

手术	第三间隙失液量
手术创伤很小（疝修补）	1～2 ml/kg/h
中等程度手术创伤（幽门肌切开术）	2～4 ml/kg/h
手术创伤较大（肠切除）	4～6 ml/kg/h

2. 输血

（1）术后红细胞压积：儿科手术病人所允许的总失血量，以术后红细胞压积（Hct）来评估，要求婴儿和儿童不低于30%、早产儿和新生儿不低于40%为准。

（2）不同年龄失血与血容量的关系，对小儿是否需要输血，应考虑失血占血容量的百分比（见表15-6）。新生儿出血26ml，相当于血容量的10%。一般小儿失血小于10%血容量，可不输血而输乳酸林格液。失血量大于14%血容量应输血。失血量占体重的10%～14%，根据情况输血输液。

表 15-6　不同年龄失血与血容量的关系

	新生儿	6周	6月	5岁	10岁	成人
平均体重（kg）	3	4	7	20	32	60
10%血容量（ml）	26	30	53	144	230	420
14%血容量（ml）	36	42	74	202	323	568
20%血容量（ml）	52	60	105	288	460	840
100%血容量（ml）	260	300	525	1440	2300	4200

（3）最大容许失血量（maximal available blood loss，MABL）：根据术前测定的红细胞压积（Hct）和估计血容量（EBV），可计算出最大容许失血量（MABL）。

MABL = EBV × （患儿 Hct − 30） ÷ 患儿 Hct

估计血容量（EBV）新生儿为 85ml·kg^{-1}，婴儿（12 个月）80ml·kg^{-1}，儿童（1～12 岁）75ml·kg^{-1}，成人 65ml·kg^{-1}。

（4）输液的品种：如失血量 < 1/3 MABL，用平衡液补充。如失血量 > 1/3 MABL 而 < MABL 时，用胶体液（5% 白蛋白盐水、羟乙基淀粉、右旋醣酐）补充，适当加用血液及平衡液。失血量 > MABL 时必须输血液制品，最好用红细胞加等量胶体液。输注平衡液与失血量之比是 3∶1，输胶体液与失血量之比是 1∶1。

小儿输血除输全血外，常应用成分输血，最常用的是浓缩红细胞。新鲜冰冻血浆对补充凝血因子缺乏有效。大量失血时血小板减少，应补充浓缩血小板。

第七节　小儿 PACU 用药特点

一、小儿特殊用药的原因

1. 体液分布　体液分布不同与成人（总体液量和细胞外液量较大），明显影响药物的分布，导致血药浓度低。

2. 胃液的 pH 较高　胃液的 pH 较高，到 2 岁时达成人水平；相对较高的 pH 可使口服药更好吸收（如氨苄青霉素）。

3. 婴儿的胃排空时间较长　从而减慢药物如对乙酰氨基酚的吸收；这一作用延续到 6～8 个月才达成人水平。

4. 血浆蛋白浓度低　婴儿的血浆蛋白浓度低，导致游离的药物血清浓度也较高，有效药物浓度范围变窄，容易造成药物中毒；药物的蛋白结合要到 1 岁时才达到成人水平。

5. 血脑屏障的通透性高　新生儿的血脑屏障的通透性高且缺乏髓磷脂，从而允许某些药物如苯巴比妥在中枢神经系统积聚，使其浓度超出成人20%～100%。

6. 药物生物转化途径还未发育成熟　小于3个月婴儿的药物生物转化途径还未发育成熟，使药物半衰期延长和对药物如吗啡的敏感性增高。

7. 肾脏清除率低　婴儿的肾脏清除率低，也改变其对药物的反应（增加对氨苄青霉素毒性的易感性）。

8. 代谢率较高　由于代谢率较高，儿童时期所需的镇静药的剂量偏高。但与成人相比，巴比妥类药和镇痛药对新生儿作用较强，这是因为更多的药物进入中枢神经系统，而且新生儿本身对药物的敏感性较高、代谢和清除较慢。

二、常用儿科药物剂量计算公式

1. Clark 公式

根据年龄、体重和体表面积来计算的 Clark 公式：

儿童药物剂量＝儿童体重（磅）× 成人剂量/150

1 磅＝0.373kg

2. 体表面积法

根据体表面积来计算：

儿童药物剂量＝体表面积（平方米）× 成人剂量/1.7

体表面积（平方米）＝体重（kg）×0.035＋0.1

此公式仅适合于30kg以下小儿，30kg以上则以30 kg的体表面积（约1.1平方米）为基数，每增加5kg，体表面积增加0.1平方米，如35kg小儿体表面积＝1.1＋0.1＝1.2平方米。常用的处方药物的剂量见表15-7。

值得注意的是，儿童的除颤剂量应按照2瓦秒/公斤来计算。

表 15-7 PACU 中儿童所用药物的常用剂量

药物	常用剂量
镇痛药	
硫酸吗啡	0.05~0.1 mg/kg 肌注（最大 = 10mg）
盐酸哌替啶（度冷丁）	1.0~1.5 mg/kg 肌注（最大 = 100mg）
磷酸可待因	1.0~1.5 mg/kg 肌注（最大 = 60mg）
对乙酰氨基酚（扑热息痛）	5~10 mg/kg 口服或经直肠给药
乙酰水杨酸（阿司匹林）	60 mg/岁 口服或经直肠给药
镇静剂	
地西泮（安定）	0.1~0.2 mg/kg 静脉或口服
氟哌利多	0.05~0.1 mg/kg 肌注或静脉
戊巴比妥	2~5 mg/kg 口服或肌注
司可巴比妥（速可眠）	2~4 mg/kg 口服或肌注
其它	
阿托品	0.02 mg/kg（最大 = 0.6 mg）
利多卡因	1 mg/kg
肾上腺素	10 μg/kg 或 0.1 ml/kg（1:10,000 液）
多巴胺	1~10 μg/kg/min（最大 = 50μg/kg/min）
异丙肾上腺素注射液	1 μg/kg/min
普萘洛尔（心得安）	0.05~0.1 mg/kg
氯化钙	10~20 mg/kg
碳酸氢钠	1~2 mEq/kg
呋塞米	0.5~1.0 mg/kg
盐酸纳洛酮	5μg/kg

（鲍军明　连庆泉）

参 考 文 献

1. 张镜如. 生理学. 第四版. 北京：人民卫生出版社，1995

2. Gronert BJ, Brandom BW. Neuromusclar blocking drugs in infants and chil-

dren. Pediatr Clin North Am 1994(41):73

3. Duncan A. The postoperative period in pediatric anesthesia. In: Summer E and hatch D, editors: Clinics in anesthesiology 3, Philadelphia, 1985, WB Saunders, Co, pp. 619-632

第十六章

神经外科病人麻醉后管理

　　神经外科手术无论是颅内肿瘤摘除术、颅内动脉瘤夹闭术或动静脉瘘畸形切除，还是颅内血肿或脓肿清除术，甚至颅外手术，由于疾病本身以及术中操作有可能影响到呼吸和心血管中枢、加上术中特殊体位如坐位的采用、手术中为降低颅内压而过度脱水，通常影响颅内压、水电解质平衡、麻醉苏醒、心血管和呼吸系统等术后的恢复。

　　麻醉手术后所产生的低血压、低氧血症或高碳酸血症均会降低颅脑的顺应性，对神经系统功能的恢复不利。

　　另外，术后有些出血量较大的病人，因为术野表面有颅骨覆盖，不但使得出血观察困难，而且随出血量增多或肿胀程度加重颅内压将增高、脑血流量下降，继而压迫重要生命中枢，甚至导致脑疝形成。

　　由于神经外科病人病变本身带来的一系列特殊性和复杂性，因此拥有训练有素的工作人员及良好装备的 PACU，为神经外科手术后早期并发症的及时发现和治疗提供了十分重要的条件。

第一节　颅内容物与颅内压

颅腔的周壁为坚硬的颅骨，其内存在的脑组织、血液和脑脊液（cerebrospinal fluid，CSF）等内容物所形成的一定压力称为颅内压（intracranial pressure，ICP）。神经外科病人术后任何可以引起颅腔容积缩减或使颅内容物增加的因素，都可成为颅内压增高的病因。持续较久的颅内压增高可引起一系列生理功能的紊乱；由于颅内压与神经外科术后病人的恢复密切相关，所以熟悉颅内压改变所带来的病理生理变化对保证术后安全有十分重要意义。

一、颅内容物

颅内容物包括：
- 脑组织占84%；
- 脑脊液（cerebrospinal fluid，CSF）占12%；
- 动脉和静脉血占4%；
- 少量潜在空隙；
- 脊柱及胸腔静脉的交换腔隙（见图16-1）。

二、术后颅内压力增高的原因

1. 正常颅内压　一般成人颅内压的正常值为 5.3 ~ 13.5mmHg。

2. 颅内压增高　任何一种颅内容物成分的失代偿性增多，将会导致 ICP 增高；压力在 13.5 ~ 15mmHg 为可疑颅内压增高；超过 15mmHg 可确认为颅内压增高。

3. PACU 期间发生 ICP 增高的原因　PACU 期间发生的各种病理生理学变化可引起 ICP 增高（见图16-2），这些变化包

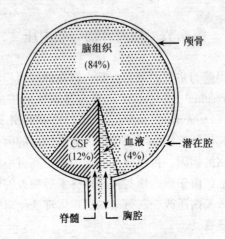

图 16-1　颅内容物的构成

括:

(1) 脑病变组织手术切除后→脑水肿;

(2) 术野出血→颅内血肿;

(3) CSF 引流不畅(肿瘤、手术操作、出血、水肿);

(4) 颅内或机体的感染;

(5) 低血压、高碳酸血症、低血糖或颅内血管扩张可引起颅内血流增多;

(6) 颅内静脉血引流不畅(因胸内压增高、咳嗽、气管内吸引、正压通气 PEEP、头低位)。

三、颅内压与脑灌注压的关系

1. 保持脑灌注压正常的意义　由于满足脑组织氧需的持续血流供给是术后病人管理中最重要的措施之一,但临床上只有脑灌注压(cerebral perfusion pressure,CPP)正常,才能保证足够的脑组织供血,因此保持 CPP 正常十分重要。

2. 脑灌注压的调节

(1) CPP 由平均动脉压和颅内压来调节,即 CPP = 平均

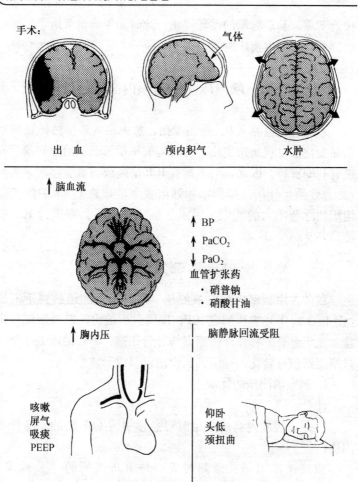

图 16-2　增加颅内压的因素

动脉压 – 颅内压。

（2）CPP 的正常范围在 70 ~ 100mmHg。

（3）CPP 在低血压、颅内压增高、脑血管痉挛和充血性心衰时降低。如颅内压的增高到达平均动脉压时，则脑灌注压接近于零，脑动脉端的循环停止，此时如果脑血管造影，可见造影剂止于颅内前床附近。

第二节　颅内压测定与颅内高压的处理

术后直接监测 ICP，可在瞳孔、意识和重要生命体征发生明显变化前发现病情变化，为疾病的早期诊断、治疗和预后提供有利的资料。因此，对术前有 ICP 增高或脑血管痉挛的病例（如急性颅脑外伤、脑积水和蛛网膜下腔出血）、术中病变脑组织切除范围大的病人，因术后脑水肿明显，需进行 ICP 监测。

一、常用颅内压监测方法

目前常用脑室内脑脊液测压、蛛网膜下和硬脑膜下液压（图 16-3A、B）方法测定 ICP，即通过引流出的脑脊液或生理盐水充填导管，将体外传感器与导管相连，测得的压力变化通过换能器信号转化，显示到图像记录仪或示波器上。

1. 脑室内测压的优缺点

优点：

（1）出现颅内高压危象时可急诊引流 CSF 缓冲，降低颅内压；

（2）校零简单、监测可靠、是 ICP 监测的"金标准"（gold standard）；

（3）脑顺应性和脑脊液动力学计算方便；

（4）可进行 CSF 化验检查及脑室内用药。

缺点：

（1）5% 感染可能性，且随留置时间的延长而增加；

（2）放置导管可被脉络丛堵塞而记录不到颅内压力；

（3）引起颅内出血；

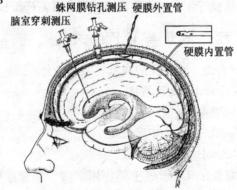

A

接换能器 ←

脑室

脑室内测压

接换能器 →

头皮
颅骨
硬膜腔
硬膜

硬膜腔测压

要求：
- 严格无菌操作
- 低压系统
- 无肝素
- 零点在外耳水平
- 精确校零
- 连接管排气后

B

脑室穿刺测压

蛛网膜钻孔测压 硬膜外置管

硬膜内置管

图16-3 常用颅内压监测方法

（4）脑组织水肿时使导管置入脑室困难；

（5）在儿童偶尔形成假性孔洞脑（pseudoporen-cephalia）。

2. 蛛网膜下腔测压（空心螺栓装置、吸杯管装置）

优点：

蛛网膜下腔钻孔测压引起出血的概率较低；

缺点：

顶端可被肿胀组织和血块堵塞；

不能引流 CSF；

偶可促发局灶性癫痫；

脑顺应性测量不可靠。

二、颅内测压注意事项

1. 注意测压装置无菌　　所有测压装置均应保持密闭和无菌状态；

2. 不抗凝和施力　　不能使用肝素抗凝和施加外部压力；

3. 生理盐水冲洗连接管　　应采用生理盐水冲洗连接管，而不能用乳酸林格氏液冲洗；

4. 零点设置　　测量时调零点一般置于外耳道水平；

5. 仔细校零　　由于正常范围较窄，常需仔细校准零点。

三、颅内容量与 ICP 的关系

1. ICP 分级　　根据压力高低可将 ICP 分成四级：

0～10mmHg 为正常

11～20mmHg 为轻度增高

21～40mmHg 为中度增高

＞40mmHg 为重度增高

2. 脑脊液在 ICP 形成中的作用　　由于脑脊液在容积代偿中起主要作用。

（1）当闭合颅腔内容物增加时，只要 CSF 能从颅内转移到蛛网膜下腔，然后由颅内静脉血回流到胸内时，ICP 仍可维持稳定（图16-4）。

（2）但如果颅内病变使颅内容迅速增加，可使脑缓冲机制失代偿，随着脑顺应性下降，颅内容物轻度增加就可致 ICP

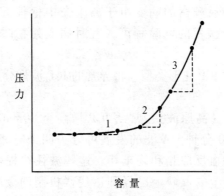

图 16-4　颅内压力容量关系曲线
（脑顺应性曲线）：
1. 平台期容量的改变对 ICP 的影响很小；
2. 该段容量的改变对 ICP 的影响明显；
3. 曲线的陡峭段，容量少许的增加将
显著升高 ICP

增高。

（3）当压力改变达到 ICP 曲线陡峭段时，即使颅内容物极少量的增加就可引起 ICP 急剧增高而产生颅内高压危象。

（4）脑顺应性曲线的平坦段反映了 CSF 的弹性缓冲特性，陡峭段则代表 CSF 缓冲能力的逐渐丧失，而此时脑组织渐成为主要缓冲成分。

（5）由于压力-容量关系曲线为指数曲线，因此对 ICP 的单纯理解不能明确颅内容物贮备能力的实际情况。此时可通过颅内所置导管抽取或注入 1ml 的生理盐水，并根据所引出的颅内压的改变来评估贮备能力。

（6）ICP 的即时变化为颅内脑顺应性提供了指标，而随动脉搏动的 ICP 的振幅图形也可用作判断颅内顺应性高低的指标（高的峰值往往提示顺应性下降）。

（7）有时神经功能的恶化并不与 ICP 增高成正比。如内侧颞叶和后颅窝的病变由于离生命中枢很近，ICP变化不能反映出病变的危险程度，有时病人死亡时，ICP仍显示正常。

3. 异常ICP波形类型　将异常的ICP波形分成A、B、C三种类型。

A型波（高原波）：常随ICP增高至80mmHg而出现、持续15～20分钟。A波的发展可分为四个时相：前驱相、高原相、缺血反应相和终末相。这些波往往提示病人在脑顺应性曲线上的反映上已经到达代偿机制的极限，常伴有ICP急剧升高的临床征象。可能在诸多因素如疼痛、外科手术刺激、气管插管、呼末正压通气和喉镜检查的影响下使病情加重。

B型波：B型波稍小，为20～25mmHg，每分钟出现一次，呈较恒定的节律性振荡。一般认为是A波出现的先兆，在颅内容积增加时发生并能发展为高原波。

C波：C波通常为一种每分钟出现4～6次的节律性振荡，振幅小于B波，且变化较多，在持续高颅压状态下发生。尽管C波也可出现在正常人，但其真正意义仍不清楚。

四、颅内压增高的后果

持续增高的ICP使脑血流量自动调节功能丧失、脑血流量减少致使脑缺血缺氧，进一步加重脑水肿。如压迫重要生命中枢，可引起脑疝（见图16-5）：小脑膜切迹疝可压迫动眼神经引起同侧瞳孔扩大，而枕骨大孔疝致使脑干受压、移位与缺血出现循环呼吸改变。

五、ICP增高的处理

1. 头颅CT　一旦怀疑ICP增高，应及早进行头颅CT、动

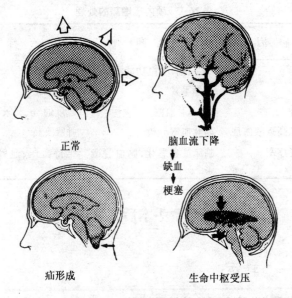

正常

脑血流下降
↓
缺血
↓
梗塞

疝形成

生命中枢受压

图 16-5 颅内压增高的后果

脉血气分析等来明确病因，由于 CT 扫描能提供某个时间段的脑组织水肿资料，如不能直接 ICP 监测可进行多次 CT 扫描。

2. 手术 如有占位性血肿需立即手术清除，同时检查病人的出凝血功能；

3. 钻孔引流 如有大量气颅则可通过钻孔引流。

4. 利尿 脑水肿可通过气管插管行过度通气进行生理性降压和应用利尿剂的来治疗，但是是否常规应用激素和碳酸氢盐仍存在争议。

5. 引流 对已放置脑室引流管的病人，引流出 5～10ml 的 CSF 甚至可以挽救生命。

6. 脱水 在脑或细胞中毒性脑水肿的病人进行甘露醇静脉滴注可帮助降低 ICP，一次用量为 0.5～2g/kg，常用剂量为 1～2g/kg，起效时间在 20 分钟之内，最大效应在 1～2 小时。颅内压增高的处理见表 16-1。

表 16-1　颅内压增高的处理

病　因	诊　断	治　疗
血肿	CT 扫描、凝血功能测定	手术引流
气颅	头颅平片、CT	钻孔引流
脑水肿	CT、ICP 监测	过度通气、利尿剂等
低氧和高碳酸血症	动脉血气分析	呼吸支持
脑血管痉挛	临床征象恶化,脑血管造影	维持血压、血管扩张剂

第三节　手术后其它管理

一、转运

从手术室到 PACU 的转运过程中，如果无明确禁忌证（如分流术或腰椎椎板切除术后），患者应放置头高位 30 度（见图 16-6），并于吸氧和持续监测生命体征转运。

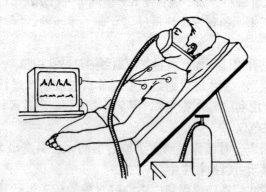

图 16-6　神经外科手术病人术后转运：
吸氧、头高位 30 度、生命体征监测

病人一旦到达 PACU，护士应继续给予供氧，及时评估呼吸状态：频率、潮气量、血气和指脉搏氧饱和度；心血管系统：血压、心电图和脉搏。测量并记录基础生命体征；检测血电解质、血红蛋白和动脉血气分析；并评估神经系统功能和ICP。

二、神经功能评估

当病人转运进入 PACU 后，护士应立即评估病人的基础神经系统功能，并详细记录，以后每 10 ~ 15 分钟重复一次。神经外科病人术后意识水平的准确判断，对于正确选择治疗有着非常重要的意义。

1. 意识、肢体、应答、瞳孔 其中意识水平、肢体运动能力、应答能力、瞳孔大小及是否对称、对光反射是常规监测项目。但全麻术后短期内能进行检查的项目也许仅限于瞳孔大小和光反射。

2. Glasgow 评分 Glasgow 评分（见表 16-2）对评估头颅外伤和开颅术后的预后有帮助，低于 7 分持续 6 小时提示脑损伤严重。

表 16-2　Glasgow 评分

体征	评估	分数
睁眼反应	无反应	1
	对疼痛刺激有反应	2
	对语言刺激有反应	3
	自动睁眼	4
语言对答	无反应	1
	混乱不清	2
	不切题	3
	不连贯	4
	清楚	5

体征	评估	分数
运动反应	无反应	1
	去大脑强直	2
	去皮层强直	3
	退缩反应	4
	疼痛定位	5
	服从指令	6

3. 术后神经系统功能恶化　术后常因血压下降、颅内压升高或脑血管痉挛使脑组织的灌注和氧合能力下降；血肿压迫脑组织并使 ICP 增高，以及脑水肿和气颅使神经功能恶化，病人苏醒困难。

三、呼吸系统并发症

由于颅脑重要部位的手术、麻醉药物的影响、心肺功能障碍和颅内高压均会导致呼吸系统并发症的发生。术后病人任何程度的通气不良均应及时纠正，否则低氧血症和高碳酸血症可增加脑血流量和 ICP，并导致脑水肿。每增加 1mmHg 的动脉 CO_2 可增加4%的脑血流量（见图16-7）。

1. 术后呼吸功能不全与麻醉相关的原因　包括：

（1）肌松剂、麻醉性止痛剂的体内残留；

（2）与 N_2O 应用相关的弥散性缺氧；

（3）过度通气性低氧血症：术中过度通气消耗 CO_2 储备，术后机体代偿性自发通气不足以恢复储备的 CO_2，同时发生低氧血症；

（4）全麻后肺功能残气量减少；

（5）其它：寒颤、分泌物过多、肺不张等。

2. 神经性病因

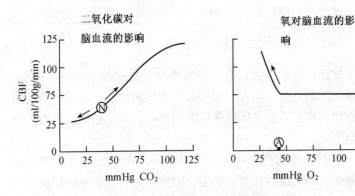

图 16-7　**PaCO$_2$ 为较强的脑血管扩张剂，任何PaCO$_2$的升高将增加脑血流，从而使ICP升高。当PaO$_2$降低到45mmHg（A），脑血流显著增加，导致 ICP 升高**

（1）生命中枢损伤；

（2）双侧颈动脉体内膜切除术后致颈动脉体损伤。

3. 心血管和呼吸病因

（1）心衰：可能与甘露醇之类的高渗液输注有关或原有心脏疾患；

（2）坐位手术发生围术期气栓术后表现出来；

（3）颅脑损伤尤其是下丘脑损伤后的反射作用会导致神经性肺水肿；

（4）大量输血时肺微血栓形成。

4. 呼吸道并发症的治疗

（1）大多数导致低氧血症的病因对氧疗（面罩吸入30%～50%的氧气），气管支气管吸引和胸部理疗有明显疗效。

（2）通气不良的管理涉及呼吸频率、潮气量、吸气力量、胸片和血气分析监测，而氧饱和度监测显得尤为重要。

（3）呼吸道水肿、肥胖或术前有呼吸问题的病人，需要正压机械通气以达到正常 CO_2 交换和足够的氧合。

四、心血管系统并发症

神经外科手术后，由于中枢神经系统功能不稳定、疼痛、应激反应和低温等均可引起心血管系统波动，低血压、高血压或心律失常是术后 PACU 常见的并发症，因此必须监测血压和心电图。

1. 脑血流的自身调控　　体循环压力在很大的范围内波动时脑血流仍可维持在稳定状态，因为脑血管具有可根据血压的变化而调整其管径大小的能力（图 16-8）。

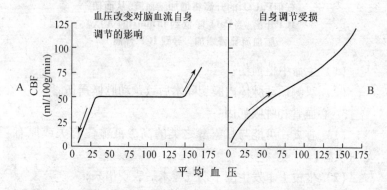

图 16-8　A. 平均动脉压从 50～150mmHg 范围内，脑血流保持不变；B. 外科手术、全麻药物及其他药物损害脑血管的自身调节

正常人体脑血流自动调节能力限于平均功脉压在 50～150mmHg 的范围内，一旦超出这一范围，脑血流则随体循环压力的变化而被动改变。脑血管这一自动调节能力在以下几种情况下受到损害：

（1）脑外科手术；

（2）头部创伤；

（3）全麻；

（4）治疗药物的影响；

（5）糖尿病；

（6）高血压。

2. **低血压** 低血压可引起脑灌注压下降，通过评估液体摄入量、尿量、尿渗透压、CVP、PAWP 和 CO 可明确原因，并给予相应的治疗措施。低血压原因包括：

（1）血容量不足；

（2）过度限制液体摄入和脱水利尿导致前负荷不足；

（3）颅内动脉瘤或长时间利尿剂应用致低血容量；

（4）心衰、心律失常；

（5）低氧血症；

（6）脑干损伤。

3. **高血压** 高血压是神经外科手术病人在 PACU 期间最常见的非神经源性并发症。原因包括：

（1）低温引起的外周血管收缩；

（2）液体超负荷；

（3）麻醉初醒、疼痛及寒颤；

（4）高碳酸血症和低氧血症初期；

（5）颅内低氧血症引起的柯兴氏反应；

（6）高渗葡萄糖、纳洛酮应用，或硝普钠/降压药撤药后的血压反跳；

（7）血管重建术后，脑血流方式的改变；

（8）术前存在血压增高的相关疾病。

由于血压升高超过 25% 可能导致脑内出血、心力衰竭或心肌梗死，另外术野出血、脑血流量增加、脑水肿形成而使 ICP 升高，因此控制术后高血压非常重要。但对柯兴氏反应引起的高血压-改善脑灌注的重要保护机制必须加以鉴别。

治疗措施包括：

（1）高血压伴有窦性心动过速者，给予乌拉地尔 25mg 静脉注射，5 分钟后可追加 25mg 或拉贝洛尔（Labetolol）5～10mg 静脉注射，艾司洛尔（Esmolol）0.5～1.0mg/kg 静脉注射后持续静脉输注以维持血压、心率到理想水平；

（2）纠正液体失衡；

（3）改善动脉血气，纠正高碳酸血症和低氧血症；

（4）治疗手术后疼痛。

由于肼苯哒嗪、硝普钠和硝酸甘油均可引起脑血管扩张，增高 ICP，明显降低脑灌注压，除非特殊病情需要，一般尽量避免使用。

4. 心律失常和心电图改变　心律失常和急性心电图改变（T 波倒置、ST 段抬高）较多见，尤其是头部外伤和脑动脉瘤破裂病例，心电图上可观察到类似于心肌缺血急性改变。由于过度通气和利尿治疗是脑外科常用的治疗措施，两者均可导致低 K^+ 血症和室上性心动过速。所以必须进行心电图监测和血电解质测定，及时纠正水电解质失衡。

5. 体温　麻醉期间，由于对流、传导和辐射（室温低、输入未经加温的血液制品和液体）导致机体热量丧失，体温降低。如果术中没有及时复温，当术后麻醉苏醒期体温调节中枢功能逐渐恢复，病人开始通过寒颤来产热。由于寒颤使机体耗氧明显增加（400%～700% 的基础代谢率），如此大的氧耗可导致呼吸和心脏储备能力极限病人发生低氧血症和心衰。因此术后体温监测和有效的复温措施（热环境、红外灯、输血输液加温、热对流空气加温）很重要。

6. 体液和电解质

（1）体液和电解质紊乱在神经外科手术后较常见，尤其是下丘脑和垂体及其周围的手术。所以监测液体摄入量、尿量和电解质非常重要。

（2）术后低钠血症的常见类型有抗利尿激素异常分泌综合征（SIADH）和脑性盐耗综合征（CSMS），但两者的诊断依据和处理原则不同。前者主要表现为低血钠和低血渗，治疗以限制入水量为主，而后者出现低钠血症、容积收缩和高尿钠浓度三联征，处理以充分补钠、补水来纠正低血容量。

（3）尿崩症可通过高钠血症、极多尿、低比重尿的临床表现来诊断。治疗应迅速纠正病因，补充丢失的水。包括输注 0.25% 的生理盐水补充丢失的体液、应用加压素。

（4）过度通气、利尿剂和激素治疗不当引起的低钾血症也应及时处理。

（5）由于受损脑组织容易受高血糖影响而加重，因此血糖应控制在 <150mg/dl，必要时使用胰岛素。液体最好选用胶体液或生理盐水低速输入。

7. 癫痫

（1）约 20% 未处理的颅脑手术后病人，可在术后 24 小时内出现癫痫样发作。原因包括手术后脑水肿、脑缺氧；合并颅内血肿；手术操作对脑组织的直接损伤；药物使用不当。

（2）由于癫痫发作可引起低氧血症和误吸，因此应在心电图监测下静脉注射苯妥英钠进行控制。18mg/kg 的苯妥英钠稀释至生理盐水中以 50mg/min 的速度滴注可达到有效治疗浓度，并可维持 24 小时。为了减轻对心血管的抑制作用，速度不宜超过 50mg/min。也可静脉注射硫喷妥钠 2~3mg/kg，小量分次静推并保持呼吸道通畅。对于癫痫持续状态，主张联合用药。

8. 术后烦躁和疼痛

（1）神经外科病人术后疼痛并不严重，如这些病人出现烦躁需仔细评估，排除因中枢性缺氧、心脏或呼吸功能不全所致的烦躁不安。

（2）对神经外科病人不常规药物止痛。如果某些病人需要，采用非强效的止痛剂如扑热息痛或可待因往往能奏效。

（3）考虑到对中枢神经系统和瞳孔收缩的抑制作用，应用麻醉性镇痛药要十分慎重，仅限于具备有迅速进行 CT 扫描条件时应用，因为上述两种抑制作用能掩盖 ICP 增高的临床表现。此外，麻醉性止痛药引起的呼吸抑制致 CO_2 升高可使 ICP 增高。

（祝继洪　钟泰迪）

参 考 文 献

1. Rosa MM，David SC. Intracranial pressure monitor：prospective study of accuracy and complications J Neurol Neurosurg Psychiatry 2000(69)：82-86

2. Rossi SE，Roncati Z. Brain temperature，body core temperature，and intracranial pressure in acute cerebral damage. J Neurol Neurosurg Psychiatry. 2001(71)：448-454

3. Jill A R，Kellie R M. Infection related to intracranial pressure monitors in adults：analysis of risk factors and antibiotic prophylaxis. J Neurol Neurosurg Psychiatry. 2000(69)：381-384

4. 王恩真主编．神经外科麻醉学．北京：人民卫生出版社，2000，403-416

第十七章

区域麻醉后病人的
恢复期管理

广义的区域麻醉概念是指应用局部麻醉药阻滞神经冲动的传导从而使相应手术部位丧失对疼痛的敏感性，病人的意识可以是清醒的。区域麻醉的技术根据所阻滞的神经不同可大致分为椎管内阻滞技术（蛛网膜下腔阻滞和硬膜外腔阻滞）和外周神经阻滞技术（如颈丛阻滞、臂丛阻滞、肋间神经阻滞等）。

对于区域麻醉后的病人，往往因为病人是清醒的，自主呼吸持续存在，而且大多数严重并发症均发生在术中并已得到及时的处理，因此忽视了对病人术后的严密观察，各种有创的监测也较全麻后病人少，容易出现术后并发症，必须加强这些病人在PACU的观察和治疗。

第一节　区域麻醉病人术后进入PACU的必要性

一、区域麻醉病理生理改变不应忽视

通常认为区域麻醉较全麻对生理的影响更小，因此对于伴有严重系统性疾病，特别是呼吸功能不全的高危病人，行中小

手术时区域麻醉往往被认为是首选的麻醉方法，这一类病人术后更需要继续严密观察和护理。而对于一般情况较好的病人，如果忽视了区域麻醉所引起的病理生理改变，则可能导致术后严重并发症的发生。高平面椎管内麻醉可能通过麻痹肋间肌甚至膈肌抑制呼吸功能，交感神经被阻滞所介导的血管扩张和心率下降，可能引起严重低血压；这些生理改变在术后往往又与手术本身所引起的病理变化如失血、肺不张和气胸等夹杂在一起，使得对病情的判断更为复杂，尤其对于伴有心肺储备功能下降的老年病人，可能难以耐受而导致严重并发症的发生。另外，对于较少见但具有潜在危险的严重并发症如硬膜外血肿、神经系统损伤等的早期诊断和处理对神经功能的恢复则是至关重要的。

二、镇静联合区域麻醉

近年来由于新型局部麻醉药的问世及对神经解剖学和生理学的进一步认识，区域麻醉方法的应用日益广泛。为了消除病人在区域麻醉下手术过程中的恐惧和焦虑，清醒镇静术便应运而生，同时随着新型短效药物如异丙酚、雷米芬太尼和咪唑安定等的临床应用和无创监测技术的发展，镇静联合区域麻醉可能在某些手术中取代全麻，特别是门诊手术，镇静术的开展使区域麻醉的应用范围得到进一步的拓展。但与此同时镇静镇痛药物本身的药理作用可能增强区域麻醉所引起的呼吸循环抑制，需要进行持续的监测甚至气道支持和液体治疗，这种监测和治疗的过程应该在 PACU 中继续进行，直至病人意识和呼吸循环功能恢复正常并保持稳定。

三、长效局部麻醉药的临床应用和病人自控镇痛技术

最后，随着长效局部麻醉药的临床应用和病人自控镇痛技

术（PCA）的广泛开展，越来越多的术后急性疼痛得到了有效的缓解，区域麻醉后的病人应与全麻后病人一样，在 PACU 中由护士对 PCA 的镇痛效果和可能的并发症进行严密的观察，这些并发症包括恶心呕吐、循环呼吸功能抑制、过度镇静等，并可能因未得到及时发现而引起更严重并发症的发生。

综上所述，由于区域麻醉应用范围的日益扩大以及镇静镇痛术的广泛开展，对于区域麻醉后病人的恢复应给予更多的关注，有效的监测、严密的观察和及时的诊断治疗是病人安全的重要保证，而 PACU 则为其提供了合适的场所。

第二节　椎管内阻滞后病人的恢复

椎管内阻滞包括蛛网膜下腔阻滞和硬膜外腔阻滞，常用于下肢和盆腔手术，至今仍是应用最广的麻醉方法之一，但因其阻滞了包括交感神经在内的多种神经，病人的循环呼吸功能可能发生较明显的改变，因而在 PACU 中需要更多的关注。

一、椎管内阻滞对生理的影响

将局麻药注入蛛网膜下腔，主要作用于脊神经根和脊髓所引起的阻滞称为蛛网膜下腔阻滞；而将局麻药注入硬膜外间隙作用于脊神经，使交感和感觉神经完全被阻滞，运动神经纤维部分阻滞，这种方法称为硬膜外阻滞，因其较蛛网膜下腔阻滞减少了药物与脊髓的直接接触，局麻药用量较大但麻醉作用却不如蛛网膜下腔阻滞完全，大多数学者认为椎旁阻滞、经根蛛网膜绒毛阻滞脊神经根和局麻药经硬膜弥散进入蛛网膜下腔产生"延迟"性脊麻是硬膜外阻滞时局麻药的主要作用方式。椎管内阻滞通过药物阻滞了相应的脊髓节段和神经根产生麻醉作用的同时，也通过这些被阻滞的神经对生理产生影响。

1. 阻滞平面的差别　局麻药阻滞的神经包括交感神经、

感觉神经和运动神经，差异阻滞指三种神经阻滞的不平衡性，与不同神经对局麻药的敏感性不同有关，细而无髓鞘的神经（交感神经和感觉神经）对局麻药特别敏感，粗而有髓鞘的神经（运动神经）则敏感性较差，因此低浓度局麻药只阻滞感觉冲动的传入，高浓度局麻药才能阻滞运动神经，所以椎管内阻滞时先是交感神经张力的丧失，其次感觉神经纤维，最后是运动神经纤维，恢复时顺序则相反。

各种神经阻滞的平面亦有所差别，通常交感神经阻滞平面较感觉神经阻滞平面高 2~4 个节段，而运动神经阻滞平面常较感觉消失平面低 1~4 个节段，临床上可由感觉消失平面大致估测运动和交感神经阻滞的平面。

2. 对循环系统的影响　最常见的改变为低血压和心动过缓，主要由于交感神经被阻滞所致，并与阻滞平面密切相关，大样本的调查显示其发生率分别为 33% 和 13%；术中心搏骤停的发生率约为 0.04~1/10000。低血压的危险因素包括阻滞平面超过 T_5、病人年龄 ≥40 岁、基础收缩压 ≤120mmHg，而心动过缓的危险因素则有基础心率 ≤60 次/分、使用 β-受体阻滞剂、术前 EKG 提示 PR 间期延长及阻滞平面超过 T_5。

由于交感缩血管纤维被阻滞导致阻力血管和容量血管的扩张，回心血量减少，外周阻力下降，使心排血量下降，平均动脉压也有所下降，从而引起低血压。低血压的发生率和下降幅度与交感神经阻滞平面有关，平面愈高，发生率愈高。平面在 T_4 以上者血压约下降 44%，T_4 以下者下降约 21%，老年人尤其明显。若存在其他因素的影响如贫血、失血、缺氧及二氧化碳滞留或体位改变等则更易发生明显低血压。

除了容量血管扩张导致相对性血容量不足之外，高位椎管内阻滞还可通过阻滞心交感神经（T_{1-4}）而引起明显心动过缓，中位和低位椎管内阻滞可由于静脉压下降，右房压下降通过静脉心脏反射导致心率减慢；另外，由于平均动脉压下降

（尤其外周阻力下降可导致舒张压降低）可能使冠脉供血减少，并由于心肌缺血而导致心率进一步减慢，但也有学者认为冠脉供血减少的同时，由于心脏后负荷下降和心率减慢，心肌耗氧也同时减少，其减少的程度甚至比心肌氧供减少更多，因此冠脉血流在一定范围内减少尚不致发生心肌缺血（见图17-1）。

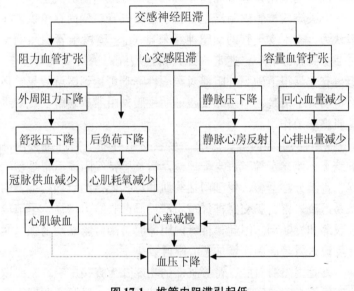

图 17-1 椎管内阻滞引起低
血压的机制

3. 对呼吸系统的影响　主要表现为通气功能下降。如果术前不存在明显肺部疾病，同样很大程度上取决于阻滞平面的高低，尤其是运动神经被阻滞的范围。当感觉阻滞平面在 T_8 以下时，对呼吸功能基本无影响；感觉阻滞平面到达上胸部（T_{2-4}）时由于肋间肌的麻痹可能导致通气不足，但此时尚有膈肌可以代偿，病人表现以腹式呼吸为主，潮气量并无明显下降，但由于补呼气量明显减少而致肺活量下降即呼吸储备功能下降，同时由于心排出量和肺动脉压下降使 V/Q 失衡而 PO_2 有所下降；但如果阻滞平面到达颈部，可由于膈肌麻痹而致明显呼吸困难甚至呼吸停止。对于老年、体弱或过度肥胖的病人由于呼吸储备功能的下降，阻滞平面对呼吸的影响则更为显著。此外，对于慢性支气管炎病人亦应注意肋间肌麻痹可使患者咳嗽能力明显削弱，痰液不易排出而致呼吸道有阻塞的可能。围术期应用镇静镇痛药亦可能增加呼吸抑制的发生率。

有关胸段椎管内阻滞是否会引起支气管痉挛尚存争议。一般认为，支配支气管的交感神经来自 T_{1-6}，胸段椎管内阻滞常可使交感神经麻痹，迷走神经兴奋性增强而诱发支气管痉挛，但也有文献报道硬膜外阻滞对顽固性哮喘可达到缓解效果，虽然机制并不清楚，但临床实践证明硬膜外阻滞有缓解支气管平滑肌痉挛的作用。

4. 胃肠道和内脏的影响　多系交感神经节前纤维被阻滞的结果，使迷走神经占支配地位。胃交感神经阻滞后胃蠕动增强，胃液分泌增多，胃幽门括约肌和奥狄氏括约肌均松弛，胆汁易返流入胃，肠交感神经被阻滞后肠曲收缩力增强，呈节段性收缩和慢蠕动。因此，椎管内阻滞时可因胃肠蠕动增强、胆汁反流入胃等原因而增加恶心呕吐发生率。

椎管内阻滞对肝、肾等脏器的功能并无直接影响，主要取决于椎管内阻滞致低血压的程度和持续时间，以及在此期间有无明显低氧血症发生。除非发生严重低血压，由于局部组织因素的自动调节机制，肝肾血流得以维持。肝肾功能下降大多为暂时性，随血压上升可逐渐恢复。

骶神经（$S_2 \sim S_4$）的阻滞可导致膀胱平滑肌的松弛，使之能储存大量尿液，而交感传出神经（$T_5 \sim L_1$）的阻滞可增加尿道括约肌的张力，导致尿潴留。

5. 对体温调节的影响　围术期低温可使心肌缺血、切口感染等并发症的发生率增加，并可增加手术失血和输血量。椎管内阻滞引起低温的机制包括三个方面：

（1）由于交感神经阻滞所致的血管舒张导致病人中心热量向外周的重新分布。这种效应在注药后 30～60 分钟到达高峰，可导致中心温度降低大约 1℃～2℃，并与阻滞平面高低和病人年龄相关；

（2）体温调节功能丧失，并使寒战和血管收缩的阈值下降；

（3）交感神经阻滞平面以下体温调节性血管收缩功能丧失的同时，由于血管舒张使热量丢失增加，导致低温。

因此，椎管内阻滞病人术中应监测体温，而且应监测中心温度如鼓膜温、鼻温等，而不是皮肤温。

6. 对意识的影响　近来的观察发现，在没有使用镇静剂的情况下接受椎管内阻滞的病人也显得昏昏欲睡，而临床和实验研究均提示椎管内阻滞可减少咪唑安定、异氟醚、七氟醚等催眠药物的用量。其可能的机制包括局部麻醉药向头侧的扩散或者由于传入冲动的阻断导致网状激动系统活性下降，动物实验的结果倾向于支持后者，临床观察到镇静程度与阻滞平面相关，即平面越高，镇静程度越深，这也为后者提供了间接的证据。

最大镇静出现的时间表现为一种双相分布，即第一个峰值与最大阻滞平面的出现一致（约在注药后 30 分钟内），第二个峰值出现稍晚，约在注药后 1 小时左右，其机制不清。在临床上行椎管内阻滞时似应减少镇静剂的用量。

7. 对神经内分泌的影响　阻滞平面达 T_5 时，由于阻断了肾上腺髓质的交感传入神经以及介导疼痛的交感和躯体感觉神经径路，抑制了应激反应的部分神经成分。应激反应的其他成分及中枢性体液因子的释放则不受影响，上腹部脏器的迷走神经传入纤维未被阻滞，可刺激下丘脑和垂体释放激素（如抗利尿激素和促肾上腺皮质激素）。胰岛素释放和糖耐量正常。

二、椎管内阻滞后病人进入 PACU 的常规管理

病人收入 PACU 后，首先必须由麻醉医师向 PACU 护士详细交代患者病史和术中情况，包括术中并发症的发生及处理结果，并下达相关医嘱。同时给氧并进行持续的生命体征监测，包括 EKG、SpO_2、NIBP，根据病人病情需要还应有有创监测的设备，并做好相关的记录。

1. 对于椎管内阻滞病人，收入 PACU 后的一项重要工作是感觉阻滞平面的估测和下肢运动能力的评价。

PACU 护士应对脊神经支配的皮区分布非常熟悉并掌握一些重要的与之相关的体表标志如耻骨代表 T_{12}，脐代表 T_{10}，肋弓下缘代表 T_8，乳头代表 T_4，胸骨角代表 T_2 等。可用酒精棉签来估测感觉阻滞平面，一旦测出感觉消失平面即可由此推测交感神经和运动神经阻滞的平面。根据所使用的局麻药种类、浓度、注入的途径以及是否在药液中添加肾上腺素可以大致估计镇痛作用持续的时间（见表 17-1），并以此判断患者神经功能的恢复有无异常。对下肢运动能力的评价可采用 0 ~ 3 分法（0 分 = 无运动，1 分 = 足可活动，2 分 = 可屈膝，3 分 = 可举髋）。以上评估应每隔 30 分钟进行一次并加以记录。

表 17-1 　常用局麻药在蛛网膜下腔和硬膜外腔阻滞时的平均作用时间

	蛛网膜下腔阻滞	硬膜外腔阻滞
利多卡因	60 ~ 90min	60 ~ 120min
丁卡因	90 ~ 180min	常与利多卡因合用
布比卡因	90 ~ 110min	120 ~ 210min
罗哌卡因	—	120 ~ 240min

2. 行椎管内阻滞并接受清醒镇静术的病人在进入 PACU

后，护士还应对病人的镇静程度做出评估。

常用的镇静分级有：

（1）White 分级：1 分—清醒、警觉；2 分—清醒但瞌睡；3 分—瞌睡易唤醒；4 分—入睡加物理刺激才可唤醒；5 分—入睡且不能唤醒。

（2）Ramsay 评分：1 分—清醒、激动不安；2 分—清醒、平静合作、定向力好；3 分—瞌睡、对指令有反应；4 分—瞌睡、反应活跃；5 分—入睡、反应迟钝；6 分—无反应。

同时由于应用了镇静镇痛药，还应注意对呼吸循环系统是否产生抑制，气道是否通畅做出评价，并准备好急救用具。

3. 重视对疼痛的治疗 对术后急性疼痛的积极处理有助于减少术后呼吸循环系统并发症和增加病人舒适度，这种治疗应在手术室开始并在 PACU 中得到延续。目前经硬膜外病人自控镇痛已经成为椎管内阻滞后病人的主要镇痛模式，通常用于以下几类病人：

（1）行下腹部手术伴或不伴严重肺部疾病的病人；

（2）行下肢手术且需早期活动的病人；

（3）行下肢血管手术且交感神经阻滞有利于病情的病人。根据病情的不同，药液通常为 0.1% ~ 0.2% 布比卡因和 3 ~ 10μg/ml 芬太尼的混合液。

应用视觉模拟评分（VAS）评价镇痛效果并严密观察相关并发症的出现如恶心呕吐、瘙痒、尿潴留、体位性低血压等，在病人出 PACU 时应检查输液泵的运转是否正常。其他常用的镇痛措施有经胃肠道外给予阿片类药物、非甾体类抗炎药物和非阿片类镇痛药等。

4. 在 PACU 中还需对外科并发症作严密观察 这些外科并发症主要包括失血、气胸等。PACU 护士必须对组织低灌注的细微症状变化如皮肤粘膜苍白、血压下降、定向力丧失等保持警惕。由于交感神经阻滞，病人可能不伴有代偿性心动过速的表现，因此对于可能引起隐性失血的手术特别是盆腹腔手术病人应定期检查引流管的引流情况，以免在判断低血压原因时发生失误，有时外科失血可使同时并存的椎管内阻滞引起的低血压更为恶化。同样如果患者在呼吸困难的同时伴有胸痛，应警惕是否存在气胸可能。对这些外科并发症的观察有助于正确判断椎管内阻滞病人术后循环呼吸抑制的病因并使之得到及时正确的治疗。发现这些并发症后应及时请相关手术医生前来处理。

5. 出 PACU 的标准　椎管内阻滞后病人何时可离开 PACU 送回病房，目前并无统一的标准。除了神经功能的恢复外，血流动力学的不稳定性是椎管内阻滞后病人在 PACU 中存留的重要因素，有学者研究了血压的改变与感觉阻滞平面恢复之间的关系，52 例蛛网膜下腔阻滞后病人在 PACU 中每隔 30 分钟测定体位改变引起的血压变化（仰卧位变为坐位 2 分钟后测定袖带血压，计算 MAP 及仰卧位和坐位的 MAP 差值），发现若连续两次的差值均 <10% 则无一例病人在此后表现出循环不稳定，且其改变与感觉阻滞平面的恢复并无明确相关，由此提出体位性血压的改变比单纯感觉阻滞平面的恢复在决定病人是否可以转回病房中有更为可靠的价值。还有一些研究探讨了椎管内阻滞后病人出 PACU 的标准问题，比较确定的是无须等待神经功能完全恢复即可转回病房，由病房护士对神经功能的恢复作继续的观察，文献中比较保守的出 PACU 标准是：

（1）神志清楚，定向力佳；

（2）生命体征稳定；

（3）无体位性低血压表现；

（4）感觉平面在 T_{10} 以下且运动评分 ≥2 分，神经功能按预期的时间逐步恢复中且无反复；

（5）疼痛得到较好的控制（VAS≤3 分）。

需要强调的是必须由相关的麻醉医师决定患者能否出

PACU 转回病房。如果在 PACU 期间发生严重并发症，亦应由麻醉医师处理并决定是否应转入重症监测治疗病房。

三、椎管内阻滞后相关并发症及处理

1. 低血压　如上所述，中或高位椎管内阻滞后低血压的主要原因，是交感神经张力丧失所致容量血管扩张，引起相对性血容量不足，由于心交感神经阻滞所致的心动过缓加重了低血压的程度。同时还需判断是否存在引起绝对性血容量不足的因素，如外科继续失血。如果能排除其他原因，而明确低血压单纯由椎管内阻滞引起，则主要是对症治疗，包括头低位5°~10°以增加静脉回流，适当补液以维持血容量，必要时可用血管收缩药如新福林或麻黄素进行治疗。当心率 <60 次/分或血压降低与心率减慢明显相关时可予静注阿托品 0.3 ~ 0.5mg（见表 17-2）。但有时往往很难判断低血压和心率减慢的因果关系，因此在大多数情况下拟交感神经药物（如麻黄碱）比迷走神经拮抗剂阿托品更为有效和安全。另外，还需注意不要使用大容量晶体液来扩充血容量，因为椎管内阻滞后可能发生尿潴留及交感神经张力恢复后循环超负荷状态。

表 17-2　低血压治疗

头低位 5° ~ 10°	
补液维持血容量	
心率 <60 次/分	阿托品 0.3 ~ 0.5mg
心率 60 ~ 100 次/分	麻黄素 5 ~ 15mg
心率 >100 次/分	新福林 10 ~ 50μg

2. 呼吸抑制　通常由于高平面引起的呼吸抑制在术中已得到控制，如果送入 PACU 时平面仍在 T_2 以上，病人常有呼吸困难的主诉，甚至表现为发声无力或不能咳嗽，这种主诉部分是因为腹部和胸壁运动的本体感觉传入神经被阻滞所致。对

于这类病人必须进一步明确阻滞平面有无扩散至颈部，膈肌有否受累并持续监测 SpO_2。若没有明显的缺氧或高 CO_2 血症，治疗主要是支持性的，包括吸氧，消除病人焦虑情绪，鼓励病人保持适当的呼吸频率，血压稳定的情况下，可将床头适当抬高以减轻膈肌运动的阻力。若存在明显通气不足或术中加用镇静镇痛药而致舌根后坠，则应立即行通气支持如口咽通气道、无创加压面罩通气甚至气管插管机械通气。椎管内阻滞所引起的呼吸抑制是暂时性的，只要密切观察并及时给予足够的通气支持，病人的恢复过程通常是平稳的。

3. **硬膜穿破后头痛**　这种头痛属血管性，系脑脊液经硬膜穿破处漏出，脑脊液量减少，压力降低，颅内压下降而引起颅内血管扩张，小血管周围水肿，血管扩张产生的刺激引起血管性头痛，以及颅内压下降引起了对颅神经特别是第 6 和第 8 对颅神经的牵拉，疼痛常位于枕部或顶部，也可发生于额部和颈项，特点是受体位改变影响，起床或抬头时头痛加剧，平卧减轻或消失，严重时可伴有视觉或听觉症状，如：复视，视觉模糊，盲点，畏光以及听力减退，耳鸣等，多发生于术后 1 ~ 3 天，女性多于男性，20 ~ 40 岁发生率最高，50 岁以后明显下降。目前行蛛网膜下腔阻滞时改用 26G 穿刺针，使头痛发生率降至 1% 左右，而硬膜外阻滞时意外穿破硬膜的发生率约 0.2% ~ 2.5%，由于其穿刺针粗，所以穿破硬膜后头痛发生率较高，可达 30% ~ 75% 左右。需要注意的是这种头痛最主要的特征是体位性，平卧位可明显缓解，如果头痛不具备上述特征，应仔细查找原因并加以鉴别。

虽然头痛本身并不致命，但因头痛而限制活动则可引起其他并发症的发生率增加，临床观察表明约 18% 的病人须轻度限制活动，31% 的病人须限制活动并卧床，51% 的病人须绝对卧床，而头痛的自然缓解需 1 周到 6 周，因为硬膜的自然愈合需时 1 周以上，因此应给予积极的治疗。

头痛发生后的非创伤性治疗包括：

（1）静脉补液2000~3000ml/天以增加脑脊液生成量；

（2）保持平卧位：过去人们认为术后绝对卧床12~24小时能降低头痛发生率，但大样本的临床研究表明此法仅对已发生的头痛有效，能缓解症状而并无预防作用；

（3）使用镇痛药物缓解症状。

这些保守治疗的方法对于伴有视觉或听觉症状的严重病例往往疗效不佳。

创伤性治疗包括：

（1）在拔除硬膜外导管前注入生理盐水30ml或经硬膜外导管持续滴注生理盐水100ml/24hr，但有效率报告不一；

（2）硬膜外腔注入自体血10~15ml：这种有创的方法始于1960年，据报道有效率达90%以上，较生理盐水有更高的长期缓解率，注入时机通常选择在硬膜穿破后24~48小时，其适应证为：①有体位性头痛且24小时内未缓解；②头痛伴恶心呕吐；③伴颅神经牵拉引起的复视或听力障碍。有学者用脊髓造影和核磁共振（MRI）的方法显示注入的自体血主要向头端扩散，约每节段1.6ml，注入后3小时内表现为占位效应并可引起邻近神经根压迫或移位，7小时后占位效应消失，成为一薄层血液黏附于硬膜囊封闭硬膜穿破处。同时在自体血"补片"后的病人再次行硬膜外阻滞仍获成功也表明其并不在硬膜外腔形成粘连以及并无长期神经并发症。正因为其较高的治愈率，有人提出是否可采取预防性自体血"补片"降低头痛的发生率，临床研究表明预防性给予15ml自体血可使头痛发生率由76.5%降至17.6%，并强调其成功的重要因素之一是必须给予足量的自体血（15~20ml）。但也有研究的结果并不支持，目前仍处于争议之中。自体血注入的并发症主要有：①由于暂时的神经根移位而致神经根性疼痛；②由于自体血扩散至皮下脂肪而致的背痛，但上述并发症并不常见。

4. 硬膜外血肿 是一种椎管内阻滞后罕见但非常严重的并发症，在硬膜外阻滞并发截瘫的原因中占首位。形成血肿的直接原因是穿刺针尤其是置入导管对血管的损伤，凝血机制障碍及抗凝治疗是促进因素，也有自发性血肿形成的报道。目前对于抗凝治疗和硬膜外血肿形成之间的关系仍存争议，在一个临床研究中 4000 例病人椎管内穿刺置管后接受了肝素抗凝治疗，平均 ACT 时间为 174 ± 30s，无一例并发硬膜外血肿，术前抗凝治疗、白血病、血小板减少症、血友病等病人被排除在外；而在另一项研究中，1000 例术前口服抗凝治疗的病人接受了腰段硬膜外穿刺并在术中行肝素化，也无硬膜外血肿发生的报道，穿刺前肝素化、长期阿司匹林治疗的病人被排除在外。但也有人认为，对于这种极为罕见的并发症来说，5000例成功的经验仍不足以明确二者之间的关系，因此仍应谨慎为宜。

硬膜外血肿的典型症状是阻滞平面消失后再出现平面或术后感觉运动功能该恢复而未恢复，同时伴腰背骶部剧痛，系由血肿压迫脊髓所致。起病通常较为迅速，晚期症状包括下肢疼痛和无力。影像学检查（CT 和 MRI）有助于确立诊断和明确压迫部位。

病人的预后取决于早期诊断和及时手术，如果在症状出现后 12 小时内行椎板切开减压术，病人大多可获得完全康复，否则可能导致永久性神经损伤。

5. 硬膜外脓肿 细菌感染的途径有：

（1）内源性：来源于身体其他部位的感染灶经血行播散感染硬膜外腔或穿刺局部感染由穿刺针带入；

（2）外源性：无菌操作不严格或麻醉器具、药物被细菌污染。

症状主要由脊髓受压所引起，典型症状为经过 1~3 天潜伏期后出现发热，严重背痛（疼痛部位常与脓肿发生部位一致），局部肌紧张；随后可出现神经根病的放射性疼痛症状，下肢无力，继而发展为截瘫。但要注意的是上述症状常在较晚时间才出现，早期只有一些无特异性的、不明确的症状。实验室检查可见外周血白细胞增多和脑脊液蛋白增加，脊髓造影和CT、MRI可见。脊柱腔内占位效应。

治疗的效果主要在于脊髓受压后的损伤程度，因此应重视早期病情的细致观察，立即行椎板切开减压术，同时给予适当抗生素治疗。

6. 椎管内阻滞后神经并发症　多个大样本的临床调查表明椎管内阻滞后的神经并发症发生率并不高，约在 0～0.7% 之间，包括神经根病、轻瘫、截瘫、持久性感觉异常、马尾综合征、椎间盘病变加重及暂时性感觉异常等（表 17-3）。除穿刺引起的脊髓和神经根的直接损伤外，大部分神经并发症与注入椎管内的局部麻醉药有关，研究证实所有的局部麻醉药均有潜在的神经毒性，其中利多卡因和丁卡因的毒性明显大于布比卡因，并与浓度密切相关，这种毒性的产生可能与神经细胞内钙离子浓度明显升高有一定的关系。

表 17-3　腰麻后神经并发症的大样本流行病学调查

作　者	病例数	并发症
Auroy et al, 1997	40640	7 例神经根病
		5 例马尾综合征
Horlocker et al, 1997	4767	6 例持久性感觉异常
Aromaa et al, 1997	550000	5 例截瘫
		1 例马尾综合征
		6 例神经根病
Dahlgren, 1995	8501	4 例神经根病

（1）一过性神经症状（Transient Neurologic Symptoms, TNS）：表现为背痛并放射至臀部或下肢。通常在腰麻作用消

退后 12 ~ 36 小时起病，持续 2 ~ 3 天，疼痛程度约在 VAS 评分 3 ~ 4 / 10 分之间，症状一般为自限性，用强效非甾体类抗炎药可获得有效缓解。

所有用于腰麻的局麻药均可引起，但以利多卡因最为常见。前瞻性随机研究表明使用临床浓度的利多卡因行腰麻后 TNS 的发生率在 4% ~ 33% 之间。其他可能的病因包括病人体位如截石位或膝关节镜体位、早期活动、穿刺损伤、神经缺血、药液中添加葡萄糖、肌肉痉挛和背根神经节刺激等，具体病因并不清楚。但有一点明确的是 TNS 病人并不伴有感觉和运动功能障碍，影像学检查也无脊髓或神经根损伤的证据，TNS 期间神经电生理检查（体感诱发电位、肌电图、神经传导速度等）也较腰麻前无明显改变，这是与马尾综合征较大的区别，其预后也较好。

（2）脑膜病变：常见于蛛网膜下腔阻滞后，包括细菌性脑膜炎、无菌性脑膜炎和粘连性蛛网膜炎。发生率极低。

细菌性脑膜炎常由于穿刺时无菌操作不严格、注入蛛网膜下腔的药液被细菌污染所致，通常在脊麻后 24 小时内起病，病人表现为严重头痛、颈项强直、体温明显升高等，诊断性腰穿见脑脊液压力增高，脑脊液混浊，白细胞增多。细菌培养阳性。治疗上应选用适当抗生素。

无菌性脑膜炎多在脊麻后 3 ~ 4 天起病，临床表现主要有头痛、颈项强直，有时伴复视、眩晕和呕吐，一般不会恶化，通常在几天至一周内自然缓解。脑脊液分析和培养均为阴性，这是与细菌性脑膜炎的重要鉴别点。

粘连性蛛网膜炎是更为严重的神经并发症，系因蛛网膜受刺激后过度增生纤维化导致蛛网膜下腔粘连闭锁所致。常见于脊麻后数周或数月，症状通常逐渐出现，包括慢性进行性感觉缺失和下肢轻瘫，进而发展到完全性瘫痪，上述病变尚可延及脊髓的更高节段甚至脑干而导致脑积水、四肢麻痹并最终死亡。对于这种病人的治疗主要是支持性的，重点在于防止继发性感染和康复治疗。

在蛛网膜下腔注入高浓度局麻药或因为硬膜外阻滞时意外穿破硬膜而致大容量局麻药注入可引起上述并发症，但并非唯一的因素，在操作过程中带入具有刺激性的异物如去污剂、防腐剂等以及高渗葡萄糖均可引起。

（3）马尾综合征：症状主要局限于腰骶神经支配区，表现为自主活动障碍，排尿、排便困难，腰骶皮区排汗和体温调节失控，对针刺感、温度觉和位置觉发生改变。其可能的原因有蛛网膜下腔阻滞时将局麻药注入神经内或使用微孔导管行连续腰麻导致注药局部药物浓度过高所致或粘连性蛛网膜炎的表现。

7. 脊髓前动脉综合征 系由于脊髓前动脉血流障碍引起被供应区域（脊髓截面前 2/3）缺血性坏死及空洞形成所致，临床表现为以运动功能障碍为主的神经症状，不伴有或仅有轻微的感觉障碍。其诱发因素有：

（1）原有血管病变；

（2）术中有较长时间低血压状态；

（3）局麻药中肾上腺素浓度过高（ $>5\mu g/ml$ ）；

（4）某些外科手术操作如脊髓手术、主动脉手术以及可引起下腔静脉回流障碍的腹腔内操作等。

本病重在预防，并无特别的治疗方法。需要指出的是此病并非椎管内阻滞所特有，其他麻醉方法和手术操作均可能引起，另外要注意排除硬膜外血肿和脓肿的可能。

8. 背痛 发生率约 2% ~5%，但并非椎管内阻滞所特有，有报道其背痛发生率与全麻相比并无统计学差异，但因为穿刺针较粗以及药物容量较大，硬膜外阻滞后背痛的发生率似较蛛网膜下腔阻滞为高，应用旁正中法穿刺可减少背痛的发生。背痛的常见病因为：

（1）反复穿刺损伤腰背部韧带；

（2）麻醉时肌肉松弛，病人长时间平卧致腰椎前凸变平而导致关节囊、韧带和肌肉过度伸展；

（3）手术中各种牵开器放置不当。

治疗措施可在腰背部及膝关节后放置薄枕，使平卧时保持正常生理弯曲，避免对韧带的过度牵拉；如果疼痛比较明显，可予适当镇痛药物并解除病人的焦虑。

9. 硬膜外导管拔出困难或折断　是连续硬膜外阻滞常见并发症之一。原因有：

（1）置管过深，在硬膜外腔圈绕成结；

（2）病人体位使脊柱挺直或扭曲，棘突互相挤压，导管被紧压在棘突和韧带间；

（3）导管本身质量问题；

（4）拔出导管困难时使用暴力致导管折断。

若遇导管拔出困难可让病人再处于原先穿刺时的体位，慢慢往外拔出，拔出后应仔细检查导管的完整性。一旦发现折断，目前认为如果折断部分不长于 1～2 厘米，局部无感染、神经压迫或刺激症状，可暂不处理继续随访观察。如果折断部分较长或伴有神经症状或就在皮下则应手术取出。

10. 尿潴留　膀胱平滑肌接受 S_{2-4} 来的副交感神经支配，对局麻药较敏感，阻滞持续时间也较长，若病人原有尿路阻塞症状或术中输注大量液体，则更容易引起尿潴留的发生。治疗包括改变体位，局部热敷，若无效则行留置导尿。

第三节　外周神经阻滞后病人的恢复

常用的外周神经阻滞技术包括颈丛阻滞、臂丛阻滞、肋间神经阻滞等，涉及外周神经阻滞的并发症主要表现为局麻药毒性反应、高位椎管内阻滞或全脊麻、气胸及由于局麻药扩散所致的邻近神经的麻痹等，这些并发症大多在术中已有表现并已得到麻醉医师的及时处理，但仍有一些并发症可能出现在术后短期内，特别是短小手术后，有时还需对术中出现并发症的病人作持续的观察。

一、常用的外周神经阻滞技术

1. 颈丛阻滞　常用于颈部手术。颈神经丛由 C_{1-4} 脊神经的前支组成，分浅丛和深丛，除第一对主要是运动神经外，其它均为感觉神经。阻滞径路有颈前阻滞法和肌间沟阻滞法，常需行双侧阻滞。穿刺时注意避免误伤椎动脉和发生椎管内误注意外，另外为避免发生双侧喉返神经和膈神经阻滞，不宜同时行双侧深丛阻滞。

2. 臂丛阻滞　臂神经丛由 C_{5-8} 和 T_1 脊神经前支组成，是支配手、臂运动和绝大部分手、臂感觉的混合神经。可以选择的阻滞径路有三种，各有其优缺点。

（1）锁骨上或肌间沟径路：常用于肩部及上臂手术。该径路所需局麻药容量较小约 20～25ml，因此局麻药毒性反应发生率较低，但有损伤椎动脉及误入椎管内可能，且其气胸发生率在三种径路中最高，局麻药扩散至邻近组织导致膈神经、喉返神经阻滞的发生率也较高，由星状神经节阻滞所致的霍纳氏综合征亦不少见，通常不能同时行双侧锁骨上臂丛阻滞。

（2）腋路：常用于前臂及手部手术。该径路阻滞位置较表浅，腋动脉搏动明显，穿刺易于成功，通常不会并发气胸、椎管内误注及膈神经、喉返神经阻滞，但容易穿破腋动脉形成局部血肿，局麻药毒性反应的发生率最高。

（3）锁骨下血管旁径路：使用较少，一般不会发生误注椎管内意外，但仍有气胸可能，且同样不宜同时行双侧阻滞。

3. 肋间神经阻滞　常用于胸壁表浅部位手术或减轻胸部及上腹部手术后切口的疼痛。肋间神经走行于肋骨下缘，与肋间动静脉伴行，因此可因局麻药误入血管内或吸收过快而引起全身毒性反应，其他可能的并发症包括气胸和局部血肿形成。

4. 其它　如椎旁阻滞、下肢神经阻滞等。

二、PACU 中常见问题的处理

1. 局麻药全身毒性反应　可发生于：

（1）进行神经阻滞的过程中，通常由局麻药误注血管内引起；

（2）阻滞完成后 5～30 分钟内，常由于大量局麻药经血管吸收所致。

在恢复期发生局麻药毒性反应的可能性很小，但对于短小手术的患者，在 PACU 中应特别关注并密切观察。

由误注血管内引起的全身毒性反应通常症状出现迅速而严重，可表现为意识消失、抽搐、惊厥甚至呼吸停止、循环不稳定。治疗包括给氧，控制气道进行辅助或控制通气，予静脉注射安定（2.5～5.0mg）或硫喷妥钠（50～100mg）迅速缓解惊厥，使用血管活性药物维持循环稳定等。这类病人的主要症状常在术中已被麻醉医师控制，送入 PACU 后主要是上述治疗措施的继续及对病人意识和生命体征的观察，偶尔有极少数严重病例需行心肺复苏和气管插管。

由血管缓慢吸收而导致的局麻药中毒则症状较轻，起病也较慢。最初的症状常表现为舌或口周区域麻木，病人可能主诉头晕、焦虑、嗜睡和耳鸣，如果血浆内药物浓度进一步增加可表现为意识消失和惊厥，随后可出现呼吸停止，而心脏毒性多发生在中枢神经系统毒性之后，心功能不全可由局麻药直接抑制心肌引起，亦可继发于呼吸停止所致的低氧血症。在 PACU 中应注意对早期症状的观察，早期的治疗包括镇静、给氧，予苯二氮䓬类药物提高惊厥阈，避免严重症状的出现。

局麻药全身毒性反应的预防方法有：注药过程中反复回

吸，先给予一个试验剂量和在局麻药中添加肾上腺素使局部血管收缩从而减少局麻药吸收。

2. 气胸 常见于肋间神经阻滞、锁骨上径路臂丛阻滞和椎旁阻滞后。由于穿刺针伤及胸膜、肺组织所致，发生率可因技术的选择和操作者的经验而不同，肥胖或伴肺气肿的病人可增加发生率。有时破口很小，在表现出明显临床症状前可有数小时的潜伏期，因此所有接受胸廓、肩胛或颈部神经阻滞的病人如果主诉气急或胸痛，都应怀疑有无气胸，胸部 X 线检查可帮助诊断。

临床表现亦因肺萎陷的程度而不同。肺萎陷 < 20%，病人常无症状或症状轻微，仅需给氧、休息并监测生命体征。若肺萎陷 > 20%，病人可表现为呼吸急促或困难、胸痛、发绀、SpO_2 下降等，若为张力性气胸，还可因纵隔移位导致循环不稳定。体检可见患侧胸廓膨隆，呼吸音减弱或消失，可触及皮下气肿等，此时应立即行胸腔闭式引流，促进萎陷肺的复张。

3. 由邻近神经阻滞所致的并发症 颈丛或臂丛阻滞后局麻药可扩散而导致同侧膈神经阻滞，进而引起膈肌麻痹，虽然健康病人可通过加强辅助呼吸肌的力量而完全代偿，但术前通气储备功能下降或术中深度镇静的病人可能并发呼吸功能不全，需要一定程度的呼吸支持。通常膈肌麻痹对吸氧和轻度头高位治疗有较好的反应。

局麻药扩散至喉返神经可引起声嘶，吞咽困难和自觉呼吸困难，如果为双侧阻滞可使上呼吸道狭窄而导致明显呼吸困难，需行紧急气道支持包括气管插管甚至气管切开。扩散至星状神经节可引起霍纳氏综合征（缩瞳、眼球内陷、上睑下垂、无汗）。

这些并发症多为暂时性，随局麻药作用的消退而消失。在PACU 中主要为支持性治疗和对呼吸循环系统变化的严密观察。

（翁晓川）

参 考 文 献

1. 刘俊杰，赵俊主编，现代麻醉学. 北京：人民卫生出版社. 1985
2. Carrie L. E. S. Postdural puncture headache and extradural blood patch. Br J Anesth, 1993(71)：179-180
3. Spencer S, Liu. Current issues in spinal anesthesia. Anesthesiology. 2001(94)：888-906
4. Peter S, Hodgson. The neurotoxicity of drugs given intrathecally (spinal). Anesth Analg, 1999(88)：797-809
5. Sheila E, Cohen, Catherine L. Obstetric postanesthesia care unit stays：reevaluation of discharge criteria after regional anesthesia. Anesthesiology, 1998(89)：1559-1565
6. Christian M, Alexander, Lynn E, et al. New discharge criteria decrease recovery room time after subarachnoid block. Anesthesiology, 1989 (70)：640-645

第十八章

胸外科手术后的麻醉管理

大多数接受肺、食道或其它胸科手术的病人，术前存在一定程度的呼吸功能紊乱。而胸科手术本身又对机体造成较大的生理紊乱，出现一系列病理生理改变。大量临床实践和研究发现，术后预防和治疗的重点是以肺不张为主的肺部并发症。术后 24～72 小时是心肺并发症的高峰期，故胸科手术病人术后需常规监护 24～48 小时，对高龄、病情危重或合并冠心病、肺功能不全者，监护时间还需适当延长。

第一节　开胸手术后呼吸循环功能改变

一、肺功能改变

胸科手术的肺功能改变按时间段可分为术后早期（手术结束后 2～4 小时）和术后期（术后 2～3 天至 1 周的改变最为明显）。术后早期的肺功能变化多由于麻醉药对呼吸中枢的抑制和肌松药的残余作用，造成呼吸肌和膈肌无力以及舌根后坠，使通气功能受限和呼吸道梗阻。因此，术后早期的肺功能变化通常是药物或机械性因素所致，造成缺氧和 CO_2 潴留，如及时发现，并无出现严重后果之虞。术后期的改变，则是以下讨论的重点。

1. 肺通气功能的改变和肺不张的出现

（1）功能残气量（FRC）的概念：胸科手术后肺通气功能的改变，最主要的是功能残气量（Functional Residual Capacity，FRC）减少，FRC 包括残气量（Residual volume，RV）和呼气贮备容量（Expiratory reserve volume，ERV），适度的 FRC 保持了小气道和肺泡在整个呼吸周期处于开放状态。全麻、创伤、胸部切口、膈肌切开、迷走神经损伤和疼痛造成呼吸模式改变即呼吸浅快使 FRC 减少。

（2）FRC 与肺功能的改变：FRC 减少时跨胸膜压差变小，小气道闭合气量大于 FRC，呼气末小气道提前闭合和吸气时肺泡复张受限，肺泡内残余气体吸收和终末气道塌陷，出现肺泡萎陷和肺不张，其直接后果是肺容量减少和肺顺应性下降。通常，发生在肺底的机会比肺中部和肺尖为多，与术后疼痛、胸腔内积血和积液等等有关，易出现浅而快的呼吸，引起小气道闭合。据报道，84% 冠脉搭桥术和 100% 肺切除术术后的病人会出现肺不张。

（3）FRC 与肺不张的关系：FRC 减少后，呼气末下肺小气道和肺泡闭合，吸入的新鲜气体进入上肺叶，造成吸入气体分布异常。由于上肺叶肺动脉灌流相对不足，故出现死腔通气增加，肺通气/灌注比例失调。胸科手术后第一天肺活量减少达 50% ~77%，呼气峰值流速减少 40% ~50%，最大自主通气下降 57%，这种改变以术后 2~4 天最明显，FRC 恢复需 2 周时间，肺活量恢复则需 3 周。因此，解决肺不张的关键就在于如何增加功能残气量（FRC），而要使肺膨胀也就是增加 FRC 必须增加肺顺应性（C_L）和跨肺膨胀压（P_L），后者是气道与胸膜腔的压差。众多呼吸治疗的方法正是围绕肺顺应性和/或跨肺膨胀压的改变而展开的。

2. 肺血流分布的改变　肺血流受重力、肺血管阻力和气道压力的相互作用的影响而在肺内呈非均一性分布。正常肺血流分布自上而下分为肺尖部、肺中部和肺底部，肺血流量逐步增加。胸科手术后造成肺血流分布异常的原因有低血压和左心功能不全。低血压造成肺尖部血流灌注进一步减少、无效腔通气增加；而左心功能不全时肺静脉压力增高，使肺底部范围增大，肺血流增加，生理无效腔减小，但却出现肺间质液体贮积增加，产生肺间质水肿。

3. 肺间质水肿　肺间质的改变是影响术后肺功能的重要因素，而胸科手术后水负荷过重是产生肺间质水肿的重要原因之一。从麻醉诱导至术后 3~5 日，机体应激性的增高导致水钠潴留、晶体液输注过多造成肺毛细血管渗出增加、大量输血后肺血管的弥漫性微栓塞、术中肺组织的过度揉挤和肺切除后淋巴液回流受阻、手术创伤和感染导致的全身炎性反应等等，其综合作用的结果是肺顺应性下降，肺的膨胀及弹性回缩受限，影响通气/换气功能。

4. 肺通气/灌流比例失调　肺通气/灌流比例失调通常是肺容量减少、肺不张和肺间质水肿综合作用的必然结果。根据通气或肺血流的改变分为两类：

（1）肺通气正常而肺血流减少或停止，产生无效腔通气，如低血容量和肺动脉痉挛、微栓塞或肺梗死。

（2）肺血流正常而肺通气不足，未经氧合的静脉血直接进入左心房，出现右向左分流，如支气管痉挛等等。临床上多同时伴有肺通气和灌注的异常，可能以某种表现形式为主。

二、心血管功能改变

胸科手术后的心血管功能改变表现为高血压、低血压、心律失常和心功能异常。通常，这些改变与呼吸功能的变化是密切相关的，如不伴发严重的心血管疾病，则呼吸功能改善后，无需对心血管功能作特殊处理。

1. 高血压 术后高血压的原因有气管插管不适、缺氧/二氧化碳蓄积、液体负荷过度、切口疼痛和寒战等等。

2. 低血压 低血压则可能由于血容量不足、低心输出量综合征和血管张力异常，尤以血容量不足最为多见。

3. 心律失常

（1）心律失常有室上性心动过速、心房纤颤、心房扑动、室性早搏和室性心动过速。原因复杂，与术前既有的心律失常、高血压或低血压、液体负荷过度、缺氧、高碳酸血症、心肌供血不足、电解质紊乱和疼痛等有关，其中低钾、低镁是重要因素。

（2）肺切除术后其肺血管床容量减少，单肺叶切除术后早期虽肺动脉压和肺血管阻力增高不明显，但右室收缩末期容积显著增加，射血分数下降，认为术后室上性心律失常与此有关。

4. 心功能异常 研究表明，肺血管床减少达50%以上时，肺动脉压平均增高30%，则右室负荷增加，而右室因其解剖学特点，极易出现右心功能不全，如同时有液体负荷过度、缺氧等因素存在，将进一步加重右心功能不全。右心功能不全因后负荷增加，射血量减少，造成左心室回心血量减少、左心室充盈不足，心输出量下降；右室扩张，室间隔向左心室移位，进一步影响左心室功能。

第二节 麻醉前评估与病人术后恢复

一、临床症状的评估

1. 呼吸困难 反映呼吸功能状态和病变程度。

2. 咳嗽 干咳表示气管受刺激或压迫。咳痰量对气管插管的选择有意义,若每日超过 50ml,必须用双腔气管导管,以免痰液流向对侧。

3. 咯血 气管插管必须采用双腔气管导管以隔离两侧肺。

4. 吞咽困难 表示食道病变或狭窄,易出现呕吐和误吸。

二、一般情况检查

注意病人的年龄、体重,老年与衰弱、营养不良增加麻醉和术后康复的难度。气管偏移或压迫、心肌缺血与心脏扩大对麻醉药物选择和术中处理有重要意义。

三、肺功能测定

有助于预测术后病人的变化。病人术前可能有限制性或阻塞性肺疾病,而后者更为常见。若呼气中期流速达预期值至少80%,说明有足够的呼吸储备,恢复应无大碍,但若减少达50%或更低,意味着有严重肺疾病,呼吸储备差,预示着可能需要术后呼吸支持。术前动脉血气分析可发现低氧血症或高碳酸血症,即所谓严重呼吸紊乱(见表 18-1)。

表 18-1　肺功能测定与手术危险性评估

项目	肺功能测定	手术危险性的指标
总肺功能	动脉血气	高碳酸血症
		$FEV_{1.0}/FVC < 0.85$
	肺量计	$FEV_{1.0} < 2L$
		MBC < 50% 预计值
单侧肺功能	肺容量	RV/TLC > 50%
	左右分测肺功能	预计术后 $FEV_{1.0} < 0.85$ 或大于 70% 的血液流向患侧

四、术前准备

1. 终止吸烟 有长期吸烟史意味着病人可能有早期小气

道闭合，从而导致低氧血症。另外，可能有大气道激惹，导致术后咳嗽频繁。因吸烟而导致的肺损害，可发展为慢性阻塞性肺疾病。肺气肿和支气管炎可有二氧化碳潴留。这些病人往往缺乏有效呼吸调节机制，呼吸做功增加，导致通气不足。有二氧化碳潴留者，一旦出现麻醉性镇痛药导致的通气不足时危险更大，并易于引起呼吸衰竭。再者，高碳酸血症病人对触发通气的正常刺激，即 $PaCO_2$ 升高可能没有反应，而只对低氧血症有反应。如这类病人再吸入高浓度氧气，他们会失去仅有的对低氧刺激产生的呼吸反射，导致呼吸暂停和心脏骤停。因此，术前必须终止吸烟，而且终止 8 周以上才有意义。

2. 呼吸道治疗　　那些有慢性支气管炎的病人，往往气道分泌物很多，术中、术后必须及时加以清除。训练有素的呼吸治疗专科医师和护士应给予这些病人良好的呼吸支持和治疗，包括控制感染、解除呼吸道痉挛和物理治疗。以下所讨论的一些有关肺不张的治疗，对某些病人可尽早开始实施。

第三节　诊断性操作与围手术期并发症

诊断性操作可观察胸腔内如气管、支气管、纵隔和胸膜等部位，用于评估疾病的程度，如术前肺癌分期，以及进行活检以作组织学诊断。

一、支气管镜检查

支气管镜检查是最常用的有创操作，用于诊断和治疗呼吸系统疾病，可观察到口咽、喉、气管、隆突和主支气管。支气管镜检查的指征包括：

1. 术前评估肺癌和气管食管瘘病人的病变情况；

2. 咯血或吸入性肺损伤的评估；

3. 清除异物和分泌物；

4. 用激光切除支气管源性癌肿；

5. 急性呼吸衰竭治疗、肺不张的恢复。

第5种病人通常病情危急，需要密切监测呼吸循环系统。

支气管镜检查时易出现低氧血症和心律紊乱，一般心律紊乱与 $PaCO_2 < 60mmHg$ 有关，且改善氧合即可缓解。低氧血症则可在支气管镜检查后持续数小时，故必须注意进行脉搏氧饱和度以及心电图监测防止缺氧、及时发现心律紊乱。国外文献提到在支气管镜检查过程中，同时施行正压通气，边吸痰边进行通气以避免肺不张。

目前多采用纤维支气管镜检查，以往硬式支气管镜检查的并发症如气道出血、牙齿口咽或声带损伤、气管粘膜穿破以至纵隔气肿和皮下气肿等并发症已明显减少。

二、纵隔镜检查

纵隔镜检查可直接观察上纵隔结构以及进行纵隔淋巴结或肿块活检。纵隔镜检查通过在胸骨切迹穿刺经过纵隔。纵隔镜检查的并发症包括出血、气胸以及喉返神经、膈神经损伤。术后经常出现微小、无症状气胸。拔管时应检查声带，如果任何一侧喉返神经损伤，须考虑术后可能出现气道阻塞。应做好气管插管或气管切开术准备。

三、胸腔镜检查和食道镜检查

胸腔镜检查可经一侧胸壁穿刺进入胸膜腔，观察胸膜腔及内容物，可获得胸腔液及肺组织的标本。通常胸腔镜检查后无大的并发症。胸膜或肺活检可导致气胸。食道镜检查可导致食道穿孔、误吸，或由于撕裂或活检引起出血。

第四节　胸腔引流管的处理

1. 置入胸腔引流管

（1）大多数胸腔诊断性操作后很少需要置入胸腔引流管，但胸科手术后，在关闭胸膜腔之前须置入胸腔引流管，以引流出胸膜腔内的积血和其它液体。胸腔引流管若太粗、太硬，或放置过于表浅，易发生复发性气胸。还有刺破内脏和肋间动、静脉的报道。常见胸腔引流管原理见图 18-1。

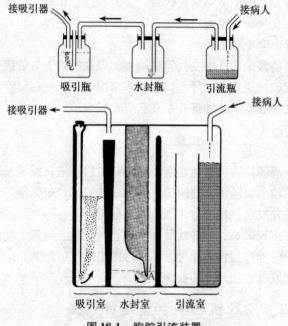

图 18-1　胸腔引流装置

（2）肺上叶切除后应置入两根胸管，一根通常放在肺的前尖叶以排除空气，而另一根放在后底部以去除积液。大部分肺手术后，通常还有少量空气在胸腔内残留，可自行吸收。

2. 胸腔引流管的负压　胸管置入后，携有水封瓶者应保持 -0.29 ~ -0.49kPa 的负压，全肺切除术后确无活动性出血者夹闭的引流管可予间断开放（每 2 ~ 4h 开放 1 次），上肺叶切除术后上方排气管于术后 6 ~ 8 小时开始接持续负压（ -1.47 ~ -1.96kPa）。

3. 胸腔引流管的管理　　主要涉及以下方面：

（1）运送病人至病房或监护室途中是否要夹闭胸腔引流管。一般认为，水封瓶应该低于病人身体，若高于病人则可能由于虹吸作用产生倒流现象。但夹闭时间过长会导致空气和血液积聚在胸膜腔，造成肺萎陷。

（2）应经常检查胸腔引流管内的波动情况，定期挤压和来回拉动引流管，以保持通畅和防血块堵塞。注意引流液性状和容量，结合生命体征进行综合判断。确保引流管周围的无菌性，用无菌敷料覆盖其周围。

4. 拔管　胸腔引流管留置 48 ~ 72h，拔管前确认 24h 引流量 <50 ~ 70ml、肺已完全复张、无残腔留存即可拔除，客观指标是水封瓶波动消失、呼吸音恢复，也可先试行夹管。拔管时，应教会病人做深呼吸和 Valsalva 动作。拔管后，用无菌敷料堵塞窦道。

5. 进胸探查　若胸内渗血较多，可先予以止血药物治疗。如经上述处理后连续 3h，每小时引流量 >200ml、引流液血细胞比容（Hct）≥25%，或引流量虽少，但临床表现与之不符，特别是发现引流管内的血液较浓且温度接近病人的体温，或由于凝血块在出血点形成的活瓣样作用，使出血时断时续，应考虑胸内有活动性出血，必须立即再次进胸探查。

第五节 肺手术后的监测和处理

一、肺切除术（全肺切除术和肺叶切除术）后病理改变

全肺切除术和肺叶切除术通常用于切除肿瘤和脓肿。

1. 深呼吸能力减少 胸廓切开术后深呼吸能力通常减少约40%，以术后3天最为显著，并持续超过一周。另外，全肺容量、功能残气量（FRC）和残气量明显减少。

2. 切口牵扯疼痛 甚至静息潮气量呼吸也可牵扯切口引起疼痛。为避免疼痛，病人会反射性收缩在切口附近的呼气肌，主动呼气，以尽可能减少切口牵扯。呼吸浅快，避免咳嗽或叹气，因此导致通气不足、分泌物潴留和肺不张产生。

3. FRC减少与闭合容量较高 FRC与闭合容量的关系非常重要。闭合容量是呼气中小气道闭合时的肺容量，不作为通气的容量。一般地，静息通气时闭合容量低于FRC。然而，因为术后FRC减少，且闭合容量在吸烟者、老年人和俯卧位相对较高，可达肺活量的40%，而正常人仅为10%。在手术后闭合容量可大于FRC，即使在静息通气时也有小气道闭合。

4. 肺不张 由于肺切除术后切口疼痛导致浅而快的呼吸，胸腔内积血和积液或有浓缩的粘液堵塞，可引起小气道闭合和终末气道塌陷。因为小气道闭合的这部分肺组织不呼吸，故产生肺不张，但闭合的肺泡仍有灌注。这样，产生了继发于肺不张的低氧血症和肺内分流、肺静脉血掺杂。肺实质组织的减少，有效通气面积下降，显然会引起通气不足。另外，开胸手术后，虽在关闭胸腔时均需要膨胀肺部，排出胸腔积气，但仍会有部分空气残留，影响肺复张，这也是肺不张产生的原因之一。

5. 肺顺应性降低　肺不张所导致的 FRC 减少，降低了肺顺应性，增加了呼吸功。所有这些改变，影响到氧合和二氧化碳清除。机械通气必须用持续的、高吸气压逆转肺泡塌陷和维持正常的 FRC-闭合容量关系。

6. 术后体位的影响　由于肺血流分布下肺多于上肺，为达到较好的通气/灌流比值，应将病变肺置于最上位置，并将健侧肺置于下侧。下侧肺的肺血管压力相对较高，易于漏（渗）出液体，而上侧肺倾向于重吸收液体。如病变肺置于下侧，因为额外液体潴留，可能愈合缓慢。换言之，如将其置于最上侧，它将愈合更快，因为第三间隙的液体再吸收加快。尽管建议每 1 小时翻动病人体位，病变肺仍尽可能维持在上侧的位置。

二、肺手术后的并发症

肺手术后麻醉恢复期可发生低氧血症、呼吸衰竭、心律失常、充血性心力衰竭、出血；一些外科早期并发症如支气管胸膜瘘、心脏疝形成、心内分流和神经损害也随着麻醉的苏醒而逐渐变得明显起来。针对这些并发症，早期适当和及时的治疗，可预防发展为更严重的问题。

1. 低氧血症和呼吸衰竭　低氧血症和呼吸衰竭是肺切除术后最主要的并发症。通常采用多种方法以改进肺泡通气和氧合。

（1）需要经常给病人吸痰，并进行胸壁叩击使气道内分泌物松动和移动以利排出。

（2）病人吸氧可以弥补因部分肺泡塌陷出现血液分流而导致的 FRC 减少。一般认为吸入氧浓度（FiO_2）应在 0.40 或以上，同时采用指脉搏氧饱和度仪监测。

（3）鼓励病人咳嗽，清除分泌物，否则可阻塞支气管，导致肺不张。

（4）氧气湿化可避免分泌物干化和减少呼吸道刺激。

（5）麻醉性镇痛药的应用，允许病人进行无痛的静息呼吸和减少因咳嗽而导致的疼痛。

（6）如所有病变肺已切除，循环稳定，可保持病人头高位 30～60°，以去除腹内容物对肺的压力，以利肺扩张。

（7）应用支气管扩张药、抗生素，将改善通气与灌流。

（8）如 X 线片提示右上叶肺不张，可能是右侧双管安置不当。呼气末正压通气（PEEP）和支气管镜下复张可解决这些问题。

2. 出血　大量出血通常由于缝线或结扎线脱落，导致肺血管或支气管、胸壁间动脉出血。尽管肺血管压力不高，出血进入低压高容量的胸腔，若不及时发现，出血量将非常可观。

有多种方法可及早发现胸腔内出血。病人可显示低血容量征象（低血压、心动过速和尿量减少）。自胸腔引流管引出的血量可能会很多，若每小时出血可达 150～200ml 以上并持续 3 小时以上。必须立即开胸探查。正常胸管引流物的血细胞压积应小于20%，若大于20%提示有活动性出血。若未放置胸管，血液积聚在手术侧胸腔，该侧胸腔张力逐渐升高，伴纵隔移位。应立即在 PACU 进行床边开胸手术，紧急控制出血，而后送病人回到手术室作彻底缝合止血。

3. 支气管胸膜瘘　可源于支气管残端的缝合有缺陷，也可能因负压吸引导致的支气管残端穿孔或由于气道压过高而引起。为防止形成支气管胸膜瘘，建议肺手术后早期拔除气管导管。如未放置胸管，支气管胸膜瘘可导致张力性气胸，即突然表现为高吸气压、纵隔移位、同侧叩击鼓音、循环虚脱和可能的皮下气肿。应立即插入大口径套管针或胸管进行减压。如已放置胸管，若引流管出现大量气泡表示发生支气管胸膜瘘。病人立即出现低氧血症和高碳酸血症，因为吸入气优先进入低阻的瘘管。一旦发现瘘，胸管须脱开负压吸引，减少通过瘘管的气体丢失。考虑插入双腔气管导管，防止空气从瘘管逸出，并且改善未受损的对侧肺的通气。应立即进胸探查和修复支气管残端。

4. 心脏疝形成

（1）若出现大的心包缺损，引起心脏疝形成，使上、下腔静脉扭曲，从而导致急性心血管虚脱。

（2）心电图可显示缺血性改变或电轴移位。

（3）心脏疝形成通常发生在病人转运途中或术后通气最初几个小时。如手术侧胸处于下侧，重力会推心脏向下通过缺损。大潮气量和高气道压力可将心脏推向空的手术侧胸。

（4）对心脏疝形成应立即做出诊断，并采取措施。将手术侧胸腔须置于最上侧，则重力将形成疝的心脏回到正常位置。

（5）必须降低潮气量和通气压，应避免 PEEP 和胸管负压吸引。

（6）将 1~2 升空气注入空的手术侧肺，可应付这种紧急情况。而后必须准备回到手术室，重新开胸探查。

5. 右心衰竭　肺切除术后可发生右心衰竭。

（1）肺切除术后肺血管床的减少，使右室负荷增加。

（2）虽然有右心衰竭倾向的病人通常在术前就能够识别，但术后额外的应激（例如，由于低氧血症和酸中毒导致肺血管收缩）可加速此并发症的产生。

（3）治疗同左心衰竭：降低前负荷、后负荷、心率，改善心肌收缩性。可应用硝酸甘油减少前负荷；由于多巴酚丁胺扩张肺血管，减少右室后负荷，是理想的正性肌力药。

（4）另外，应识别并有效治疗如高碳酸血症、低氧血症、寒战、液体超负荷、支气管痉挛和感染等诱发因素。

6. 心内分流　有 34% 成人还存在未完全闭合、可通过栓子的卵圆孔。

（1）正常情况下，通过这个单向活瓣没有分流产生，因为左房压超过右房压。然而，任何使右房压增加的因素，可导致卵圆孔开放，氧合不足的血流从右房分流进入左房，导致低氧血症。

（2）实施 PEEP 以及出现肺或空气栓子、肺高压或充血性心衰等，都可增加右房压。

（3）肺切除术后，呼吸困难和低氧血症可能是右向左分流的第一征象。

（4）实施 PEEP 过程中，动脉氧合却不断下降支持诊断。

（5）二维超声心动图观察通过房间隔的血流等情况帮助诊断。

（6）一般治疗包括：减少肺血管阻力（通过解除低氧血症、高碳酸血症和 PEEP）、应用肺血管扩张剂以及减少前负荷药物。这些措施通常起到功能性关闭卵圆孔和纠正分流的作用。

7. 心律失常　室上性心律失常，特别是窦性心动过速，在肺切除术后较为常见。可能的原因包括先前存在的心血管疾病、肺血管阻力的增加、容量负荷过重、感染和交感神经刺激（低氧血症、高碳酸血症和疼痛）等。首先应进行病因治疗，才能解决这些问题。

8. 神经损伤　当解剖肺门或纵隔结构时，可能损伤膈神经或喉返神经。

（1）膈神经损伤导致同侧半膈不能活动。病人胸部 X 线检查结果正常，却不能去除呼吸机支持，应高度怀疑膈神经损伤。

（2）有时，双侧喉返神经损伤，可导致声带非对称性内收，拔管后可引起完全上呼吸道梗阻。应立即重新进行气管插管，必要时考虑气管切开。损伤的神经通常在几周内自行愈合。

（3）一侧喉返神经离断，声门不能关闭，可导致喘鸣，并且需考虑重新插管。

第六节 食管癌手术后的监测和处理

欧美国家食管癌发生率较低，故一般有关胸科手术麻醉的内容很少涉及食管癌手术，但食管癌是很具有"中国特色"的病种。虽食管癌手术后并无肺实质的减少，但它所涉及的人群有其特殊性并且具有和所有开胸手术后一样的病理生理改变。

一、麻醉前准备

1. 术前检查需要了解三方面内容

（1）有关癌病灶的存在、范围与进展度的检查：其中以CT检查最为重要，可判定肿瘤向其它脏器的浸润，以及纵隔淋巴结对气管、血管和神经的浸润情况从而决定手术方案。

（2）有关全身状况的检查：胸部 X 线检查，以了解心、肺的有无异常；心电图检查；肺功能检查。

（3）手术的类型：笔者所在医院采用联合右胸、上腹部切口的"二切口"食道癌根治术，联合右胸、上腹部切口、左颈部吻合的三切口和"改良三切口"根治术以及治疗食道下段癌的经左胸根治术。

2. 术前处置　进展期食管癌病人术前多有脱水、贫血、电解质紊乱或营养不良等，应予以纠正。抗生素治疗预防并治疗肺部感染。

二、食管癌术后监测和处理

食管癌术后并发症较多，尤以肺部并发症最多见，发生率最高达47%。

1. 易感因素

（1）术前因素：年龄（超过 70 岁各脏器功能减退）、肺功能状况（食管癌手术若 $FEV_{1.0} \geqslant 1.2L/m^2$ 仍可手术）、合并其它疾病如糖尿病或/和慢性支气管炎、术前存在营养不良（血浆蛋白低于 30g/L）以及吸烟者是否已戒烟 2 周以上。

（2）术中因素：全麻造成气道分泌物增加和气管排痰功能减弱，以及通气不足、低氧血症或单肺通气；手术创伤：术中对肺过度牵拉、迷走神经和肺丛神经的损伤以及术中淋巴结广泛清除而使肺淋巴回流障碍，淋巴液贮积于肺间质，降低肺顺应性和增加气道阻力；右胸手术后胸腔胃的膨胀也对肺通气产生不利影响；术中液体负荷过度。

（3）术后因素：疼痛；留置胃管导致咽部分泌物增加和有喉返神经损伤时可导致误吸；膨胀的胸腔胃使肺膨胀不全和纵隔移位；感染，吻合口瘘等等。

2. 肺部并发症

主要是肺不张：多发生在术后 24～48 小时，通常为渐进性发展，可以是片状肺不张（如肺叶或肺段不张）或微不张（microatelectasis）。肺不张造成肺通气量减小和产生肺内右向左分流而有不同程度的缺氧。典型体征是肺部可闻及管状呼吸音，胸腔胃可影响下肺叶后基底段的复张，可闻及下肺呼吸音减弱或管状呼吸音。应与气管内分泌物阻塞造成的不张加以鉴别。治疗强调术前即进行深呼吸和咳嗽训练，进行呼吸道雾化治疗，选择敏感抗生素治疗。应注意由于胃管留置给病人呼吸带来的不便，和局部刺激引起咽喉部分泌物较多可能引起误吸。术后进行拍背和呼吸道雾化治疗，必要时进行鼻导管或纤维支气管镜吸痰。

肺炎、急性脓胸和吻合口瘘多发生于术后 3～5 天，一般有相应体征。术后 1～2 天还可能出现乳糜胸。所有这些若不及时处理，呼吸衰竭在所难免。

三、心血管功能改变

食管癌手术后血压不稳定，病因和治疗同肺癌手术后。心律失常发生率在3%～50%之间，术前有心血管疾病、年龄超过60岁尤为多见。

（1）食管癌手术后，出现心动过速并非仅由于循环血量不足而引起，原因可能有行颈部上纵隔清扫时在迷走神经心脏支、交感神经周围的操作以及手术刺激。

（2）心房纤颤为老年人术后最常见的心律失常，多发生在术后24～48小时。

（3）室性心律失常多因为电解质紊乱和缺氧。

（4）术后心肌梗死约有50%是无痛性，而术后24～72小时为发生的高峰期。治疗同心内科处理。

第七节　其它类型的胸科手术

尽管不直接涉及肺、食管，某些其它外科手术通常也由胸外科医生来完成，探讨如下。

一、气管切除

因气管外伤、化学性灼伤或肿瘤，可能切除部分气管和/或肺组织，并行端端吻合术或植入一个假体。

（1）术后会遇到一些特殊的问题，颈部须保持屈曲位置，以减少气管缝线的张力。

（2）建议早期拔管，减少气管套囊和气道压过高对缝线的压力。

（3）术后疼痛并不严重，故通常仅需要少量麻醉性镇痛药。

（4）必须避免闲谈和咳嗽，以保护新近缝合的气管。

（5）可补充进行胸部理疗，并用支气管镜检查，去除分泌物和减少咳嗽。

（6）如出现气道大出血，最有可能是气管假体破溃进入肺动脉，通常是难以救治的。

二、胸腺切除术

重症肌无力是一种神经-肌肉疾病，以随意肌无力为特征。施行胸腺切除术，可缓解约 80% 病人的病情。主要的病理变化是在突触后间隙形成针对乙酰胆碱受体的抗体。重症肌无力的进展期，呼吸性和延髓性肌无力产生，导致构音障碍、吞咽困难和重复呼吸。治疗通常采用抗胆碱酯酶药，如吡啶斯的明和新斯的明，以改善肌力。

对病人有如下情况，术后通常需要通气支持：

（1）肌无力已有 6 年以上；

（2）同时伴有其它肺疾病；

（3）每日吡啶斯的明剂量大于 750mg；

（4）术前肺活量小于 40ml/kg。

肌无力病人对肌松药和可造成呼吸抑制的药物极为敏感，因此术后通气支持应直至吸入麻醉药和肌松药的效应已消失。术中应使用周围神经刺激仪以监测肌松药的效应。术毕应使用抗胆碱酯酶药来逆转肌松药作用。

术后抗胆碱酯酶药的剂量，需要进行个体化滴定来调整。在最初 3 天通常需要大约常规剂量的一半，随后采用全剂量。如病人不能口服，可用新斯的明 0.5～1.0mg，每 2～3 小时一次静注或肌注，直至重新开始吡啶斯的明口服。在术后，抗胆碱酯酶药的剂量，用"依氯酚铵（腾喜龙）试验"来调整。若应用小剂量 5～10mg 依氯酚铵可改善肌力，则吡啶斯的明或新斯的明剂量可增加。然而，如果肌无力发生，病人可能已接受超剂量抗胆碱酯酶药，可发生胆碱能危象的征象如心动过缓和流涎。

可通过胸骨正中劈开术、一侧开胸术或颈部入路进行胸腺切除。采用前一方法，通常切口很痛，应用麻醉性镇痛药可得到足够镇痛。术后 1～2 天，如存在通气不足，病人通常需要辅助呼吸。拔管的标准有：

（1）可依照命令进行活动；

（2）吸气负压大于 $20cmH_2O$；

（3）肺活量大于 15ml/kg。

也必须评估是否可吞咽、拔管后是否出现咽部无力而导致呼吸梗阻和误吸。肌无力病人在拔管后必须严密观察，以防呼吸肌疲劳。

第八节　机 械 通 气

一、辅助通气的适应证

因为如下的原因，许多胸科手术病人需要术后通气支持：

（1）既往有慢性肺疾病；

（2）由于残余麻醉药或肌松药而致的呼吸抑制；

（3）高危病人肺切除术后；

（4）气道出血；

（5）支气管胸膜瘘；

（6）广泛外科损伤和连枷胸；

（7）动脉血气结果差（严重低氧血症和重度呼吸性酸中毒）；

（8）治疗情况或营养状态差。

急性通气不足是肺切除或食管癌术后最常见的严重并发症，发生率为 4.4%，死亡率在 50%。二氧化碳潴留的主要原因是呼吸肌疲劳。因手术创伤和液体过量，肺顺应性下降，呼吸做功和氧耗量增加。另外，气道阻力更大，同时气体交换面积减少。

术后通气支持，可保证足够的术后镇痛而无呼吸抑制之虞。可采用正压通气以恢复肺活量，并给以血流动力学的支持。另外，可通过气管内导管进行肺灌洗。

二、机械通气的施行

1. 机械通气注意事项

（1）如拟行术后机械通气，病人必须持续给予麻醉性镇痛药、镇静药和肌松药。

（2）双腔管应换成标准的气管内导管，以减少气道阻力和呼吸做功。

（3）吸气峰压应减到最小，以减少支气管缝线的张力。

（4）如存在大的支气管胸膜瘘或拟采取单侧 PEEP 或分侧 PEEP（例如，切除侧 $5cmH_2O$ 和对侧 $10cmH_2O$），可保留双腔管。

（5）国外有采用利用合适的面罩施行持续气道正压通气（CPAP），认为这种方法不需要病人是否合作，甚至熟睡中的病人也可用，不会引起病人的疲劳。但要防止出现胃扩张、反流和误吸。CPAP 结合胸部理疗和体位引流，治疗肺不张效果更好。

2. 间歇指令通气　在肌松药效应逆转后，建议采用间歇指令通气（IMV）。因为它允许病人在机械通气间隙可进行自主呼吸。病人有自主呼吸，可产生更大的胸膜内负压，有助于静脉回流和心搏出量，病人也得到心理上的满足，并可锻炼他们的呼吸肌。IMV 允许从机械通气到自主呼吸转变，从而逐步撤机。同步发生 IMV（SIMV）是较理想的，因为它避免将机械呼吸叠加于已有的自主呼吸上。这样可避免过度肺膨胀而导致危险。

3. 预防微小肺不张和张力性气胸

（1）由于微小肺不张可进行性减少肺顺应性，因此，身体较瘦小的肺切除术后病人，为避免因潮气量较小而导致的微小肺不张，建议采用 12ml/kg 潮气量。

（2）但对患有肺大泡形成的病人，8~10ml/kg 的小潮气量可用于降低吸气峰压和减少张力性气胸的危险。

4. 减少低氧血症　必须采用合适的 FiO_2（至少 0.4）和应用指脉搏血氧饱和度仪进行监测，以减少低氧血症的危险。

5. 呼吸频率和吸/呼比

（1）呼吸频率必须设置在 8~12 次/分，以维持 $PaCO_2$ 40mmHg。较慢的呼吸频率则允许有相对较低的吸/呼比（为 1:2 或 1:3）。相对较长的呼气时间更利于完全呼出，并使通气分布更加均匀。

（2）除非病人是慢性 CO_2 潴留者，应避免高碳酸血症和伴随的酸中毒。

6. 低碳酸血症和碱中毒的危害

（1）降低交感神经张力和离子化血清钙离子水平，从而减弱心肌收缩力；

（2）使氧离曲线左移，导致血红蛋白氧亲和力增加，向组织供氧减少；

（3）通过 pH 介导的非耦联的氧化磷酸化，增加氧耗；

（4）抑制低氧性肺血管收缩，导致通气/灌流比失平衡；

（5）可能由于相关的低钾血症，导致室性心律失常。

7. 吸入氧浓度　建议吸入氧浓度（FiO_2）为 0.5 或更少，使 $PaO_2 > 60mmHg$。

（1）首先，长时间 $FiO_2 > 0.5$ 对肺有害。

（2）其次，PaO_2 为 60mmHg，血氧饱和度将达到约 90%。一般动脉血氧 98% 与血红蛋白结合，运输到组织和重要器官，其余溶解于血浆，产生氧分压（PaO_2）。每一个 PaO_2 值有一与之相应的、由氧离曲线决定的血氧饱和度。$PaO_2 < 60mmHg$，将导致血氧饱和度和组织氧供的显著下降。当 $PaO_2 > 60mmHg$，则 PaO_2 大幅度上升，但仅使血氧饱和度和组织氧供有少量上升。PaO_2 为 70mmHg 比较合适，因为这个范围尽管小但较安全。

8. PEEP 的应用　PEEP 是治疗动脉低氧血症的方法，即解决由于肺不张或低 FRC 造成的通气/灌流失调所带来的问题。PEEP 可膨胀肺泡和防止早期气道闭合，能以 2.5～5cmH_2O 的增量逐步增加到 20cmH_2O。PEEP 应用的终止指标是 $FiO_2 < 0.5$ 时可维持合适 PaO_2 的最低通气水平。

三、撤机

一旦 PEEP 压力已 $< 10cmH_2O$，病人的肺功能已可使他进行充分的气体交换，则可考虑撤机。IMV 频率可减至每分钟 2次，可通过监测呼吸频率、动脉血气分析、用力吸气肺活量和指脉搏血氧饱和度发现病人的病情变化。如撤机过快，则首先表现为呼吸频率增快和血氧饱和度下降。病人因疲劳出现肺活量、吸气压力下降和动脉血气值变差。病人也可出现高血压、心动过速、多汗、躁动不安或出现心律失常。

如辅助呼吸已撤离，病人若用 T 型管进行自主呼吸可达 1小时，提示可以拔管。在整个撤机过程中，应使用适量麻醉性镇痛药和镇静剂使病人舒适，以顺利过渡。

拔管标准：

(1) 足够的氧合：当 $FiO_2 < 0.4$ 时，$PaO_2 > 70mmHg$；$PEEP < 10cmH_2O$；

(2) 足够的通气：肺活量 $> 15ml/kg$，潮气量 $> 5ml/kg$；呼吸频率 < 25 次/分，吸气负压 $< -25cmH_2O$；

(3) 可接受的精神状态：清醒，可按指令活动，反射完整（会作呕、吞咽）；

(4) 肺活动性病变已得到处理。

拔管前应将口咽部和气管内导管中的分泌物吸引干净。先进行气管内导管吸引，随后以 100% 氧气给予几次正压通气

（30cmH$_2$O）。快速将气囊抽瘪，拔除气管内导管。

这样，拔管后第一件事是令病人咳嗽排痰，清除声带周围的分泌物。病人随后通过面罩吸入纯氧。可能需要给予持续气道内正压（CPAP）通气，以维持足够氧合。拔管后应观察指脉搏氧饱和度和进行动脉血气测定严密监测呼吸状态。

四、机械通气的并发症和处理

1. 呼吸系统并发症和处理

（1）通气不足：常见原因有呼吸机预设压力不够、呼吸道分泌物潴留和呼吸管道漏气，病人可有呼吸急促、烦躁、发绀、与通气机不同步等低氧血症和高碳酸血症表现。处理方法为检查呼吸机管道，吸除气管内分泌物，调整通气参数。

（2）通气过度：比较容易忽略的并发症。可产生呼吸性碱中毒，使组织对氧摄取减少，脑血流减少，严重时可发生抽搐、血压下降和心律失常等等。处理为减少通气量，尽可能采用辅助通气模式，必要时延长人工气道，增加死腔以减少 CO$_2$ 的排出，一般认为 PaCO$_2$ 维持在 4.0kPa 是安全的。

（3）肺部感染：人工气道的建立，使上呼吸道正常防御功能丧失，医源性交叉感染和分泌物引流不畅为促发感染因素，而广谱抗生素的长期应用，又为霉菌感染和耐药菌群的产生，创造了条件。处理有：加强呼吸道管理，严格无菌操作；保持气道良好的湿化，及时吸除分泌物；定期进行分泌物培养，以利针对性应用抗生素等等。感染较轻、氧合功能无明显影响的病人，应尽早撤机。

（4）肺不张：气管插管过深、分泌物堵塞等等可引起肺不张。一旦发现，除翻身、拍背外，予以吸痰，必要时在支气管镜引导下吸痰。

（5）气压伤：为严重并发症，直接原因是吸气压峰值异常升高和吸气平台压过高（>3.43kPa）。表现为气胸、纵隔气肿、皮下气肿和气腹。一旦发生气胸，常迅速发展为张力性，需及时发现和处理。

（6）机器肺：病人长期依赖机械通气而无法撤机。治疗极为困难，应在机械通气早期限制 FiO_2 在 70% 以下， $FiO_2 >$ 70% 不超过 24 小时。病情稳定后应采用辅助通气，尽早撤机。

2. 循环系统并发症和处理　表现为回心血量和心输出量下降，可同时伴 CVP 升高、心率增快和尿量减少。气道平均压大于 981Pa 或 PEEP 超过 490Pa，可引起血流动力学的变化，血压若低于原来的 20%，应调低气道压力，采用 IMV 或降低PEEP。

3. 消化系统并发症和处理　除了腹胀和肝淤血外，主要是消化道出血，多为应激性溃疡所致，用雷尼替丁或洛赛克可预防。

第九节　术后疼痛的管理

术后有效镇痛不仅减轻开胸术后切口疼痛，而且可提高病人自身防止围手术期并发症的能力。两种最常用的方法是全身和硬膜外应用麻醉性镇痛药。特别是胸段硬膜外镇痛能提高大手术患者围术期的安全性，减少术后体内儿茶酚胺和其它应激激素的释放，还能降低心率、防止术后高血压，从而减少心肌做功和氧耗量。有效的术后镇痛可明显改善心血管和呼吸系统疾病患者的术后恢复，减少术后并发症。

一、全身应用麻醉性镇痛药

全身应用麻醉性镇痛药来控制开胸术后切口痛已有多年，但必须在达到病人舒适的同时不会造成过度镇静或呼吸抑制。达到合适的镇痛后，动脉 CO_2 张力可能增加 20%。病人必须可以平静呼吸，咳嗽时无过度疼痛。

一旦给予镇痛负荷剂量，可用间断注射法（Bolus）或连续静脉输注来维持。依照病人舒适的程度给药比按时给药效果更好，也更为安全。因此，病人自控镇痛（PCA）可更有效地治疗术后疼痛。常用的药物有吗啡、芬太尼、曲马多等等。

二、硬膜外应用麻醉性镇痛药

（1）硬膜外镇痛的一般概念：在监护状态下，硬膜外应用麻醉性镇痛药是术后镇痛的选择之一。硬膜外应用麻醉性镇痛药，可比全身应用提供更好的镇痛效果，而用量少却保持合适的肺功能。它们可维持长时间镇痛而无交感神经、运动或感觉阻滞。硬膜外阿片类药物，透过硬膜和脑脊液（CSF），占据在脊髓背角胶状质的阿片受体。阿片受体的刺激可调制从切口到大脑的疼痛信号传递。

（2）硬膜外药物及其应用方法：硬膜外应用的阿片类药物，可分为脂溶性（苏芬太尼、芬太尼、美散痛和杜冷丁）和低脂溶性（吗啡）。脂溶性决定了起效、维持时间和镇痛程度。硬膜外应用芬太尼，起效快、维持时间短（4～5小时），镇痛呈节段性分布，而吗啡起效慢（40～60分钟），节段性阻滞相对不明显，其低脂溶性导致它的作用时间相对较长（12～24小时）。可经腰段硬膜外穿刺置管，国外通常注射5～7.5mg吗啡＋20ml无菌、无防腐剂的注射用水或生理盐水，国内一次剂量不超过5mg，稀释容量约10ml。可留置导管5天，一般不会出现阿片耐受。开胸术后硬膜外芬太尼可有效应用，在2μg/kg注射后以1～2μg·kg^{-1}·h^{-1}连续输注。笔者倾向于采用吗啡，术前30min用吗啡2mg/10ml经硬膜外预先注射，术中每间隔1小时以0.25%布比卡因5ml硬膜外注射，术后以吗啡5mg/24h行PCEA。

（3）硬膜外镇痛的副作用及防治：硬膜外阿片类药物输注有一些值得注意的副作用。应用1小时后，通过硬膜外静脉吸收入血后可导致出现早期呼吸抑制。迟发性呼吸抑制则是由于阿片类药物在脑脊液中向延髓呼吸中枢扩散的结果。药物向头端扩散，当到达化学感受器触发区可导致恶心、呕吐。因为尿潴留之故，15%病人需要进行导尿。瘙痒也有，可能是全身性的或是局部的，可应用抗组胺药和纳洛酮治疗这些副反应，但大剂量纳洛酮则可逆转镇痛效应。

三、其它治疗方式

1. 肋间神经阻滞　肋间神经阻滞可在术中或术后进行，来改善肺功能和动脉血气，并允许更早出院。然而，椎旁扩散可因交感神经阻滞而导致低血压，后正中线旁开 8cm 进行阻滞可防止这种并发症。但仍有可能出现气胸和局麻药血管内快速吸收而引起的毒性反应。相类似地，经皮肋间留管则提供连续术后镇痛，发生中毒反应的机会大大减少。

2. 胸膜内连续置管法　另一新近应用的方法为经皮向胸膜腔置入导管，将局麻药直接注入。如同肋间神经阻滞一样，肺功能和氧合得到改善，效果比全身应用麻醉性镇痛药好。滴注 0.5% 布比卡因 20ml，可产生单侧镇痛，维持 6~8 小时。没有呼吸抑制或交感神经、运动阻滞。由于放置胸管引起的胸膜疼痛可被减轻———一种不能由简单肋间神经阻滞所达到的效应。

3. 冷冻止痛法　冷冻止痛法提供很长时间的肋间神经阻滞效应——持续 6 周或更长。手术期间直接将一个冷冻止痛探子放置在肋间神经，冻结使神经元变性。然而，神经支持组织未受影响，仍存在神经元再生的旁路。冷冻后 2~3 周，神经元功能恢复。1~3 月神经元组织和功能完全恢复。尽管胸管的胸膜刺激会导致肩、臂疼痛，但冷冻止痛法仍提供非常好的镇痛效果。

4. 经皮电刺激法（TENS）　经皮电刺激（TENS）可用于全身性镇痛的辅助治疗，然而通常在 PACU 不作为第一线疗法。低压高频（80Hz）的经皮电脉冲，刺激大而有髓鞘的 A

类纤维，这些纤维可抑制小而无髓鞘的 C 类纤维，后者传递疼痛信号。然而，单独应用经皮电刺激常导致镇痛不全，通常作为上述方法的辅助治疗。

第十节 其它形式的呼吸治疗

一、胸部理疗

胸部理疗的具体形式包括体位引流、呼吸锻炼、振动疗法、深呼吸、咳嗽训练和胸部叩击，可单独或结合进行。通常，体位引流和胸部叩击结合在一起应用。

1. 体位引流 体位引流是依靠重力作用使分泌物排出，肺不同区域的引流正是让病人采取不同的体位来实现的（见图 18-2）。

2. 体位安置 重力对肺内通气和血流会产生重要的影响，鼓励病人采取不同的体位有助于改善通气效果。例如，病人出现右肺肺不张并产生严重低氧血症，取右侧卧位时，血流灌注良好而通气差；而左侧卧位时，通气良好而血流灌注差，因此不断变换体位有利于肺复张和通气的改善。

3. 呼吸肌锻炼 要注意区分呼吸肌疲劳和呼吸肌无力，因为两者治疗原则完全相反。后者适用于呼吸肌锻炼。一般认为，若出现呼吸肌肌力慢慢减弱、$PaCO_2$ 逐渐升高和/或腹壁反常运动，应考虑是呼吸肌疲劳。呼吸肌锻炼的具体形式有吸气阻力负荷法和吸气阈值负荷法。

二、药物治疗

国外研究认为，药物治疗其实在胸外科术后的治疗中所起的作用是很小的。药物治疗主要涉及呼吸兴奋剂、支气管扩张剂、祛痰药和抗生素的应用。

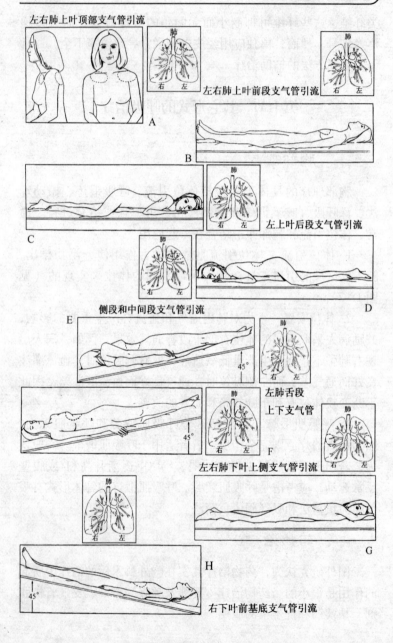

左右肺上叶顶部支气管引流

左右肺上叶前段支气管引流

左上叶后段支气管引流

侧段和中间段支气管引流

左肺舌段上下支气管

左右肺下叶上侧支气管引流

右下叶前基底支气管引流

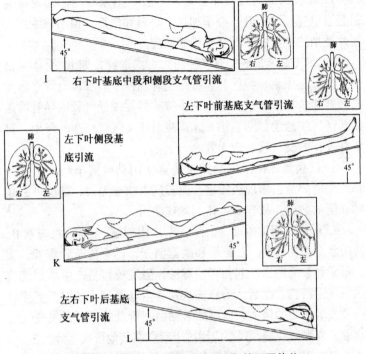

右下叶基底中段和侧段支气管引流

左下叶前基底支气管引流

左下叶侧段基底引流

左右下叶后基底支气管引流

图 18-2　显示了体位引流时所采取的不同体位

（A）病人坐位，轻度后倾，叩击前胸，而后轻度前倾，叩击背部：引流右和左上叶尖端支气管；（B）病人背向下仰卧：引流右和左上叶前部支气管；（C）病人左侧卧位，右侧转成45°角，床是平的，用一枕头置于病人的左侧腋窝和胸前作支持：引流右上叶前段支气管；（D）病人右侧卧位，左侧转成近似45°角，床是平的，枕头置于右侧腋窝和胸前：引流左上叶后段支气管。（E）枕头置于右肩至右臀的下面，轻度抬高身体右侧，床的尾端抬高近似45°：引流侧方和中间支气管；（F）病人仰卧，枕头置于左肩下和左臀，轻度抬高右侧肢体，床的尾端抬高45°：引流左侧舌叶上方和下方支气管；（G）病人面朝下躺着，枕头置于腹部，使躯干屈曲，床是平的：引流右和左下叶上方支气管；（H）病人仰卧，背轻轻向左侧抬高，床的尾端抬高45°：引流右下叶前基底段支气管。（I）病人左侧卧位，抱住枕头，床的尾端抬高45°：引流右下叶基底中段和侧段支气管；（J）病人仰卧，背向右侧，床的尾端抬高45°：引流左下叶前基底段支气管；（K）病人右侧卧，抱住枕头，床的尾端抬高45°：引流左下叶侧方基底段支气管；（L）病人俯卧，下腹垫枕，床的尾端抬高45°：引流右和左下叶后基底段支气管

1. 呼吸兴奋剂 除非必需，一般不主张应用，因为可能引起心肌耗氧量上升、心率加快、恐惧和气短。但纳洛酮作为阿片类拮抗剂可逆转其呼吸抑制效应。

2. 支气管扩张剂 有多种药物可供选择，如 β_2 受体兴奋剂异丙肾上腺素、异他林、特布他林和沙丁胺醇以及肾上腺皮质激素和色甘酸二钠。可采用手持喷雾器或经气管内导管输送给药。应注意色甘酸二钠并无直接治疗支气管痉挛的作用，对正在发作的支气管痉挛无效。

3. 祛痰药 在术后早期主要是使用粘液溶解药，它可稀释浓缩的痰液、增加痰液量。但若病人咳嗽无力，则反可引起肺功能的恶化。故建议不作为常规使用。

4. 局部应用抗生素 推荐局部应用的抗生素有二性霉素 B、杆菌肽、多粘菌素、新霉素和制霉菌素，还有羧苄青霉素、庆大霉素和卡那霉素。起初用喷雾法，但发现容易产生局部细菌的快速耐药性。以后认为直接从气管内导管滴入较好。要注意有些过敏体质的病人，应用如多粘菌素等药物，可诱发支气管痉挛。要强调的是，局部应用抗生素应在其他形式治疗失败后，才考虑应用。有报道发现此类治疗常规使用益处不大。

（刘甬民）

参 考 文 献

1. 景华. 实用外科重症监护与治疗. 上海：第二军医大学出版社. 1999, 499-521

2. 徐文怀. 肿瘤外科新手术. 北京：中国协和医科大学出版社. 2001, 100-121

3. 罗爱伦. 病人自控镇痛. 北京：北京医科大学、中国协和医科大学联合出版社. 1999, 8-11

4. Joel A. Thoracic Anesthesia. 2nd ed. New York, Churchill Livingstone. 1997

第十九章

门诊手术麻醉与麻醉后恢复

由于门诊手术（ambulatory surgery，或 day surgery）不但缩短病人与家庭分开的时间、降低院内感染的发生率以及术后并发症；又不受病床的限制，在病人选择手术时机方面具有更大的灵活性；而且相对于住院手术来说，门诊手术的术前检查和术后用药都较少，使总费用降低了 25% ~ 75%。对医院的优势是提高手术室的利用率。因而在欧美国家，门诊手术已占择期手术总数的 60%。但由于病人在经过 PACU 的恢复后不经病房直接回家，因此对这类病人，PACU 的管理显得尤为重要。

第一节　门诊手术麻醉

一、病人准备

合适的术前准备不但使手术更加安全，而且能让病人和家属更容易接受这一较新的方法。因此术前准备主要针对降低门诊手术的风险，使手术过程更加舒适而进行。包括减轻病人的焦虑：药物（如咪达唑仑 0.5 ~ 0.75mg/kg 口服或 0.02 ~

0.04mg/kg 静注或肌注）和非药物的方法（如放松、催眠）。对术后并发症如呕吐和疼痛的高危人群，采取一定的预防措施。

1. 术前禁食

（1）固体食物：术前禁止摄入固体食物 6 ~ 8 小时，使胃自然排空，能减少全麻或者深度镇静麻醉病人误吸的危险。

（2）清饮料：多项研究表明，术前两小时摄入清饮料，不但不增加胃残留量，而且液体的摄入能稀释胃液和加速胃排空，使残留量更少；术前适当摄入清饮料也减轻病人由于禁食引起的不舒服、焦虑、口渴和饥饿感，增加麻醉诱导时的循环系统稳定。例如，下午手术的病人，上午可以喝咖啡、茶或果汁一类的清饮料，从而避免禁食所导致的低血糖。术前积极的补充液体还能减少嗜睡、头晕、口渴、疲劳感和术后呕吐。

（3）直到术前一小时，病人可在少量的水的伴服下，继续服用长期服用的药物。

2. 术前用药

（1）对于有误吸倾向的病人，术前服用 H_2 受体拮抗剂和甲氧氯普胺降低胃液量及酸度进行预防。

（2）大多数择期手术的病人会产生不同程度的焦虑，病人主要担心术中知晓、疼痛和恶心呕吐等并发症。由于担心应用抗焦虑药会延迟出院，因而早些年的门诊手术病人很少使用镇静抗焦虑药。但随着短效苯二氮䓬类（如咪达唑仑、替马西泮）的出现，现在已能提供可靠的镇静、遗忘和抗焦虑而不会延长术后恢复时间；但是由于病人到达医院离手术时间太近，目前已越来越重视用非药物手段减轻焦虑和诱导前给予抗焦虑药的方法。

二、局麻、区域阻滞和全麻技术的应用

一般根据外科和病人的情况选择麻醉的方法，门诊手术可

以在全麻、区域阻滞或局麻下完成。

(一) 全麻

快速、短效、无蓄积、副作用小的镇静药、全麻药、镇痛药和肌松药的出现使短小的外科手术更加安全和舒适，也使较长的手术在门诊施行成为可能，新药及新仪器（如 EEG-BIS）的应用也促进了门诊手术的"快通道"运作，因此全麻仍是常用的方法之一。

1. "理想"全麻药 "理想"门诊手术全麻药应具备：

（1）起效迅速且平稳；

（2）能产生镇静、催眠、遗忘和肌松；

（3）没有循环、呼吸抑制等副作用；

（4）恢复迅速；

（5）术后早期具有一定的镇痛作用；

（6）价格便宜。

2. 常用的静脉诱导药 目前虽然没有完全符合上述标准的"理想"的用于门诊手术麻醉药，但年长儿童和成人常用的静脉诱导药见表 19-1。

表 19-1 门诊手术中不同静脉麻醉药的比较

药名	剂量(mg/kg)	起效	恢复	副作用
硫喷妥钠	3 ~ 6	快	立即	"宿醉"感
甲基炔巴比妥钠	1.5 ~ 3	快	快	注射痛 兴奋
乙托咪酯	0.15 ~ 3	快	立即	注射痛 肌阵挛 恶心呕吐
氯胺酮	0.75 ~ 1.5	立即	立即	中枢刺激 苏醒期反应
咪达唑仑	0.1 ~ 0.2	慢	慢	残留效应 遗忘
异丙酚	1.5 ~ 2.5	快	快	注射痛 中枢抑制

（1）硫喷妥钠虽然是静脉诱导的金标准，但即使手术很短，仍具有"宿醉"和影响精细运动的副作用。

（2）甲基炔巴比妥钠的消除半衰期较硫喷妥钠短，苏醒较快，但有苏醒期兴奋的副作用。

（3）咪达唑仑因具镇静、抗焦虑和遗忘作用而成为常用的辅助药。

（4）乙托咪酯对循环和呼吸的影响较小，也常用于门诊手术，但乙托咪酯的副作用如注射痛、肌阵挛和术后恶心呕吐等影响了它的广泛应用。

（5）异丙酚是较新的静脉麻醉诱导药，具有苏醒快、分布半衰期和消除半衰期短、副作用小，至今尚无另外一个静脉麻醉药，在麻醉后恢复期的优点上能与异丙酚相比，如果联合使用雷米芬太尼时，可迅速恢复，从而促进"快通道"过程。

虽然异丙酚相比之下较优秀，但仍不是"理想"门诊手术麻醉药，它仍有一定程度的苏醒期兴奋，少数病人发生术后恶心呕吐，价格较贵等缺点。

3. 吸入麻醉药　虽然静脉麻醉药越来越被重视，吸入麻醉药仍是维持麻醉的主要药物（见表19-2）。

表19-2　门诊手术中吸入麻醉药的比较

药名	吸入浓度（%）	起效	恢复	副作用
氟烷	0.5~1.5	慢	慢	镇静
安氟醚	0.75~1.5	中等	中等	震颤
异氟醚	0.5~1	中等	中等	咳嗽
地氟醚	3~6	快	很快	咳嗽 心动过速
七氟醚	1~2	快	快	代谢产物
氧化亚氮	50~70	很快	很快	恶心 呕吐

（1）七氟醚血气分配系数0.63，因此起效和苏醒快，而且有对气道无刺激，副作用小的优点，所以广泛代替异丙酚用于成人和小儿的诱导。

（2）地氟醚具有血气分配系数很低（0.42），因此起效快、苏醒快、对循环的影响较小的优点。

4. 麻醉镇痛药 术中麻醉镇痛药的应用不但减轻对循环的影响、减少吸入药物的用量，而且也减少术后副作用。芬太尼及其衍生物则具有强大的镇痛作用，既减少了术中对循环的干扰，又促进了恢复（见表19-3），但随剂量的增加，术后恶心呕吐的发生率增高。

表19-3 门诊手术中常用的阿片类药的比较

药名	剂量 （μg/kg）	起效	恢复	副作用
吗啡	50～100	慢	慢	镇静 头晕 恶心呕吐
芬太尼	1～2	中等	中等	镇静 恶心/呕吐
舒芬太尼	0.1～0.2	快	快	镇静 恶心/呕吐
阿芬太尼	7.5～15	很快	很快	恶心/呕吐 僵硬
雷米芬太尼	0.5～1.0	很快	很快	恶心/呕吐 僵硬

5. 肌松药

（1）肌松药也是"平衡麻醉"的必要组成部分（见表19-4），与过去使用的长效肌松药相比，中效非去极化肌松药（如阿曲库铵和维库溴铵）减少了短小手术术后肌松药残留的问题。

（2）美维松和顺式阿曲库铵：随着短效非去极化肌松药美维松（mivacurium）和顺式阿曲库铵（cisatracurium）的出现，即使是短小的门诊手术，也减少了术后拮抗的需要。由于避免使用新斯的明、胃长宁，降低了苏醒期恶心呕吐的发生率。

（3）罗库溴铵：罗库溴铵是维库溴铵的衍生物，起效与琥珀胆碱相仿，但仍需进一步寻找更迅速和短效的非去极化肌松药，来满足气管插管和快速恢复的需要。

表 19-4　　门诊手术中常用肌松药的比较

药名	剂量	起效	阻滞时间	副作用
琥珀胆碱	0.75 ~ 1.25	很快	很短	Ⅱ 相阻滞 肌痛
阿曲库铵	0.3 ~ 0.6	中等	中等	组胺释放
美维松	0.15 ~ 0.25	中等	短	组胺释放
维库溴铵	0.06 ~ 0.12	中等	中等	恢复不定
顺式阿曲库铵	0.1 ~ 0.2	中等	中等	无
罗库溴铵	0.4 ~ 0.8	快	中等	恢复不定
Org9487	1.0 ~ 1.5	快	短	未知

由于操作方便、减少全麻药用量、减少术后喉痛、减少诱导期和苏醒期血流动力学波动、避免使用肌松药和免于对抗等优点，近年来喉罩（laryngeal mask airway，LMA）已广泛用于门诊全麻。

（二）区域麻醉

虽然新药及新仪器的应用使全麻更加方便，但全麻所引起的中枢抑制仍使部分病人延迟出院，因此合适的病人采用区域麻醉的方法，不但大大增加了门诊手术的灵活性，避免全麻固有的并发症，降低吸入性肺炎的可能性，减少了术后监护的需要，提供良好的术后镇痛，而且能加快恢复。

1. 局部浸润　　简单的手术能在局部浸润下完成。

2. 区域阻滞　　较为复杂的手术可以施行区域阻滞技术，如腋下、锁骨上、肋间和踝部阻滞等。当长效局麻药如布比卡因阻滞上肢神经后，病人不需要等到运动和感觉功能全部恢复才离院，但应向病人及家属解释肢体还需护理，在感觉和运动功能逐渐恢复过程中，虽然残余的局部麻醉可能提供一部分的镇痛，有时仍需口服镇痛药。但下肢阻滞后，病人在离院时必须完全恢复行走功能，因此下肢阻滞最好选用短效或中效的局麻药。

3. **蛛网膜下腔和硬膜外阻滞**　下半身的手术，也可选择蛛网膜下腔或硬膜外阻滞。

（1）由于操作方便、效果确切，从而降低了手术室费用和减少了辅助用药，因此蛛网膜下腔阻滞优于硬膜外阻滞。

（2）但蛛网膜下腔阻滞后头痛限制了这项技术在年轻病例中的应用。近年细穿刺针和非切割笔尖式穿刺针的采用，大大降低了头痛的发生率；25G、27G Whitacre 针穿刺后头痛发生率分别为 2.5% 和 0.4%，27G Quincke 针头痛发生率为 1.7%。

（3）蛛网膜下腔阻滞的另一个限制因素是交感和运动神经阻滞，但采用联合小剂量局麻药和脂类镇痛药如利多卡因 25mg 和芬太尼 25μg 的方法，可以加速运动的恢复。

（4）蛛网膜下腔和硬膜外麻醉后病人，应在 PACU 观察直到病人感觉功能全部恢复、能自动排尿、行走时无头晕（无体位性低血压或交感神经阻滞），可以允许在家人陪伴的情况下行走。

（三）监测麻醉

对于短小手术，局麻加上镇静、遗忘和抗焦虑辅助药物的应用，即监测麻醉（monitored anesthesia care，MAC）越来越受到重视。

1. **小剂量的异丙酚输注**　小剂量的异丙酚输注能为成人及儿童提供满意的镇静，调节方便，快速恢复并及时离院。静脉快速短效的镇静抗焦虑药和镇痛药的出现，使病人更加舒适地度过围手术期。

2. **咪达唑仑辅助异丙酚**　成人咪达唑仑 2mg 静注后，辅助异丙酚 25～75μg/kg/min，能提供有效的镇静、抗焦虑而不会延迟恢复。

3. **雷米芬太尼**　快速短效的阿片类镇痛药雷米芬太尼（0.25μg/kg 或者 0.05～0.15μg/kg/min）辅助咪达唑仑和异

丙酚具有镇痛良好、苏醒迅速的特点，在 MAC 中极有价值。

第二节　门诊手术术后疼痛的处理

　　由于门诊手术后，病人很快离开医院回家，因此术后镇痛有一定的特点。

一、多模式镇痛

　　门诊术后推荐采用多模式术后镇痛。

　　1. 常规止痛药

　　（1）阿片类止痛药：手术快结束或术后早期（病人到达 PACU），常用芬太尼 $1.0 \sim 2.0 \mu g/kg$ 静脉注射、或哌替啶 $0.5mg/kg$ 静脉/肌注、吗啡 $0.05 \sim 0.1mg/kg$ 静脉/肌注，但阿片类止痛药可引起胃肠蠕动减慢、恶心呕吐、苏醒延迟，从而延迟出院。

　　（2）对乙酰氨基酚和可待因：在病人离院前，口服或经肛给予常规止痛药（如对乙酰氨基酚和可待因）。常用剂量：对乙酰氨基酚 $60mg/岁$（小儿）或 $10 \sim 15mg/kg$ 口服/肛栓，可待因 $0.5 \sim 1.0mg/kg$ 口服。

　　（3）强效非甾体类抗炎药：由于这类药物没有呼吸抑制及镇静等副作用。近年来，强效非甾体类抗炎药如布洛芬（ibuprofen），双氯芬酸（diclofenac），酮咯酸（ketorolac）的应用，明显减少术后对阿片类止痛药的需要量。例如在微小整形手术后，每隔 6 小时口腹酮洛酸 30mg，不但明显减少吗啡的用量，而且提高镇痛评分和减少恶心呕吐。其它非甾体类抗炎药如萘普生（naproxen）口服，也能显著降低术后吗啡的需要量，提供较长的术后镇痛，减少恶心呕吐的发生率，加快病人的出院。

　　2. 局部浸润　局麻药局部浸润，不但减少术中全麻药的用量，而且能在术后早期提供良好的镇痛。

（1）简单的局部浸润能改善下腹部、肢端、腹腔镜术后的疼痛。

（2）腹腔镜下胆囊切除术在手术结束前，0.25% 布比卡因 20ml 胆囊床和膈面浸润，10ml 切口周围浸润，明显减少术后切口疼痛、内脏痛和肩膀牵涉痛的发生率。

（3）膝关节镜后，腔内注入 0.5% 布比卡因 30ml，不但减少术后阿片类止痛药的需要量，而且提早行走和出院。也有人报道腔内注入吗啡 1~2mg 或者酮咯酸 15~30mg 能减轻术后疼痛。

3. α_2 受体激动剂的应用　α_2 受体激动剂的代表药物为可乐定，不但能提供围术期镇静、抗焦虑作用，而且具有良好的术后镇痛作用。但由于易发生心动过缓和术后过度镇静，从而限制了这类药物的广泛使用。

二、其它镇痛方法

随着门诊手术种类的增多，范围的扩大，要求寻找更有效的方法控制疼痛。

1. 经皮 PCA　经皮 PCA（subcutaneous patient controlled analgesics）使医院外病人使用胃肠外镇痛药成为可能。如果病人清醒，在 PACU 即可开始使用经皮 PCA，电离子装置可让病人带回家。

2. 可控性电离子导入法　创伤性更小的可控性电离子导入法（E-Tras delivery system）对控制术后中重度疼痛更有效和便利。

第三节　门诊手术术后恶心呕吐的处理

术后恶心呕吐（nausea and vomiting, PONV）的处理与术

后疼痛治疗一样重要。

1. 门诊手术术后恶心呕吐发生率　随着新方法和新药物的应用，门诊手术术后恶心呕吐发生率从 75% 降到 20% ~ 30%。PONV 在儿童中发生率较高，但随着年龄增长而下降。

2. 恶心呕吐的易发因素

（1）月经周期和黄体期：女性在月经周期的黄体期时手术和麻醉容易发生 PONV。

（2）既往恶心、呕吐史，平时易晕车、船的病人。

（3）术后疼痛，术中阿片类药物的用量和补液量不足。

（4）某些外科操作如腹腔镜、斜视矫正、睾丸固定术、终止妊娠等容易发生 PONV。

3. 恶心呕吐的预防和治疗　由于引起 PONV 的原因众多，因此应积极寻找原因，并进行积极的预防和治疗，使病人平稳地恢复和出院。

出院时嘱咐病人清淡饮食，直至症状缓解，但过久的清淡饮食反而加重 PONV 症状。

（1）氟哌利多、甲氧氯普胺、普鲁氯哌嗪能有效地治疗恶心呕吐，但可引起锥体外系反应、镇静和嗜睡的副作用，从而限制了它们的广泛使用。

（2）5-羟色胺拮抗剂：5-羟色胺拮抗剂如恩丹西酮通过调节中枢和外周的受体，从而阻断呕吐反射，因此能有效治疗恶心呕吐而副反应轻微，最常见的不良反应是头痛和头晕，因此不会延迟出院。

恩丹西酮的常用剂量：

1）预防性用药：术前口服 8 ~ 16mg 或手术结束前静脉注射 4 ~ 8mg 可明显减少 PONV 的发生率。比较性研究表明，静脉注射 4 ~ 8mg 恩丹西酮作用优于氟哌利多 0.625 ~ 1.25mg，优于甲氧氯普胺 10mg。

2）对已经发生的 PONV，恩丹西酮 4mg 静脉注射优于甲氧氯普胺 10mg。

（3）地塞米松：术中预防性给予地塞米松 150μg/kg，可明显减少 PONV。

第四节 其它并发症

门诊手术后的心血管和呼吸系统并发症必须得到有效的控制。

一、心血管系统

门诊手术后的早期，心血管系统监测与择期手术后普通病人相同，心电图、无创血压和指脉搏血氧饱和度监测，对及时发现高血压、低血压、心律失常十分有帮助。

对术后发生的高血压和低血压、心律失常必须及时找出原因，如高血压为疼痛所致，首先治疗疼痛；如低血压为麻醉残留作用，可适当应用麻黄碱（10mg 静注）进行升压，如为液体不足，进行有效的补液。对大多数无明显血流动力学改变的术后心律失常不需要特别治疗，病人仍可以出院回家，但对影响血流动力学的心律失常，必须住院观察和治疗。

二、呼吸系统

门诊手术后可发生呼吸道梗阻、支气管哮喘、喉水肿、低氧血症等呼吸系统并发症，治疗与住院手术后病人相同。

第五节 门诊手术病人的术后恢复和管理

门诊手术后，病人需要一定的时间来进行恢复，大部分门诊手术病人在麻醉后 1～2 小时内可出院，但具体每一病人的术后停留时间有很大的差别，通过 PACU 和门诊观察室分阶段评分的方法来进行逐步过渡比较安全。

考虑到麻醉术后的恢复是一连续的过程，只有当病人恢复到术前的生理和功能状态，才能算完全的恢复，这一过程持续数天，一般可以分成三个阶段：即早期、中期和恢复后期。

一、恢复早期

恢复早期从停止麻醉药吸入或注入，到病人的各种保护反射和运动功能恢复。使用短效麻醉药/镇痛药的患者苏醒较快，如果麻醉适当，病人可能已经过了这一时期。

恢复早期病人在 PACU 床上，并进行与住院病人相同的监测。这一阶段的病人由于需要严密的监测和管理，一般由专门训练的护士进行照顾。一般符合 PACU 9 分以上的病人，才能转送到门诊观察室（见表 19-5）。

表 19-5　PACU 评分标准

观察指标/评分	0	1	2
肌力	无肢体活动	能活动两个肢体有限的抬头	能活动四肢与抬头
呼吸	需辅助呼吸	保持呼吸道通畅	正常的呼吸与咳嗽
循环(与术前相比)	$> \pm 50$	$\pm 20 \sim 50$	± 20
SpO_2	辅助吸氧下 $< 90\%$	辅助吸氧下 $> 90\%$	吸空气下 $> 92\%$
神志	无任何反应	嗜睡，对刺激有反应	清醒

二、恢复中期

恢复中期是指病人符合 PACU 9 分以上，到病人完全清醒、能轻度活动（如上厕所）、符合麻醉术后出院前评分标准 9 分以上的时期。这一阶段病人的恢复在门诊观察室进行，一般不进行连续心肺监测，能进行一定的活动，可以在椅子上继续恢复，此期主要由家属而不是护士来照料；静脉输液可以保持到病人能行走和恢复饮食。

三、恢复后期

最后一期在门诊观察室外面活动，以病人恢复日常活动为指标。在这段时间，患者的认知和精神功能完全恢复，符合麻醉后出院标准 9 分以上（见表 19-6），并经两位主治医师观察，确认病人已经安全，能"适合上街"，并"可以回家"后才能出院。

表 19-6 麻醉术后出院前评分标准

生命体征	血压和脉搏波动在术前基础值的20%之内	2
	血压和脉搏波动在术前基础值的20% ~40%	1
	血压和脉搏波动在术前基础值的>40%	0
活动能力	步态稳定，无头晕	2
	需要帮助才能走动	1
	不能活动	0
恶心呕吐	轻微：口服药治疗症状缓解	2
	中度：肌注药物症状缓解	1
	重度：需反复治疗	0
疼痛	基本无疼	2
	口服药能控制	1
外科出血	轻微：无须更换敷料	2
	中度：最多更换2块敷料	1
	重度：更换3块以上敷料	0

完全恢复是指病人恢复到术前的生理和功能状态，这一阶段的恢复，一般在家里进行。

（徐笑益　姚永兴　钟泰迪）

参 考 文 献

1. Welborn L. Comparison of emergence and recovery characteristics of

sevoflurane, desflurane, and halothane in pediatric ambulatory patients. Anesth Analg, 1996(83): 917-920

2. Urmey W. Combined spinal-epidural anesthesia for outpatient surgery. Anesthesiology, 1995(83): 528-534

3. Rose DK. Critical respiratory events in the postanesthesia care unit. Anesthesiology, 1994(81): 410-418

4. Chung F. Recovery pattern and home readiness after ambulatory surgery. Anesth Analg, 1995(80): 896-902

第二十章

心肺脑复苏

　　虽然心跳骤停可发生于围麻醉、手术期的任何时间，但麻醉后恢复期由于呼吸和循环等仍未稳定，如果处理不当，容易发生呼吸心跳骤停。由于心肺脑复苏（cardiopulmonary cerebral resuscitation，CPCR）的成功取决于"及时"和"有效"，即进行分秒必争的复苏和复苏措施及技术得当，因此麻醉医师必须熟练掌握 CPCR 技术，对麻醉后监护室（post-anesthesia care unit，PACU）内呼吸心跳骤停的原因和特点有充分的认识和理解，着力于对心脏骤停患者的防范，关注整个"围心脏骤停期"（periarrest period），认真识别入室患者是否具有心脏骤停的高危因素，并及时予以有效干预，将大大降低心脏骤停的发生率。

第一节　心　脏　骤　停

一、心脏骤停的原因

　　因各种原因导致心脏突然丧失有效排血能力的病理生理状态，称为心脏骤停（cardiac arrest）。PACU 内发生心脏骤停可见于麻醉因素、手术因素以及患者本身存在的基础疾病等因素，归结为：

（1）低氧血症。

（2）酸碱失衡。

（3）电解质紊乱。

（4）低血容量。

（5）药物不良反应。

（6）心包填塞、张力性气胸等。

不论上述何种原因均通过直接或间接引起心肌收缩力减弱、冠脉灌注量减少、血流动力学剧烈波动或各种致命性心律失常等机制导致心脏骤停。

二、心脏骤停后的病理生理变化

心脏骤停后，体内各种主要脏器对缺血缺氧的耐受能力不同（表20-1），其中大脑对缺血缺氧最敏感，耐受力最差。一般认为，脑循环中断10秒，脑氧储备耗尽；20~30秒，脑电活动消失；4分钟，脑内葡萄糖耗尽，糖无氧代谢停止；5分钟，脑内ATP枯竭，能量代谢停止；缺氧4~6分钟，脑细胞发生不可逆的病理改变。

表20-1　主要组织细胞的缺血阈值时间

组织细胞	缺血阈值时间（min）
大脑	4~6
小脑	10~15
延髓	20~25
交感神经节	45~60
心肌、肾小管细胞	30
肝细胞	60~120
肺	更长

（1）尽快恢复有效血液灌注：若能在心脏骤停后及时给予有效 CPR，使组织的血流灌注量维持正常血供的 25% ~ 30% 左右，大多数组织细胞和器官，包括神经细胞可通过严重缺氧时的糖酵解，获得接近正常的 ATP；此时恢复正常血供，则心肺复苏成功的可能性大，脑功能不致受损。

（2）再灌注损伤：心脏骤停时间过长或者 CPR 手法不标准，血流灌注不能满足最低需要量，ATP 耗竭，钠泵功能障碍，不能产生、传导神经冲动，同时无氧代谢产物堆积，组织酸中毒，细胞内环境遭受破坏，大量氧自由基产生，钙超载，花生四烯酸代谢产物增加。此时恢复组织灌注，上述有害物质随血流到达组织反而加重组织细胞损伤或促进细胞死亡，即出现再灌注损伤。

（3）加用钙通道阻滞剂、自由基清除剂、前列环素等：CPR 成功的首要条件是在组织缺血阈值时间内尽快恢复有效血液灌注（即正常血供的 25% 以上），同时可加用钙通道阻滞剂、自由基清除剂、前列环素等物质，以消除缺血缺氧时产生的大量有害物质对组织细胞的损害。

（4）涓细血流（trickle bloodstream）：值得注意的是，CPR 手法不标准而不能产生维持组织细胞生存的最低血供时，不但不能提供组织细胞代谢所需的能量，反而可将有害物质经血流输送到组织细胞。研究证实，"涓细血流"（低于正常10%）灌注 30 分钟的脑功能损害远较无血流 30 分钟严重。

三、心脏骤停的诊断

判断心脏骤停主要依据以下标准：
（1）意识突然丧失呈深昏迷状态。
（2）大动脉搏动消失。
（3）呼吸停止或抽搐样呼吸。

（4）ECG 表现为心室颤动、无脉搏心电活动或心室停搏，以室颤最为多见。

（5）瞳孔散大、固定。

（6）发绀。

以上标准以（1）、（2）条最重要。应注意瞳孔散大在心脏骤停 1min 或更长时间才发生，而且易受药物等因素影响，有的心脏骤停瞳孔并不散大，因此不应视之为关键体征。PACU 内，全麻未醒的病人主要凭大动脉搏动消失、ECG 表现来诊断心脏骤停。

四、有可能发生心脏骤停的情况

一些患者尚未处于心脏骤停，但其心血管或呼吸方面的病情严重，如不及时诊断和处理，将很快发展到心脏骤停。因此，判断患者是否有可能发生心脏骤停并及时有效地处理至关重要。这些情况主要包括：

（1）急性冠脉综合征。

（2）急性肺水肿。

（3）低血压或休克。

（4）严重但非立即致命的心律失常，指严重影响血流动力学的心动过缓、心动过速等。

（5）严重的电解质紊乱。

（6）复苏后期心功能不全等。

遇见具有严重的心血管和/或呼吸疾病时，应首要保证气道通畅，必要时气管插管，维持正常通气，以及合理使用呼吸机。持续评估气道、通气、血氧饱和度、心率、心律及血压等情况；回顾病史、进一步体格检查、12 导联 ECG 及其它辅助检查以寻找即将可能导致心脏骤停的病理情况，对症治疗。一旦发现患者已处于心脏骤停时，则开始下面的抢救步骤。

第二节 基础生命支持

迅速准确地诊断心脏骤停后，及时有效地抢救是决定复苏成败的关键。基础生命支持（Basic Life Support，BLS）指用人工办法尽快使心跳呼吸骤停病人建立呼吸及循环，从而保证脑等重要脏器的血氧供应，为进一步抢救病人的生命打下基础。最主要的步骤为：开放气道（airway，A），保持呼吸道通畅；人工呼吸（breathing，B）；胸外心脏按压建立人工循环（circulation，C）。

一、开放气道

开放气道，保持呼吸道通畅是成功复苏的第一步。常用方法：

（1）仰头抬颏法：将病人头后仰，颏上抬，抬高程度以病人唇齿未完全闭合为限，使舌根及会厌抬高，从而开放气道（见图20-1）。此法解除舌后坠的效果最佳。

（2）下颌前推法：将病人下颌向前向上托起，使下颌牙超过上颌牙，从而使舌根离开咽后壁以解除气道阻塞。此法可用于疑有颈椎损伤的患者（见图20-2）。

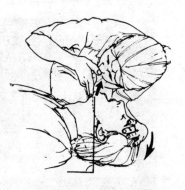

图 20-1 仰头抬颏法

（3）清除呼吸道异物：在 PACU 可用吸引器清除呼吸道内异物、口腔内的分泌物、血液、呕吐物等，保持持续通畅。

二、人工呼吸（breathing）

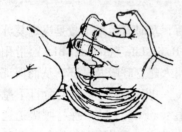

图 20-2　下颌前推法

由于 PACU 内配备有氧气-面罩-简易呼吸器，因此对 PACU 内心跳呼吸骤停病人采用氧气-面罩-简易呼吸器人工呼吸方法远比口对口人工呼吸有效（见图 20-3）。

需要注意的是，在开放气道不佳和潮气量过大情况下，大量气体可进入胃内，引起胃内压升高，影响膈肌下降和造成反流；因此，人工呼吸时潮气量不要过大，一般以观察到胸廓明显的起伏即可。频率 14～16 次/分（儿童 20 次/分）。人工通气与心脏按压之比为 1:5。

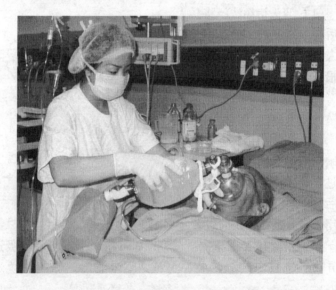

图 20-3　氧气-面罩-简易呼吸器人工呼吸方法

第二节 基础生命支持

迅速准确地诊断心脏骤停后，及时有效地抢救是决定复苏成败的关键。基础生命支持（Basic Life Support，BLS）指用人工办法尽快使心跳呼吸骤停病人建立呼吸及循环，从而保证脑等重要脏器的血氧供应，为进一步抢救病人的生命打下基础。最主要的步骤为：开放气道（airway，A），保持呼吸道通畅；人工呼吸（breathing，B）；胸外心脏按压建立人工循环（circulation，C）。

一、开放气道

开放气道，保持呼吸道通畅是成功复苏的第一步。常用方法：

（1）仰头抬颏法：将病人头后仰，颏上抬，抬高程度以病人唇齿未完全闭合为限，使舌根及会厌抬高，从而开放气道（见图20-1）。此法解除舌后坠的效果最佳。

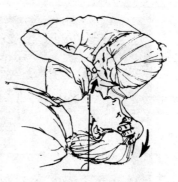

图 20-1 仰头抬颏法

（2）下颌前推法：将病人下颌向前向上托起，使下颌牙超过上颌牙，从而使舌根离开咽后壁以解除气道阻塞。此法可用于疑有颈椎损伤的患者（见图20-2）。

（3）清除呼吸道异物：在 PACU 可用吸引器清除呼吸道内异物、口腔内的分泌物、血液、呕吐物等，保持持续通畅。

二、人工呼吸（breathing）

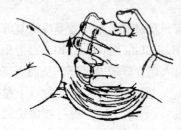

图 20-2 下颌前推法

由于 PACU 内配备有氧气-面罩-简易呼吸器，因此对 PACU 内心跳呼吸骤停病人采用氧气-面罩-简易呼吸器人工呼吸方法远比口对口人工呼吸有效（见图20-3）。

需要注意的是，在开放气道不佳和潮气量过大情况下，大量气体可进入胃内，引起胃内压升高，影响膈肌下降和造成反流；因此，人工呼吸时潮气量不要过大，一般以观察到胸廓明显的起伏即可。频率 14～16 次/分（儿童 20 次/分）。人工通气与心脏按压之比为 1:5。

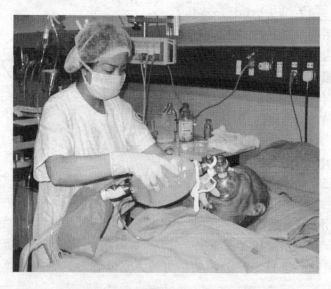

图 20-3 氧气-面罩-简易呼吸器人工呼吸方法

三、人工循环（circulation）

人工循环与人工呼吸同时进行方能达到有效复苏目的。实施胸外心脏按压时，病人背部应在坚硬的平面上，并保持头和胸部在同一平面。复苏者将手掌根部置于病人胸骨中、下1/3交界处（即距剑突上二横指处），另一手放在第一只手上，十指交叉或握在第一只手的腕部。肩部与病人垂直，保持肘关节不动，借助双臂和躯体重量向脊柱方向垂直下压。每次下压使胸骨下段及其相连的肋软骨下陷3～5cm后放松，但手掌不离病人胸骨，待胸骨回复到原来位置后再次下压（见图20-4）。

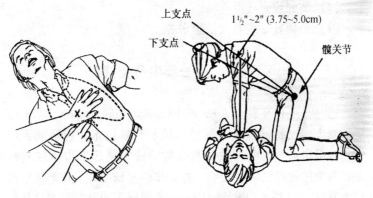

图20-4　胸外心脏按压

按压频率80～100次/分，婴儿可用食指和中指指端压迫胸骨，儿童用一只手掌根，胸骨下陷1～2cm即可，频率100～120次/分。有效指征为：按压时可触及大动脉搏动，甚至可测得血压，口唇转红，散大的瞳孔开始缩小，甚至出现自主呼吸。

胸外心脏按压的机制：

（1）"心泵机制"，认为心脏包裹于心包中，两侧纵隔限制其左右移动，且心脏前邻胸骨段，后靠脊柱，胸骨与肋骨间有肋软骨相连，当胸骨受压下陷时，左右心室受胸骨和脊柱的挤压而泵血；放松按压后，心室舒张，血液回流。

（2）"胸泵机制"，压胸时，胸内压升高，肺循环内血液被逼出，经左心系统流向体循环，胸内腔静脉血被压至右心系统；停止按压后，胸内压降低，血流经右心径路流向肺循环，起预充胸泵的作用。

胸外心脏按压的禁忌证为：

（1）重度二尖瓣狭窄、心脏瓣膜置换术后。

（2）心包填塞。

（3）严重张力性气胸。

（4）胸廓或脊柱严重畸形。

（5）晚期妊娠或有大量腹水者。

第三节　进一步生命支持

进一步生命支持（Advanced Cardiac Life Support，ACLS）是基础生命支持的延续，通过器械和特殊技术，包括气管插管、呼吸机通气、电除颤以及药物治疗等措施，力争恢复自主、有效的循环、呼吸功能，并逐步恢复脑功能。在 PACU 内传统意义上的 BLS-CPR 与 ACLS 的界限已不明显，两者往往同时进行。但应牢记的是，在心肺复苏时，保持气道通畅、通气、吸氧、心前区按压和电除颤是最重要和优先采取的措施。

一、借助器械进一步控制气道，维持呼吸功能

1. 控制气道

（1）放置口咽或鼻咽通气道，或置入喉罩。应注意喉罩不能防止反流误吸，以及置入喉罩后不能再托下颌，否则可能压迫喉头。

（2）气管内插管是最有效而可靠的开放气道方法，具有保护气道，防止反流物误吸，利于清除气管内分泌物、血液，防止胃扩张，可给予高浓度氧等优点，加上麻醉医师气管内插管很熟练，因此 PACU 内复苏时气管内插管指征可适当放宽。

2. 呼吸器的使用

（1）简易呼吸器由一自动充气皮囊和一无重复吸入活瓣组成，可与面罩、气管导管、喉罩等连接。简易呼吸器携带、使用方便，可作为进行呼吸机通气前的过渡。

（2）呼吸机通气时，早期应尽可能给予纯氧。

二、除颤

心室颤动既是心脏骤停的原发因素，也是心脏骤停、心肌缺氧后的继发病情。心室颤动最有效的治疗方法是电除颤。在心脏骤停病人中，80% 以上表现为室颤，因此目前认为应尽早进行除颤。无除颤器，可予心前区单次拳击；有除颤器，则首选电除颤。

（1）胸外电除颤，为减少每次电击使胸廓电阻增大，可连续电击 3 次，所用功率分别为 200、300 和 360 J，以后每次给药后均应进行 360 J 电击，如成功除颤后室颤重新发生，可用前次电击的有效功率再除颤。

（2）小儿胸外除颤能量一般为 20～200 J，首次除颤 2 J/kg。

（3）胸内电除颤，首次电击尽可能采取小能量，以免损伤心肌。成人自 2.5 J 开始逐渐增至 20 J；小儿自 1.0 J 起逐渐增至 10 J。如室颤为细颤，应立即静注 0.1% 肾上腺素 1～2 ml，使之变为粗颤，电击成功率可提高。

三、胸内心脏按压

许多研究表明，开胸 CPR 与非开胸 CPR 相比，前者血流动力学更佳，复苏成功率高，并能较好地恢复神经系统功能。因此，对于以下病人可考虑开胸 CPR：

1. 开胸 CPR 指征

（1）胸外心脏按压失败。

（2）不能实施胸外心脏按压。

（3）多次体外除颤失败。

（4）心胸外科手术后的病人。

但值得一提的是，开胸 CPR 并非是最后的选择，亦并非是常规的首选，应根据情况权衡利弊后决定。

2. 开胸 CPR 方法

（1）左胸第四肋间前外侧切口，快速切开皮肤、肌肉、胸膜而进胸，用胸腔撑开器撑开胸腔暴露心包，沿膈神经前方2cm 纵形切开心包，右手直接进行心脏按压。

（2）单手按压，以右手拇指放在心脏前面右室前壁，其余四指并拢深入心脏后面紧贴左室后壁，握住心脏，有节奏按压。

（3）双手按压，右手置于左室后壁，左手放在右室前壁，双手合拢按压心脏。频率 60～80 次/分。注意按压时避免指端用力，以免损伤心肌；心脏复跳后应继续观察 20 分钟，因有可能再次停跳；关胸时，心包不宜完全缝合，置胸腔闭式引流，一般在 36～48 小时后拔除。

四、药物治疗

心脏骤停后，引起缺氧、酸中毒以及电解质紊乱等病理生理改变，使得心脏除颤、复苏困难。因而，药物治疗作为心肺复苏的辅助手段，目的就在于：

（1）激发心脏复跳，增强心肌收缩力或周围血管阻力，提高心脏按压效果。

（2）降低除颤阈值，利于电除颤和防止室颤复发。

（3）纠正酸中毒，有利于心血管活性药物发挥效应。

（4）补充液体和电解质等。

用药途径以静脉内给药首选。

（一）常用复苏药物

1. **肾上腺素** 治疗心脏骤停的首选药。激动外周血管 α_1 受体，增加平均动脉压，增加心脑血液灌注；激动心肌 β 受体，增强心肌收缩力和扩张冠脉，改善心肌血供；使心肌细颤变为粗颤，利于电除颤。推荐剂量 1.0mg，必要时每 3～5min 重复一次。如果无效，可加大剂量（0.1mg/kg，每 3～5min 重复一次），但不能显著改善预后，而且可能增加心肌损害等，故现在已不主张大剂量使用。

2. **血管加压素** 血管加压素（vasopressin）：可作为肾上腺素的替代品，用于难治性室颤，推荐剂量为 40 U，静脉注射；无效则静注肾上腺素 1mg，每 3～5min 重复给药一次。

3. **抗心律失常药** 注意使用时，不要选择 2 种或 2 种以上抗心律失常药同时合用；牢记所有抗心律失常药均有致心律失常作用，尤其心脏本身已存在损害的情况下。因此，心脏复律首选电复律，其次才考虑药物转复。

（1）利多卡因：通过抑制心肌缺血部位的传导性，改善正常心肌区域的传导性，提高室颤阈，降低心肌应激性，且对血流动力学影响小。在心肺复苏中适用于室颤电除颤前用药。成人首剂 1mg/kg，儿童减半，可在 8min 后重复静注首剂的 1/2，复苏成功后可持续静滴 1～4mg/min。肝功能障碍、心排量减少及老年病人应按上述半量给予。

（2）阿托品：拮抗副交感神经作用，通过解除迷走神经张力而增加窦房结自律性和加快房室结传导。在心肺复苏中主要用于心室停顿和心电-机械分离伴心动过缓时。使用剂量 0.5～1mg 静注，无效时 5min 后重复相同剂量。

（3）溴苄胺：可阻断交感神经节后纤维儿茶酚胺的释放

和再吸收，明显提高室颤阈，可延长心室浦肯野氏纤维的不应期，增加房室结自律性，使细颤变为粗颤。主要用于治疗对其它治疗无效的顽固性室颤。美国心脏协会把它列为治疗室颤的二线药物。使用剂量，5～10mg/kg 静注，继而予以电除颤，必要时每 15min 追加 10mg/kg，达总量 30mg/kg。若有效，可静滴 1～2mg/min 预防心律失常。

（二）纠正酸中毒

心脏骤停病人首先发生呼吸性酸中毒，随着缺血缺氧，无氧代谢产物乳酸堆积，又发生代谢性酸中毒。因此，对抗酸中毒的首要措施是迅速建立有效通气，并适当过度通气。心肺复苏初期并不主张用碳酸氢钠。只有当病人事先已存在代酸或高钾血症，或已使用了除颤、心脏按压、气管插管、人工通气、予以一次以上肾上腺素治疗后才考虑使用。一般首剂为 1mmol/kg 静滴，以后根据血气分析结果每 5～10min 给予 0.5mmol/kg 或按公式：碳酸氢钠（mmol）= SBE × 体重（kg）/4。

（三）自主循环恢复后的用药

1. 多巴胺　传统认为多巴胺具有多巴胺能作用（1～3 $\mu g \cdot kg^{-1} \cdot min^{-1}$），与剂量相关的 β 受体作用（2～5$\mu g \cdot kg^{-1} \cdot min^{-1}$）和 α 受体作用（5$\mu g \cdot kg^{-1} \cdot min^{-1}$）。其实，在最低剂量时也存在 α 和 β 作用。通常开始时滴速为 100$\mu g/min$，逐渐增加剂量直至出现预期结果（尿量增加，心率、心肌收缩力增加，血压上升）或出现副作用（如快速型心律失常）。

2. 多巴酚丁胺　β 受体兴奋剂，主要用于增强心肌收缩力和扩张血管。首选于心肌收缩无力所致的心功能受损。大剂量快速静注易引起心动过速，甚至心肌缺血，因此，最好在血流动力学监测下使用。常用剂量范围 2.5～20$\mu g \cdot kg^{-1} \cdot min^{-1}$，根据血流动力学参数调整，使用最小有效剂量，尽量避免心率超过 10%。

3. 其它 如钙通道阻滞剂、自由基清除剂等也可适当给予，这些药物在复苏开始即可使用。

第四节 延续性生命支持

延续性生命支持（Prolonged Life Support，PLS）是进一步生命支持的延续，主要指自主心跳、呼吸恢复后采取一系列措施确保生命体征的稳定和脑功能的恢复，重点是脑复苏。

维持机体整体内环境稳定的主要内容如下：

一、维持良好的呼吸功能

选择理想的通气方式，充分供氧，降低全身氧耗，不急于脱机。调节吸氧浓度在 50% 以下，以免长期高浓度氧对机体的损害。维持 FiO_2 为 30% ~40% 时，PaO_2 在 150mmHg 左右，$PaCO_2$ 在 30~35 mmHg，pH 在 7.35 左右，直到病人初步清醒才考虑脱机。

二、稳定循环功能

监测血压、CVP、ECG、尿量等，有条件应进行肺动脉楔压（PAWP）监测，指导血管活性药物的使用和补液，以预防低灌注和心律失常。

三、防治多器官功能衰竭

进行肝、肾、胃肠道、血液系统等功能状态的监测和维护，防治多器官功能不全综合征（MODS），并维持水、电解质、酸碱平衡及营养。

脑复苏是复苏的最终目标和最高目标，它与心肺复苏是一个整体，贯穿于复苏的全过程。心肺复苏术的各个环节均是脑复苏的基本措施。心脏骤停后必须尽快进行标准 CPR，防止产生涓细血流，保证脑组织代谢所需的最低血供；恢复自主心跳后要采取有效的支持措施，为脑复苏提供良好的颅外环境；在降低颅内压、减低脑代谢和改善脑循环基础上，采取特异性脑复苏措施阻止或打断病理生理进程，促进脑功能恢复。

四、选择性头部低温

心肺复苏中选择性头部低温在我国应用已久，国外学者多顾虑低温对血液流变学、心血管功能、抗感染能力等方面可能的不良影响，对此法持保守意见。近来越来越多的研究证实，低温不仅降低了脑代谢率，而且在能量重建、膜功能修复、防治脑血流异常及抑制一些损伤因子的形成等多个环节具有有利作用。

五、低温脱水综合治疗

当前对脑复苏仍以低温脱水综合治疗为主，实施要点如下：

（1）及早降温，在心跳恢复并稳定之后即可开始。

（2）足够降温，在第一个24h将鼻咽温度及直肠温度降至30~32℃，脑温在27℃以下，以后可维持在略高水平。

（3）坚持降温，以恢复听觉为止。

（4）与脱水同步进行，预期的脱水效果为在第一个24h内尿量超过同期静脉输液总量800~1000ml，在以后2~3日内保持出入量平衡。

（5）控制抽搐与寒颤。

（6）注意防治并发症，以及辅助措施如高压氧治疗、脑细胞营养药等。

脑复苏中其它疗法，如大剂量巴比妥酸盐负荷疗法，大量临床研究表明并不能提高全脑缺血后病人脑复苏的成功率；针对再灌注血流中的一些有害成分如钙离子、自由基、兴奋性氨基酸等而给予相应的拮抗剂，临床使用也未取得预想的疗效。因此，脑复苏的研究还有大量工作要做，期待着新突破以进一步提高疗效，提高病人的生存质量。

（谢俊然 郁丽娜）

参 考 文 献

1. 刘俊杰，赵俊. 现代麻醉学. 第二版. 北京：人民卫生出版社，1997
2. 鲍德国. 现代心肺脑复苏：新概念、新技术. 杭州：浙江大学出版社，2001
3. Alexander JH, Granger CB. Prophylactic lidocaine use in acute myocardial infarction：incidence and outcomes from two international trials. Am Heart J, 1999(137)：799-805
4. Gorgels AP, Van den dool A. Comparison of procainamide and lidocaine in tenninating sustained monomorphic ventricular tachycardia. Am J Cardiol, 1996(78)：43-46
5. Kudenchuk PJ, Cobb LA. Amiodarone for resuscitation after out-of-hospital cardiac arrest：ventricular fibrillation. N Engl J Med, 1999(341)：871-878
6. Clemo HF, Wood MA. Intravenous amiodarone for acute heart rate control in the critically ill patient with atrial tachyarrhythmias. Am J Cardiol, 1998(81)：594-598
7. Don Benson, Miroslav Klain. Future directions for resuscitation research. Resuscitation, 1996(32)：51-62

第二十一章
麻醉后恢复室的设计

由于病人由手术室转入 PACU 后，主要由 PACU 护士对心血管、呼吸、神经系统功能尚不稳定的麻醉病人进行观察和监护，检查外科引流和敷料包扎情况，及时发现术后各种并发症，同时进行吸氧、输血输液等治疗。有时还须提供心肺复苏后监护、机械通气、有创压力监测（动脉、肺动脉、颅内压）、心律失常的监测和治疗、血管活性药的应用、腹膜透析、主动脉球囊反搏。而且 PACU 病人的流动性较大，需处理可能发生气道梗阻、心跳停止等突发事件的频率较高，因此 PACU 的设计应既便于护士观察和监护病人，又有利于处理心肺复苏等紧急情况。

第一节 PACU 的设计

PACU 的设计除考虑到第一章描写的位置和大小外，还应考虑到以下几个方面。

一、形状

PACU 的布局图或称平面设计，可有四种几何图形，即圆形、半圆形、正方形和长方形。所有四种形状都能提供有效护理病人所需环境的空间，但又有各自的利弊。

1. 圆形 圆形构造是一个完全环绕的单元，通常护士站位于圆的中心（见图 21-1）。其优点是从中心的护士站，护士可以看到所有的病人，而且从护士站到每个病人的距离是相等的，这样可以在需要时快速到达病人床边。

缺点是：

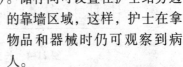

（1）在圆形设计中，物品储存间的安排比较困难，有时只能设置在主要区域以外，如果护士去这种储存间拿物品就观察不到病人。

图 21-1 圆形设计 PACU

（2）另外，如果 PACU 的床位超过 6 ~ 8 张，反而会降低空间利用率。

（3）由于护士进出中心护士站以及其它噪音干扰其他护士的注意力，影响病人的休息。如用玻璃隔板隔离护士站可以减少这一缺点。

2. 半圆形 半圆形规划除了护士站是靠着墙壁以外，其它与圆形设计相似（见图 21-2）。储存间可设置在护士站旁边的靠墙区域，这样，护士在拿物品和器械时仍可观察到病人。

如果护士站也设计成半圆形，那么它的优点与圆形设计相同。如果它沿着墙壁，那么护士站和各病人间的距离不

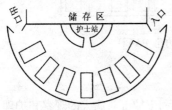

图 21-2 半圆形 PACU

同。缺点是半圆形不适合手术量很大的 PACU。

3. 正方形　正方形的 PACU 能有效地观察病人，并能提供足够的储存间（见图 21-3）。

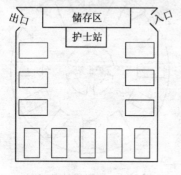

图 21-3　正方形 PACU

如果护士站位于正方形的中心，它的优点和圆形相似，如果护士站在正方形的一边，它的缺点和半圆形相似。通常这种形状的 PACU 其储存间在护士站的后面，护士在拿物品时观察不到病人。正方形的 PACU 提供床位数量有限。

4. 长方形　长方形平面设计提供了足够的储存空间，并有较大的床位容纳量，常能放 20 张或更多的床。根据房间的大小，为了满足观察病人的需要，设立两个护士站（一边一个）是可取的。如果只设置一个中心护士站，那么从护士站到病人之间的距离会不同（见图 21-4）。

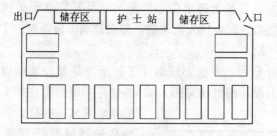

图 21-4　长方形 PACU

二、中心护士站

根据 PACU 的形状，考虑到便利于护士对病人的观察和护理，中心护士站应设立在离所有的病床等距离的区域（见图 21-5）。

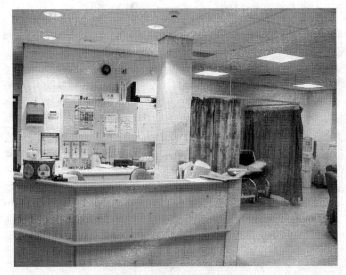

图 21-5 PACU 中心护士站

理想的中心护士站内有联网的中央监护屏幕可观察每个 PACU 病人的心电图、血压和指脉搏血氧饱和度情况。另外配备有打印机、电话（至少两部），以及各种临床用品。需要有足够的台面供医生和护士进行病历书写和记录，护士台的高度应不超过护士对整个 PACU 的观察，椅子的高度应可以调整，底下安装轮子方便移动。

由于护士频繁进出护士站以及其它一些工作，中心护士站的噪音很大。因此有些医院的 PACU 中心护士站采用玻璃挡板适当分隔以减少噪音水平，但缺点是阻断了由病人发出的呻吟，从而减少了护士的注意力。

由于 PACU 护士大部分时间是在病人床边提供护理和记录，因此每一张床边应配备一把椅子，用于常规行走和站立后的放松，同时可避免护士都聚集在中心护士站。椅子高度应在病床水平并可自由移动。这种椅子和一张可移动的小桌子提供了记录病人观察资料的一个平台（见图21-6）。

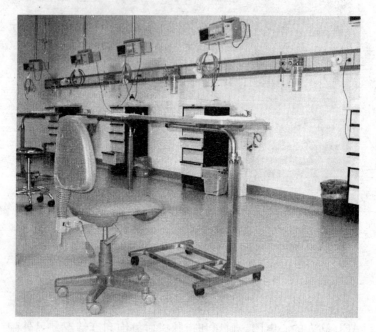

图21-6　椅子和可移动的小桌子

三、PACU 的转运病床

1. 转运病床　为防止病人从侧面滑落，病人转运床的两侧须有可升降的扶栏。床位可以调成头高位 30 ~ 60 度，必要时也可以转成头低脚高位。

2. 转运病床的摆放位置　病床的摆放位置一直有争议。如果床头靠护士站，优点是护士到达病人的距离较近，也有利于对病人的观察。但由于大部分 PACU 的吸引、供氧和电源插座靠墙安置，因此这种位置不便于吸引、吸氧和拍 X 片。如果预先设计配置有吸引、供氧和电源插座的屋顶悬挂式升降柱可以解决这些麻烦。

如果床头远离护士站，也就是病人的头靠墙壁，这是目前大部分 PACU 病床摆放的位置。由于器械和物品靠近墙壁，这一位置更易于护理操作。但缺点是，在这样的位置下，特别是当病人平卧时，护士从护士站的位置不易观察到病人的头面部情况和胸廓起伏状况。

四、支撑结构

PACU 内的柱子和其它支撑结构应不妨碍观察和运送病人。选用配置有吸引、供氧和电源插座的屋顶悬挂式升降柱比较适合于空间有限的 PACU，因为它们在不用时可被升起（见图 21-7）。

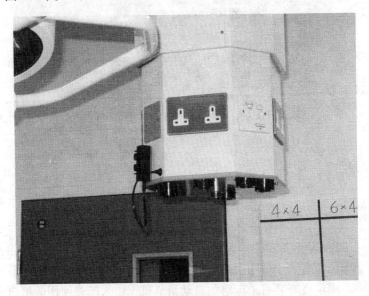

图 21-7　屋顶悬挂式升降柱

五、储存室

储存室的区域应设置恰当，这样护士在拿物品器械时仍可观察病人。存储物品包括各种静脉液体和输液器延长管、氧疗装置、敷料、胶布、监护设备、引流管和引流袋、灌洗用具、监护导线等。如果中心供应室能每日更换，提供一辆交换推车也是较理想的。布类也可以同样方式储存和保管（见图21-8）。

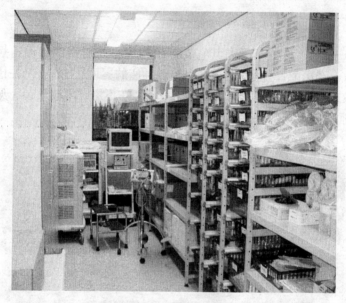

图 21-8　PACU 储存室

六、污物间

PACU 应有供工作人员随时使用的员工洗手间。每三至四个床位应有一个可用肘或脚控制的洗涤槽。每个洗涤槽应配备一个固定良好装有杀菌皂的自动给皂机、供人随意使用的纸巾盒。

需要一个处理废物和检验标本的污物间。这一房间应包括便盆冲洗机、带刻度的容器以便测量引流量，和测定标本的材料（见图21-9）。

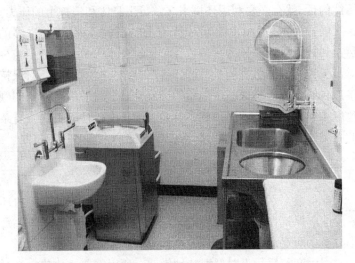

图 21-9 污物间

七、进出口宽度和高度

PACU 进出门的宽度，应足以容纳医院里使用最宽床的同时，边上还能站立两人。高度须超过转运床输液架和放射拍片机、呼吸机、主动脉球囊反搏器。理想的 PACU 门，应该是电子开关、自动控制、双倍的宽度，为减少交通拥挤，建议单向通流，这样就要求 PACU 进出口的门在不同方向的两端。

八、病例讨论室

可以在 PACU 旁边设一个休息和病例讨论室,供工作人员休息、减缓压力和上课之用。如果可能,PACU 的构造应有窗户可让日光照射进来。这一自然因素不但可以为 PACU 的工作人员提供视觉上的放松,也为那些清醒病人和需在 PACU 观察较长时间的病人提供时间上的参照。由于在地理位置上的相对隔绝,PACU 的员工会因为缺少环境的变化而感觉不适。护理的紧张程度和较少能离开工作场所都加剧了紧张气氛。因此如果可能的话,就有必要利用环境来缓解员工身体和精神上的压力。

噪音污染是 PACU 环境中固有的特征。各种仪器、过多的员工和病人以及医护的紧急特征都使噪音水平提高。为了减少对员工和病人的感官刺激,任何时候都应尽量使灯光柔和,保持接近自然光从而确保临床观察的准确性;墙壁、墙纸和隔帘的颜色应柔和或用米色。屋顶的式样应简洁,不要用扭曲的或复杂的图案,因为这样会使刚从麻醉中醒来的病人产生视觉扭曲。

九、其它

配备数个 X-线读片灯供术后 X-线片的读片。PACU 的环境温度应保持在 23°C（75°F）,湿度保持在 50% 到 60%。每小时至少两次与户外空气进行交换。

因为麻醉后病人对低温特别敏感,所以需要一块热空气对流毯。为局部降温,准备一台自动制冰机也是值得的。

鼓膜温度是最接近脑内的温度,并且准确可信。因此每两个病人配备一个鼓膜温度探头。电制冷/加热毯在治疗中心温度极高/极低的病人也是有用的。

第二节 其它服务区域与 PACU 的关系

一、手术室

一般情况下,普通的麻醉手术后病人从手术室转运到 PACU 不进行常规监护,而且转运过程中,人员相对缺少、药品不易得到。因此,理想的 PACU 位置应将手术室的走廊直接通往 PACU 的入口,这样能将病人在最短的时间内从手术室转运到 PACU,从而减少转运过程中的麻醉后并发症。这也有利于 PACU 护士必要时及时进入手术室与麻醉医生、外科医生咨询交流。当然医护人员配备有进行联系的通讯工具（BP 机、对讲机、电话）更便利于工作。多年的实践证明，医护人员配备有进行联系的通讯工具，不但提高工作效率，而且提高抢救病人的成功率。

二、麻醉科

PACU 和麻醉科之间的距离也应在合理范围之内，这样可以让麻醉医生在紧急情况下做出快速反应，并能和 PACU 护士直接交流，对特殊病人做出处理。另外麻醉科办公室和麻醉科休息室与 PACU 之间有畅通的通讯联系。

三、血库和实验室

血库应紧邻手术室以便快速提取血制品。如果距离较远，手术室内应配备有一个能够储存一天手术使用血制品的冰箱。血液制品的分发要有指定的专业人员监督。

麻醉科、手术室或 PACU 内应配备有血气和血细胞压积仪。检验血生化、血常规、微生物、尿液分析的实验室最好和 PACU 在同一楼层。否则，配备一名辅助人员帮助送标本可以加快实验室标本送达指定区域并及时得到结果。

四、外科监护病房

外科监护病房（Surgical Intensive Care Unit，SICU）应和手术室和 PACU 在同一楼层。这样可以将某些需要进一步监护的术后病人及时由 PACU 转运到 SICU。在转运病人至 SICU 的过程中，应持续监测病人的心电图、血压、指脉搏氧饱和度，并能随时提供呼吸支持。

五、电梯

应设计有专门运送病人从 PACU 到楼层的电梯。这种电梯能跳过没有必要停留的楼层而直接到达所住楼层，PACU 的护士应有能操作电梯的钥匙。

六、电力安全

医院应配备备用紧急自动柴油发电机，在医院正常供电中断后，紧急发电机能在数秒钟之内恢复手术室、PACU、ICU和急诊室的正常供电。图 21-10 是目前较常用的柴油发电机，能在突然中断供电后 5 秒钟之内自动恢复供 800 张床位医院的电压和功率。

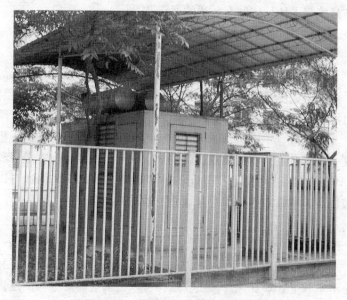

图 21-10　备用紧急自动柴油发电机

第三节　感染控制

一、隔离病床

PACU 内至少 10 到 12 张床设置一张单独的隔离病

床。把那些需要隔离的手术后病人送入隔离的病床内进行监护，防止交叉感染，其护理质量应和其他病人相同。

如果缺少 PACU 隔离病房可以用一个手术房间、外科监护病房房间或病人的单间来代替。另一个办法是利用 PACU，但把病人限制在非直接交通通道上，与最近的非感染病人至少隔两张床位的距离，用可移动屏风进行隔离。

二、感染控制规则

为了更好地预防术后病人的感染，强调以下感染控制规则：

（1）有活动性感染疾病的工作人员（眼睛、皮肤、呼吸道、胃肠道）不应在此区域工作。

（2）进食、喝水、抽烟应严格在指定区域进行。

（3）直接护理病人的人员应穿医院统一制服；这些衣服穿一次后就应清洗或处理。

（4）鞋子如果只是在医院穿的，在 PACU 内可以不穿鞋套。

（5）当离开 PACU 时，工作人员应更换外套或外出长衣，返回 PACU 时立刻脱去。

（6）尽可能使用一次性设备。

（7）每个病人使用的床单必须更换；在使用后，床垫和床架要用经认可的清洁杀菌剂进行擦洗。

（8）所有平面和设备都要每天进行清洁。

（9）地面保持清洁光滑，使用经认可的清洁杀菌剂进行清洗。

第四节　PACU 监测设备和紧急情况处理装备

一、必需品

除第一章陈述的麻醉监护设备以外，下表中的物品是 PACU 所必需的（见表 21-1）。

表 21-1　PACU 需要的仪器和设备

设　备	数　量
无创血压计、指脉搏氧	
饱和度、心电图监测仪	每床一个
真空吸引输出口	每个床位 3 个（胃肠吸引、气管导管内吸引、胸管吸引）
氧气接口	每床至少两个（非插管病人氧供、机械通气给氧）
压缩空气接口	每床一个
X-线插座	每床两个
紧急呼叫按钮	每床一个
有创血流动力学监测	每隔床一个

二、常用品

下列物品放置在病人的床头柜子内或架子上：

- 各种型号的吸痰管
- Yankauer 硬质吸引头（口腔吸引）
- 各种吸氧装置：鼻导管、冷热雾化吸氧面罩、成人和儿童用无重复吸入吸氧面罩、气管切开吸氧面罩、T 管吸氧装置。
- 压舌板
- 水溶性润滑剂

- 呕吐盆、便盆
- 灭菌水：每罐 50 到 100 毫升用于吸引管的清洗。
- 各种型号的注射器
- 一次性灭菌手套
- 一次性非灭菌手套
- 灭菌敷料
- 毛巾、面巾纸、一次性塑料床垫
- 输液泵：每床一个或更多

下列装置最好是屋顶悬挂式的

- 高架手术灯：每床一个
- 分隔帘
- 输液架：每床一个

三、紧急情况处理装备

1. 紧急气管插管推车　　由于 PACU 病人呼吸道的紧急事件发生率相对较高，所以建议在 PACU 专门备有一个供成人和儿童紧急气管插管的推车或托盘（见表于 21-2 和表 21-3）。

表 21-2　成人插管托盘

物　　品	数　　量
咽喉镜柄	2
咽喉镜片：	中号和大号，如 Miller2 号和 3 号；Macintosh3 号和 4 号
备用咽喉镜电池	4
备用镜片灯泡	5
气管导芯	5
水溶性润滑剂 利多卡因凝胶	5
大、中、小号口咽通气管	6

物　　品	数　　量
大、中、小号鼻咽通气管	6
简易呼吸皮囊（最好有 100% 氧供）	1
简易呼吸皮囊面罩	大、中、小号各一
带套囊的气管内导管	内径 6.5 到 8.5 毫米
各种型号注射器	各 2
压舌板	5
氯化琥珀酰胆碱:10 毫升（100mg）注射液	1
2.5% 硫喷妥钠注射液（每日更换）	20 毫升 ×2
或异丙酚注射液	

表 21-3　儿童插管托盘

物　　品	数　　量
咽喉镜片	早产新生儿：0 号 Miller（直片）； 成熟新生儿：1 号直片； 3 到 5 岁：2 号曲片；大于 5 岁：3 号曲片
无套囊的气管导管	内径 2.5 到 6 毫米
口咽通气管	大小从早产儿到成人用的小号
鼻咽通气管	大小从早产儿到成人用的小号
小儿简易呼吸皮囊	1
简易呼吸皮囊面罩	大小适合早产儿、婴儿、儿童
各种小儿吸痰管	

2. 紧急药物推车　另外建议在 PACU 内备有紧急药物推车，需要时能快速拿到（见表 21-4）。

3. 特殊操作所需的材料和设备　除了急救物品，PACU 至少应备有一台容量型呼吸机。在运送需要持续监护的危重病人时，要有手提式的心电监护/除颤仪。配备特殊操作所需的材料和设备包括：

（1）穿刺消毒用品

表 21-4　急诊药物

药　　　物
硫酸阿托品、麻黄碱、氯化钙
盐酸异丙肾上腺素、盐酸肾上腺素
盐酸多巴酚丁胺、盐酸多巴胺
溴苄胺、普鲁卡因酰胺
利多卡因
硝酸甘油、硝普钠
盐酸艾司洛尔、乌拉地尔
碳酸氢钠

消毒手套、衣服

3ml 和 10ml 注射器

注射针头

抗生素软膏

PVP 消毒液

消毒纱布和棉球

（2）有创动脉穿刺

500ml 肝素冲洗液和加压袋

压力换能器圆盘

动脉连接管（彩色）

短固定板

血气测定管

3ml 和 5ml 注射器

（3）中心静脉穿刺测压

中心静脉穿刺包（内含穿刺针、三腔导管、导引钢丝、刀片、扩张导管、抗生素软膏、PVP 消毒液、3ml 和 10ml 注射器、缝针丝线）

一次性手术衣、铺巾、无菌手套

压力换能器圆盘

500ml 肝素冲洗液和加压袋

（4）肺动脉穿刺测压

漂浮导管包（内含 7.0F 热敏漂浮导管、1.5ml 注射器、漂浮导管保护套鞘）

穿刺包（内含导引钢丝、8.0F 套鞘、刀片、扩张导管、抗生素软膏、PVP 消毒液、3ml 和 10ml 注射器、缝针丝线）

压力换能器圆盘

500ml 肝素冲洗液和加压袋

一次性手术衣、铺巾、无菌手套

（5）外周静脉穿刺包

PVP 消毒液、酒精棉球

短固定板

各种静脉穿刺套管针（24～14G）

肝素帽

注射器

无菌纱布

1％利多卡因 5ml

压脉带

静脉固定敷贴

四、PACU 常备药物

药物的存放和准备区域应紧邻护士站，管制性药物应存放在上锁的柜子里。储备药品包括常规使用的镇痛药、皮质类固醇、利尿剂、抗生素、麻醉拮抗药、强心剂、抗高血压药、抗心律失常药、各种液体和一些急症用药（见表 21-5）。

表 21-5　PACU 储备药物

药物分类	药　　名
强心剂	地高辛、多巴胺、多巴酚丁胺、去氧肾上腺素、麻黄碱、氯化钙、葡萄糖酸钙
抗高血压药	硝酸甘油（舌下、贴片、皮下）、乌拉地尔、艾司洛尔
麻醉镇痛药	扑热息痛栓、阿司匹林、硫喷妥钠、异丙酚、咪唑安定、安定、盐酸吗啡、盐酸哌替啶、可待因、硫酸吗啡、芬太尼
皮质类固醇	地塞米松、氢化可的松
抗心律失常药	盐酸普鲁卡因酰胺、苯妥英钠、维拉帕米、硫酸阿托品
抗组胺	盐酸异丙嗪、盐酸苯海拉明、氨茶碱栓、氨茶碱注射液
麻醉拮抗药	盐酸多沙普仑、盐酸纳洛酮、新斯的明、毒扁豆碱、胃长宁、鱼精蛋白
抗恶心呕吐药	恩丹西酮、甲氧氯普胺、氟哌利多
肌松药	氯化琥珀酰胆碱、泮库溴铵、罗库溴铵、美维库铵
其它	催产素、常规胰岛素、常用抗生素、肝素钠、速尿、氯化钾、维生素 K、各种静脉输液液体、雷尼替丁

（徐静　方晓　钟泰迪）

参 考 文 献

1. Snow JC. Manual of anesthesia. 2nd ed. Boston：Little，Brown and Co. Inc，1982

2. Thomas WF. The postanesthesia care unit（Chapter 72）. In Miller RD. Anesthesia. 4th ed. New York：Churchill Livingstone Inc，1994

3. Margaret D. Planning the physical structure of the PACU（Chapter 17）. In：Elizabeth A. M. F. Post Anesthesia Care Unit. 2nd ed. New York：C. V. Mosby Co，1990

4. 刘俊杰，赵俊. 现代麻醉学. 第二版. 北京：人民卫生出版社，1997. 1391-1396